생활 속의
한방치료
– 01 –

건선,
스테로이드부터
끊어라

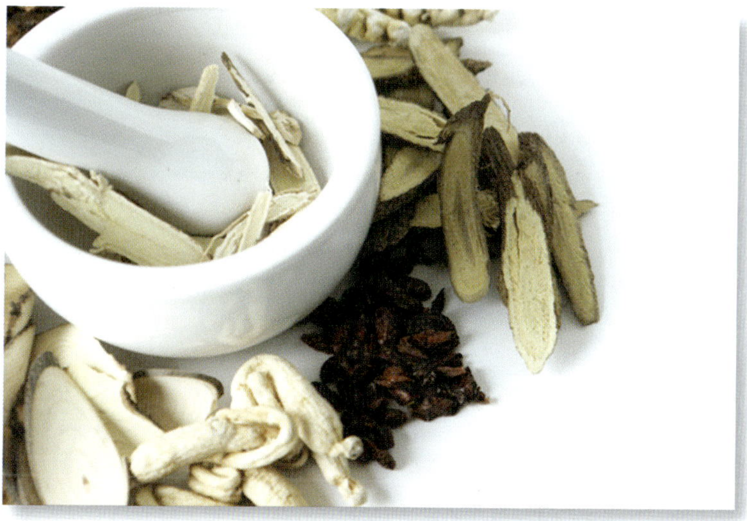

이기훈

양지은

김정연

이승열

집문당

필자가 수많은 건선 환자를 치료하면서 한의원에 방문하는 대부분의 건선 환자들이 짧게는 1년에서 많게는 30년 이상 스테로이드를 사용하다가 더 이상 피부 상태가 유지되거나 호전되지 않아서 한의원의 문을 두드리는 것을 볼 수 있었다. 그 환자들은 대부분 스테로이드 부작용으로 고생하고 있었고 병원이나 피부과 의원에서는 시간이 지날수록 강도가 높은 스테로이드를 처방하는 것도 알게 되었다.

그러한 환자들을 많이 보면서 스테로이드가 어떤 것인지, 어떤 역할을 하는지, 한의학의 영역은 어디까지인지 많은 고민을 했다. 일반인들은 건선이라고 하면 아직까지도 피부과 의원이나 대학병원 급에서만 치료할 수 있고, 한의학에서는 건선을 치료하지 못하는 것으로 알고 있는 경우도 많았다. 또한 일부 대학병원이나 피부과 의원에서는 한약을 복용하면 마치 큰 문제가 생길 것처럼 위협해서 건선 환자들이 아예 한의학적인 치료를 받을 수 없도록 하는 경우도 많았다.

서양의학에서는 아직까지 건선을 완치하는 방법이 없다고 애기한다. 그럼에도 불구하고 건선 환자들이 한의학적인 치료를 받는다는 것에 서양의학을 배운 의사들은 대부분 동의하지 않는다. 그러나 현재까지 알려진 바로는 한의학이 건선을 치료할 수 있는 유일한 의학이며 안전하고 효과도 뛰어나다. 스테로이드가 유발하는 엄청난 부작용에 비하면 한의학적인 치료는 거의 부작용이 없다고 할 정도로 안전하며 장기간 한약을 복용해도 간이나 신장독성이 나타나지 않는다.

이렇게 좋은 한의학이 건선 환자에게 다가가지 못하고 서양 의료계의 폄훼로 사장(死藏)된다면 이것은 국민 건강을 위해서나 한의학을 위해서나 불행한 일이라 생각한다. 의료는 오직 환자만을 위해서 존재해야 하는데, 한의학의 가치가 환자들에게 제대로 인정받고 있지 못하는 것 같아 안타까운 심정을 금할 수 없다.

건선은 피부 질환이므로 실제로 치료가 되는지 아닌지를 명백하게 구분할 수 있다. 그러므로 어느 누구도 치료에 관하여 거짓말을 할 수 없다. 또한 치료가 끝난 뒤에도 얼마만큼 피부 상태가 유지되느냐에 따라 치료의 효용성에 대한 평가도 가능하다.

한의학으로 건선 치료가 가능하다는 것은 다른 질병 치료에 있어서도 충분히 의학적인 존재 가치가 있다는 것을 의미한다. 한약은 보약만 있다는 선입견을 없애고 싶었고, 한의학이 서양의학의 보조 수단이 아니라 치료에 있어서 주도적인 역할을 할 수 있는 의학이라는 것을 건선 치료를 통해서 알리고 싶었다.

물론 한의학을 통해서 건선을 100% 완치할 수 있다고 확신하는 바는 아니다. 똑같은 건선 환자라도 치료에 대한 반응이 사람마다 다르게 나타나기도 하고, 어떤 환자는 전혀 예측하지 못한 결과를 보이는 경우도 있었기 때문이다. 그러나 최근의 급격한 학문의 발전을 통해 한의학을 통한 건선의 치료율이 이전에 비해 월등히 높아지고 있으며 이에 따라 건선에서 벗어나 건강한 삶을 누리는 사람들도 늘어나고 있다.

이 책은 건선을 근본적으로 치료하기 위해서는 왜 한의학적인 치료가 필요한지 알리고 스테로이드의 부작용과 역할에 관하여 올바르게 알아야 할 이유를 설명하고 있다. 무조건적으로 서양의학을 배척하거나 한의학만을 중시하는 것이 아니라 오직 환자의 입장에서 어떻게 치료하는 것이 가장 합리적인지를 생각할 수 있는 기회를 갖고자 했다.

처음 건선 환자를 치료하면서 끝까지 치료해드리지 못하고 중간에 포기한 환자들이 가장 기억에 남고 그 환자들을 생각하면 마음이 아프다. 환자를 치료하는 의사는 어쩔 수 없이 많은 업을 쌓을 수밖에 없다. 치료율이 100%에 이르지 않는 한 모든 환자를 치료할 수 없기 때문이다. 그러나 어떻게 하면 그 업을 적게 만들도록 하는 것인지를 아는 것이 더 중요하다고 생각한다. 그렇게 하기 위해서는 결국 치료율을 100%에 가깝게 만들도록 끊임없이 노력하는 것밖에 없다고 본다. 앞으로도 건선 환자들이 한의학을 통해서 치료가 될 수 있도록 끊임없이 노력할 것이다.

끝으로 건선에 대한 관(觀)을 갖게 해주시고 언제나 지도 편달을 아끼지 않는 명가삼성한의원 김홍기 박사님, 대학원에서 많은 지도를 해주시는 경희대학교 한의과대학 생리학교실 신민규 교수님, 홍무창 교수님, 배현수 교수님, 김양석 교수님, 한의학에 관한 열정을 일깨워주신 동국대학교 부인과학교실 김동일 교수님, 이 책의 교정을 봐준 동국대학교 한의학과 윤성호 후배, 그리고 언제나 힘이 되어주는 가족, 마지막으로 이 책의 출판에 기꺼이 응해주신 집문당 임동규 사장님 및 남시중 부장님을 포함한 집문당 가족 여러분께도 감사의 말씀을 전한다.

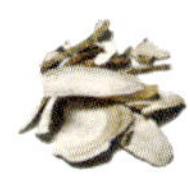

2010년 10월 서초동에서

대표저자 이기훈 識

목 차

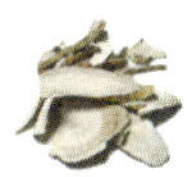

04 건선이 다른 피부병과 구별되는 특징

05 건선과 유사한 질환

06 건선을 악화시키는 인자

07 건선의 예후

08 서양의학의 건선 치료

09 스테로이드란?

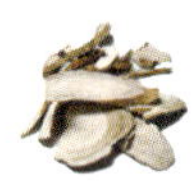

12 건선에 관한 오해와 바람직한 섭생

13 한약에 관한 잘못된 상식

14 앞으로의 과제

01 건선이란?

가. 건선(乾癬)이란 무슨 뜻인가?

건선(乾癬)의 '건(乾)'은 건조하다는 뜻이다. 즉 건선은 몸이 건조해서 생기는 질환이라는 의미를 포함하고 있다. 실제로 건선 환자들은 누구나 몸이 건조하다고 이야기한다. 다른 사람들은 피부의 건조함을 많이 느끼지 않고 정상적으로 생활하는데 왜 건선 환자들은 피부의 건조함을 느끼는 것일까?

표면적으로 건선은 몸 자체의 건조함 때문에 문제가 생기는 병이지만 근본적으로는 몸속에 열(熱)이 많아서 생긴다. 즉 열이 많으면 그 열로 인하여 몸의 체액이 마르면서 상대적으로 부족해진다. 이렇게 되면 피부가 건조하여 문제가 발생하는 것이다. 그러므로 건선 환자는 대부분 몸이 건조함을 느끼게 되고 심지어는 피부가 갈라질 정도로 악화되는 경우가 생기기도 한다.

요컨대 '건선'이라는 용어는 피부가 건조하다는 것을 전제로 하고 있으며, 환자가 느끼는 피부의 건조함이 심할수록 건선의 증상도 심

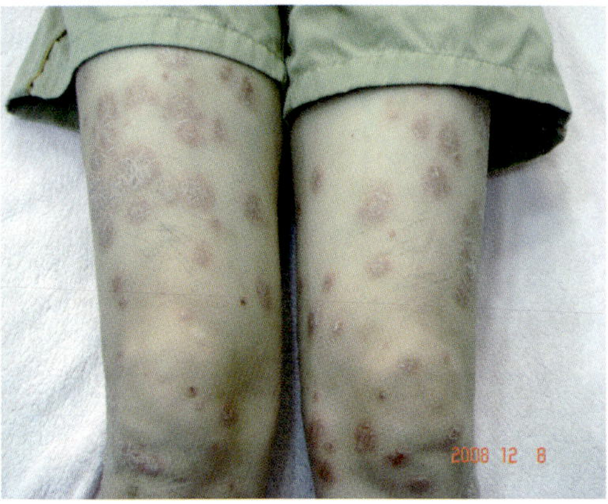

그림 1-1. 건조함으로 인해서 생기는 건선

하거나 치료 기간이 오래 걸리는 경우가 많다.

'선(癬)'이라는 말은 피부 겉면이 마른 상태로 앓는 피부병을 말한다. 즉 '선(癬)'이라는 글자©에도 '마르다'라는 의미가 담겨 있다. 그러므로 건선은 마르고 건조한 것이 원인이 되어 발생하는 피부병이라는 의미가 담겨져 있는 셈이다.

나. 건선의 특징

건선은 붉은색으로 된 물방울 같은 반점이 온몸에 돋아나거나 넓게 퍼진 판형 모양의 붉은 피부가 불룩 올라와 있는 피부질환을 의미한다. 그 임상적 표현 양상이 다양하며 가려움증이 동반되거나 '인설(鱗屑)'이라고 불리는 하얀 비늘과 같은 각질이 생겨나는 질환이다.

건선은 주로 팔꿈치나 무릎에서 먼저 생기는 것으로 많이 알려져 있지만 반드시 그런 것은 아니다. 머리에서부터 시작되어 지루성피부염과 유사하게 발병한 후 건선으로 발전하는 경우도 있고, 감기에 걸린 후 온몸에 갑자기 나타나거나 손바닥과 발바닥에만 생겨나는 경우도 있다. 또한 심하게 과로를 한 이후에 갑자기 발병한 경우도 있고 어릴 적부터 조금씩 생겨나면서 커지는 경우도 있다.

건선의 발병 양상은 전혀 예측할 수 없기 때문에 그 특징을 한마디로 얘기하기 어렵다. 오히려 피부가 붉게 되면서 튀어나오는 난치성 피부질환으로 치료를 하지 않고 놔두면 호전과 악화를 반복하는 병으로 보는 것이 알맞을 것 같다.

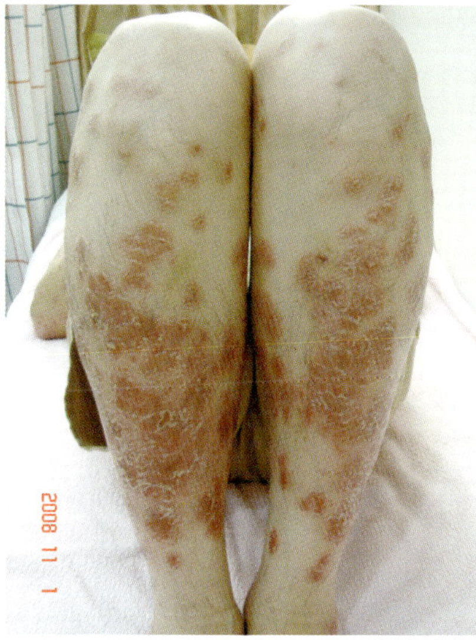

그림 1-2. 전형적인 건선

건선을 진단할 때 'Auspitz 징후'라는 것으로 파악하는 경우가 있다. 이는 건선이 있는 부위의 하얀 비늘 같은 인설을 제거했을 때 나타나는 출혈인데 인설이 있는 건선 환자의 경우 대부분 이러한 양상을 나타낸다. 또한 '쾨브너현상'이라고 해서 상처가 난 이후에 건선 모양의 조직이 생겼다면 이를 건선으로 볼 수 있다. 그러나 이와 같은 현상은 하나의 지표로 볼 수 있을 뿐 건선이라고 확진할 수 있는 것은 아니다.

건선에 대한 최종적인 임상진단은 조직 검사를 통해 확정짓는 경우가 대부분이다. 그러나 조직 검사를 통해 건선이라는 진단을 받든 안 받든 한의학적인 치료과정에는 전혀 영향을 미치지 않는다. 다만 환자가 자신의 질병이 건선이라는 것을 알고 건선이 어떠한 질환이라는 것을 아는 데 그 의미가 있을 따름이다. 겉으로 보이는 증상은 건선과 유사한데 조직 검사상 건선이 아니라고 해서 한의학적인 치료법이 달라지는 것은 아니다.

다. 건선 환자의 양상

전 세계적으로 건선을 앓고 있는 사람은 인구의 1~3% 정도로 알려져 있다. 우리나라의 경우는 1% 내외 정도로 알려져 있으며 최근의 생활환경과 음식습관의 변화로 인하여 건선 환자가 증가하는 추세이다.

서양의 경우 건선 환자가 3~5% 정도까지 있는 것으로 알려져 있다. 황인종이 다수를 이루는 동양보다는 백인이 다수를 이루는 서양에 건선 환자가 더 많은데, 이는 백인종의 피부가 황인종보다 더 하얗기 때문이다. 하얀 피부는 상대적으로 붉은 부분이 더 명확하게 드러날 수 있고 피부가 하얀 사람은 대부분 폐기(肺氣), 즉 호흡기와 피부가 약해서 피부질환에 상대적으로 노출되기 쉽기 때문이다. 실제로 건선을 치료받기 위하여 한의원에 방문하는 환자들 중에서 피부가 하얀 사람들이 많다.

한편 건선 환자의 수가 실제 통계보다 더 많다는 견해도 있다. 왜냐하면 피부질환의 경우 겉으로 드러내기보다 감추고 싶어 하는 속성 때문에 대부분 자신의 병을 감추고 치료를 늦게 받는 경향이 있기 때문이다.

어떠한 사람이든 자신이 건선 환자라는 것을 일부러 알리면서 생활하는 사람은 없다. 부득이하게 얼굴이나 손에 드러나는 경우 알리기도 하지만 스테로이드성 연고를 사용하여 정상인 것처럼 보이는 경우도 있기 때문에 실제 건선 환자를 주변에서 쉽게 찾아보기는 힘들다. 그러므로 치료를 받지 않고 있는 사람이나 처음부터 치료를 포기한 사람들까지 포함한다면 건선 환자는 이보다는 훨씬 많을 것으로 예상된다.

또한 통계적으로 나타난 환자의 수는 건선으로 진단된 경우만 말한다. 그러나 실제 건선 환자의 경우 본인이 건선으로 치료를 받고 있는 것조차 모르는 경우가 많다. 그저 단순한 피부질환이라고 생각하면서 오랫동안 치료를 받다가 별다른 효과가 없어서 치료를 중단한 경우는 본인이 건선인지 아닌지도 모르는 경우가 많기 때문이다.

그러므로 건선 환자는 우리가 통계적으로 알고 있는 것보다는 훨씬 많다는 결론이 나온다. 이러한 부분까지 감안한다면 실제 건선 환자는 알려진 통계적 수치에 비해 대략 2배 정도 많은 2~6% 정도에 이를 수도 있다.

이 정도의 수치라면 건선은 희귀한 병이 아니라 흔한 병이라고 할 수 있다. 만약 본인이 건선 환자일 경우 자신의 질병을 감추고 있다면 다른 사람들이 건선 환자라는 것을 모를 수 있듯이, 다른 사람들도 내가 보기에는 멀쩡하게 보여도 자세히 들여다보면 실제로 건선을 앓고 있거나 건선으로 치료받고 있는 경우도 있을 수 있기 때문이다.

최근 건선 환자의 수가 증가하고 있다. 이는 아마도 식습관의 변화, 환경의 악화가 영향을 끼치고 있지 않나 하는 생각이 든다. 예전에는 흔하지 않던 질환이 최근에 증가되었다면 옛날과 다른 환경의 변화가 있다는 것을 의미한다. 우리나라에서 최근에 변화된 것 중 피부에 영향을 끼칠 만한 것은 음식과 오염된 환경으로 볼 수 있다. 서구화된 식습관은 피부에 충분히 악영향을 끼치고 있는 것으로 보인다. 한의원에 방문하는 대다수의 건선 환자들의 식습관이 다른 사람들에 비해 서구화 되어 있다는 것을 통해 음식이 건선 발병에 영향을 끼치고 있음을 추론해 볼 수 있다.

건선 환자에게 음식을 통제할 때 어느 정도 호전되는 효과가 있는 것을 보면 음식은 건선 환자의 피부 양상에 적지 않은 영향을 끼치는 것으로 생각된다. 따라서 건선 환자의 수는 지금과 같은 음식문화가 지속되는 한 꾸준히 증가할 것으로 판단된다.

또한 보이지 않는 오염된 환경 또한 건선에 영향을 끼치는 것으로 보인다. 한의학적으로 볼 때 우리 피부는 호흡기와 많은 연관을 지니고 있다. 그러므로 호흡기가 좋지 않으면 피부도 좋지 않은 경우가 많다. 최근 대기 오염으로 각종 호흡기 질환 환자가 늘어나고 있는데 호흡기가 좋지 않으면 피부 면역력이 떨어져서 피부가 제 기능을 발휘하기 어렵게 된다.

아토피성 피부염 환자의 경우 천식을 같이 앓고 있는 경우가 많은데 이는 호흡기와 피부의 상관관계를 나타내는 대표적인 예라 할 수 있다. 이와 같이 대기 오염은 피부질환을 유발할 수 있으며 건선 역시 대기 오염이 심화되면 발병될 확률이 높아질 것으로 생각된다.

라. 건선은 왜 나타나는가?

본인의 피부가 건선이란 진단을 받고 피부과에서 이 질병은 평생 가지고 가야 한다는 말을 들으면 환자는 마음속에 무언가 무거운 짐이 몸을 억누르는 듯 한 느낌이 든다. 대부분 '이 몹쓸 병이 왜 나한테 생겼는가?' 하고 그저 한숨만 쉬며 원망을 하게 된다. 하루 이틀도 아니고 이렇게 끔찍한 질환이 치료도 되지 않고 평생을 갖고 살아가야 한다고 생각하면 건선 환자가 왜 삶을 포기하고 싶은 생각이 들 정도라고 하는지 이해가 간다.

건선이 왜 나타나는지, 치료 가능성은 어느 정도까지인지에 관하여 자세히 알고 싶지만 어느 병원에서도 건선이 왜 나타나는지, 어떻게 치료하는지에 관하여 명확한 해답을 제시해주지 않는다. 물론 치료 방법이 있다고 얘기하는 경우도 있지만 실제로 치료를 중단했을 때 대부분 다시 악화되는 반동현상이 나타나기 때문에 병원에서도 관리를 해야 하는 질환이라고 이야기 하며 평생 동안 치료가 되지 않는 질환이라고 한다.

건선이라는 질환이 자신에게 나타난 원인을 병원에서도 알 수 없다고 하기 때문에 낙담하고 실망하는 사람들이 대부분이지만 실제로 건선은 극히 일부의 사람을 제외하면 대부분 자기 스스로 병을 만든 것이다. 건선이 생긴다는 것은 몸속을 건조하게 만들거나 뜨겁게 만들만한 원인이 있다는 것인데 이것은 대부분 자신의 생활 습관과 관련이 있기 때문이다.

최근 우리나라의 식습관은 과거의 채식 위주의 식단에서 벗어나 육류 위주의 식단으로 변하고 있다. 이렇게 잦은 육류 섭취는 몸속의 열을 증가시킨다. 또한 각종 튀김, 회, 인스턴트식품 등도 우리 몸속에 많은 열을 축적시킨다. 이렇게 축적된 열이 어느 한계점에 이르면 서서히 혹은 갑자기 피부에 그 모습을 드러내는데 이것이 바로 건선이다.

또한 직장 생활에서의 스트레스, 지나친 과로 등과도 연계되어 건선이 나타나게 된다. 그러나 스트레스나 과로는 상대적으로 음식에 비하여 건선을 발병시키는 영향도가 덜하며 대부분은 자신의 음식 습관과 관련이 있다.

그러므로 건선이 나타난다는 것은 꾸준히 잘못된 식습관으로 인하여 무엇인가 비정상적인 열이 몸속에 많이 축적되었다는 것을 의미한다.

이러한 이유 때문에 건선은 단순한 피부질환이 아니라 내 몸속의 상태를 알려주는 지표가 된다. 대부분의 건선 환자는 육류나 기름진 음식, 인스턴트식품 등을 좋아하는 경우가 많으며 스트레스를 잘 받는 성격인 경우가 많다.

이를 한의학적으로 해석하면 양기(陽氣)의 과다로 인하여 건선이 발생한다고 발 수 있으며, 칠정(七情)이라는 심리적 요인이 문제가 되어 건선이 발생한다고 할 수 있다. 주로 음식에 관련된 문제는 양기의 과다와 관련이 있고 스트레스를 잘 받는 사람은 칠정과 관련이 있다. 그러므로 이러한 사람들은 지나치게 항진된 양기를 정상적인 수준으로

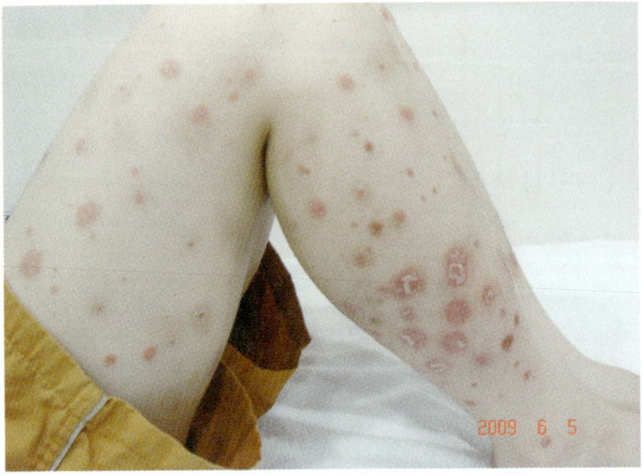

그림 1-3. 위기(衛氣)가 약해서 오는 건선

낮추고 칠정을 조절하는 치료가 필요하다.

또한 건선은 체력이 약한 사람에게도 많이 발생한다. 특히 피부가 하얀 색을 띄면서 체력이 약한 사람은 건선이 발생하기 쉬운데, 이는 한의학에서 얘기하는 위기(衛氣)와 관련이 있다.

위기는 피부와 함께 우리의 몸을 보호하는 장벽의 역할을 한다. 그런데 체력이 약하거나 과로를 한 사람들, 피부가 하얀 사람들은 상대적으로 위기가 약할 가능성이 많다. 그렇게 되면 피부의 방어력이 떨어지므로 상대적으로 피부질환에 노출될 가능성이 많아진다.

이렇게 되면 피부에 허열(虛熱)이라고 하는 것들이 몰리면서 건선처럼 피부에 붉은 반점과 같은 것들이 나타나는데 이 경우는 피부의 위기(衛氣)를 증강시키는 치료를 해야 한다.

이와 같이 건선은 외부적인 병균의 침투나 다른 원인으로 생겼다하기 보다는 대부분 자신의 생활 습관으로 인하여 생기기 때문에 이 병은 결국 자신이 만든 것이라고 볼 수 있다.

자신에게 생긴 병을 자신이 만들었다고 하면 남을 탓할 수도 없고 실망감만 더해질 뿐이다. 하지만 다르게 해석하면 자신이 만든 병이기 때문에 치료도 자신이 할 수 있다는 것을 의미하기도 한다. 즉 건선은 치료법이 없는 불치병이 아니라 충분히 치료가 가능한 질환이다. 그러므로 건선은 스스로 관리를 잘하면 거의 인식하지 않고 살 수 있을 만큼 호전되기도 한다.

임상 치험례

41세의 신○○ 씨는 약 10년간 건선을 앓아온 환자였다. 그런데 이 환자는 거의 10년 동안 피부과에서 받은 스테로이드만 사용했었다. 성격도 예민하고 스트레스를 많이 받는 성격이었다.

10년 동안 꾸준히 피부과를 다니면서 약 처방을 받아 사용했음에도 불구하고 지속적으로 피부가 악화되었다. 그래서 양약에는 답이 없다고 판단되어 한의원을 찾아왔다는 것이었다.

진찰을 해보니 과도한 스트레스가 문제였다. 성격상 일처리가 완벽해야 하는데 모든 일을 완벽하게 처리하려고 하다 보니 피부에도 문제가 생긴 것으로 보였다. 또한 피부 상태를 보니 열에 민감한 체질이라 다른 사람보다 피부 질환이 더 잘 생기는 것으로 판단되었다. 지나치게 하얀 피부는 아무런 피부 질환이 없을 때는 좋으나 자칫하면 민감하게 반응하여 오히려 나쁠 수도 있다.

일단 과도한 스트레스로 민감하게 된 부분을 치료하는 처방을 사용하였다. 다음번 방문 때 문진해 보니 가려움이 사라졌다는 것이었다. 그리고 스테로이드 사용을 중지했는데 예상과 달리 전혀 악화되는 반응이 나타나지 않았다.

이러한 경우는 대부분 예후가 좋은 편이다. 스테로이드성 연고를 사용한 경우 대부분 초기에 악화되는데 이러한 과정을 거치지 않는다는 것은 일단 치료가 수월하게 진행될 가능성이 많다. 약 2개월 정도 동일한 처방으로 치료를 했더니 지속적으로 좋아지던 피부가 약간 악화되는 반응을 보였다. 그래서 실질적으로 피부의 열을 끌 수 있는 처방으로 바꾼 후 6개월 정도 지나니 거의 정상 피부로 회복되었다.

이 환자는 매사에 적극적이고 치료 의지도 아주 강한 편이었다. 이렇게 치료 의지가 강한 사람들은 다른 사람들에 비하여 치료율도 높고 치료도 잘 되는 편이다.

모든 질병에 있어서 환자 본인의 치료 의지가 확고하다면 치료가 잘 된다고 생각한다. 특히 건선과 같이 오랜 기간 동안 치료해야 하는 질환은 환자 본인의 의지력이 약하면 중간에 포기하기 쉽다.

그러므로 건선 환자는 아무리 힘들더라고 포기하지 않는 자세가 중요하다.

02 건선의 종류

가. 판상 건선

판의 형태로 나타나는 건선으로 대부분 건선이 생긴 지 오래된 경우에 많이 나타난다. 판상 건선의 경우 치료 기간이 상대적으로 길고 최초에 좋아지는 반응이 나타날 때까지 오래 걸린다는 단점이 있지만 일단 치료가 되기 시작하면 회복 속도가 빠르고 아주 깨끗하게 치료되는 경향을 보인다.

일반적인 판상 건선은 몸속에 과다하게 축적된 열이 오랜 시간 동안 밖으로 빠져 나가지 않아서 생기며 이러한 열을 바깥으로 빨리 배출시키는 치료가 필요하다. 그런데 판상 건선은 환자에 따라 치료 기간이 극심하게 차이가 난다. 짧게는 6개월 이내에 완치되어 정상적인 생활이 가능한 경우도 있으며 길게는 2년 정도까지 가기도 한다.

특히 오래된 판상 건선은 1년간 치료를 해도 별 반응이 없다가 1년이 지나서야 갑자기 차도가 생기며 그 후 몇 개월 이내에 완치되는 경우도 많다. 그러므로 판상 건선에 대한 치료 예후는 가급적 신중하게

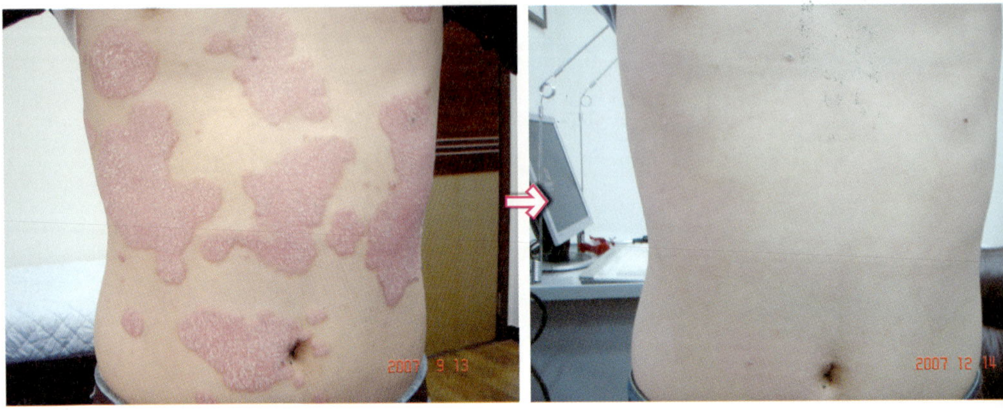

그림 2-1. 판상 건선 치료 전후

접근할 필요가 있다. 너무 빠른 예후를 기대했다가 치료가 늦어지면 환자가 치료에 실망을 하거나 도중에 치료를 포기할 가능성이 있으므로 판상 건선 환자는 기본적으로 1년 혹은 그 이상의 여유를 갖고 치료에 임하는 것이 좋다. 물론 모든 환자가 1년 이상의 치료 기간이 필요한 것은 아니지만 일부는 그 정도의 기간이 필요한 경우도 있다.

그러므로 치료에 대한 확신이 없으면 대부분의 환자는 중간에 치료를 포기하며 이렇게 되면 그동안 치료를 위해 투자한 시간과 비용이 아무런 의미가 없게 된다. 그러므로 판상 건선 환자는 비록 일정 기간 동안 치료를 받았음에도 불구하고 아무런 효과가 없거나 혹은 더 악화된다고 하더라도 꾸준히 치료받는 것이 좋다.

만약 판상 건선 환자의 건선 부위가 다른 사람에 비해 더 두껍다면 치료 기간을 넉넉하게 생각하는 것이 좋다. 판상 건선이 좋아지기 위해서는 일단 건선 부위가 얇아져야 하는데 판상 건선의 두께가 얇은 사람보다는 두꺼운 사람이 건선이 아주 얇게 변하기까지 시간이 더 걸리기 때문이다.

대부분의 판상 건선은 호전 반응이 나타나기까지 시간이 걸리지만 일단 호전 반응이 나타나면 대부분 깨끗하게 없어지는 경우가 많기 때문에 포기하지 말고 끝까지 치료받기를 권유한다.

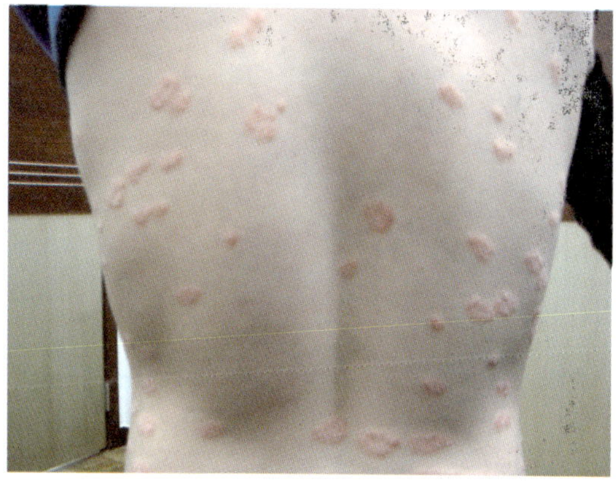

그림 2-2. 전형적인 물방울 건선

나. 물방울 건선

건선의 양상이 물방울 같이 방울방울 흩어져 있어서 물방울 모양 건선이라고 하며 초기 건선 환자에 많이 보이고 감기에 걸린 이후에 최초 발병하는 경우도 많다. 물방울 건선의 경우 조기에 치료를 시작하면 예후가 아주 좋고 빨리 회복되는 경향을 보인다.

성인보다는 어린이에게 많이 발병하는 경향이 있고 판상 건선에 비해 치료 기간이 짧은 경우가 많다. 그러나 물방울 건선을 방치하여 그대로 놔두면 점차적으로 진행되어 판상 건선으로 바뀌는 경우도 있다.

다. 홍피성 건선

피부의 대부분이 얇은 두께의 붉은 건선으로 뒤덮이는 것으로 증상이 완만한 것부터 아주 심한 것까지 다양하게 나타난다. 완만한 경우는 단지 피부 색상만 붉게 나타나는 정도가 대부분이지만 진물이 흐르고 붉은 피부 위로 작은 돌기가 생길 정도로 심한 경우도 있다. 이러한 건선은 강한 등급의 스테로이드성 연고를 오랜 기간 동안 바르다가 바로 중단한 경우에도 나타날 수 있다.

홍피성 건선 환자의 경우 온몸에 열이 후끈후끈 나면서 마치 몸살과

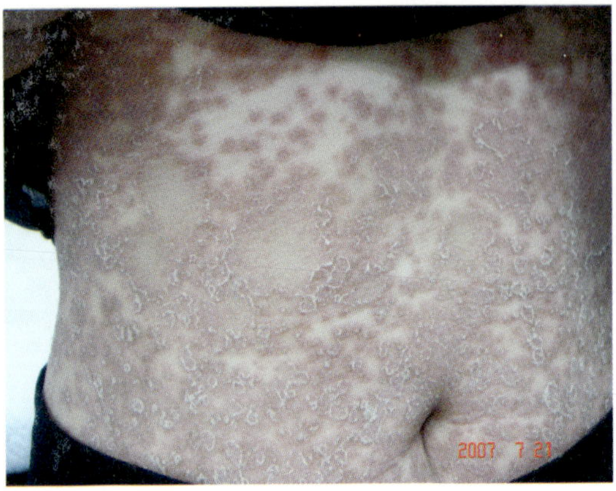

그림 2-3. 홍피성 건선

같이 앓는 경우가 나타나기도 하는데 이러한 이유는 몸속에 잠재되어 있던 열이 한꺼번에 피부로 몰려나와 생기는 현상으로 일정 시간이 지나면 몸살 증상은 거의 사라진다. 몸살이 나는 느낌이 있는 시기에는 피부에 진물이 나거나 많이 가려울 수 있다.

홍피성 건선의 경우는 치료 기간이 극과 극을 달릴 수 있다. 아주 짧은 기간에 몰라보게 좋아지는 경우도 있지만 아주 천천히 치료되는 경우도 있다. 그러므로 초기 약 1개월간의 반응이 치료 예후를 알 수 있는 지표가 된다.

라. 수족장농포증

주로 손바닥과 발바닥에만 건선이 나타나는 것으로 그리 흔하게 나타나지는 않는다. 손바닥과 발바닥의 표피가 주기적으로 벗겨지면서 악화와 호전을 반복하는 경우가 있으며 손바닥과 발바닥 이외의 부위는 건선이 거의 나타나지 않거나 있더라도 아주 약하게 나타나는 경우가 많다.

건선이 있는 부위와 없는 부위가 현저하게 구분되며 발바닥은 표피의 두께가 완전히 다른 경우도 나타난다. 특히 발바닥에만 건선이 있는 경우는 속살이 차오르기까지 많은 시간이 걸리므로 손바닥에만 건

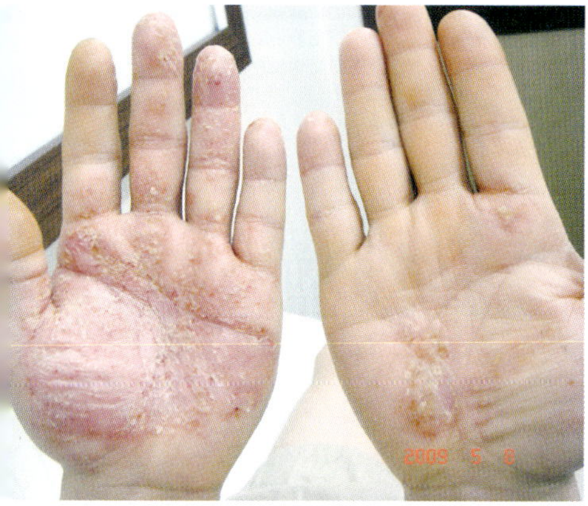

그림 2-4. 손에 심한 건선

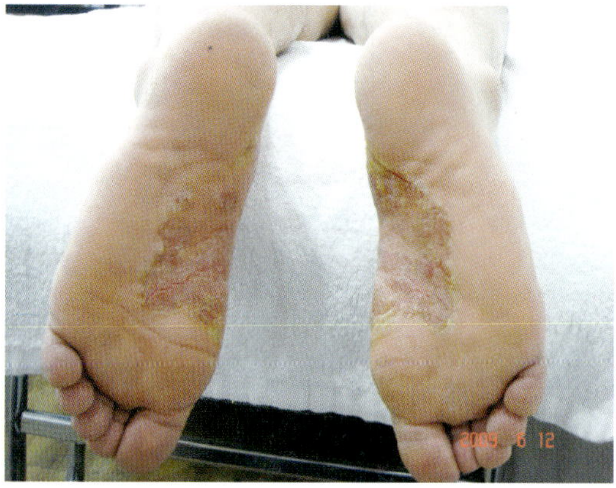

그림 2-5. 발에 심한 건선

선이 있는 경우보다 치료 기간이 더 걸리기도 한다.

수족장농포증은 일반 건선에 비해 치료 기간이 긴 경우가 많다. 수족장농포증의 가장 큰 문제점은 일상생활이 힘들다는 것이다. 특히 손바닥에 건선이 있는 경우 손을 사용해서 하는 일들은 거의 불가능하다. 설거지, 컴퓨터를 통한 입력 작업, 운동 등 손바닥이나 손가락이 닿아야 하는 일들은 거의 할 수 없다. 손바닥이나 손가락이 물체에 닿으면 통증이 느껴지기 때문에 일상생활이 거의 불가능하다. 한편 발바닥에 건선이 있는 경우는 발바닥이 아파서 걷기 힘들어 많은 고통을 호소한다.

수족장농포증은 비록 건선이 있는 부위가 넓지 않지만 다른 건선에 비해 생활의 불편함을 바로 느끼기 때문에 빨리 치료가 끝나기를 원한다. 그러나 수족장농포증의 치료 속도는 다른 건선에 비해서 느린 경우가 많기 때문에 치료의 만족도가 비교적 낮은 편이다. 그러므로 수족장농포증 환자는 치료시기를 늦추지 말고 가급적 빠른 시일 내에 치료를 받는 것이 좋다.

마. 건선의 종류는 중요하지 않다

대부분의 건선 환자는 자신이 어떤 형태의 건선인지를 알고 싶어 한다. 이는 건선뿐만 아니라 모든 질병에 있어서 마찬가지일 것이다. 그러나 실제 질병명이 꼭 중요한 것은 아니다.

특히 건선이라는 진단을 받은 후 판상형인지, 물방울형인지, 아니면 다른 형태인지를 심각하게 따지고 이러한 진단을 꼭 받아야 직성이 풀리는 사람이 있는데 실제 한의학적인 치료에 있어서는 이러한 세부적인 명칭은 아무런 의미가 없다. 더 포괄적으로 말하면 서양의학적으로 본인이 건선이라고 진단을 받든 아니든 한의학적인 치료에 있어서는 아무 영향을 끼치지 않는다. 한의학의 건선 치료는 서양의학적인 병명에 따른 치료가 아니기 때문이다.

사람들은 대부분 서양의학적으로 진단받은 건선의 진단명에 따라 치료 방법이 다르다고 생각한다. 물론 일부 질환에서는 서양의학적인 진단명에 따라 정확하게 효과가 나타나는 양약이 존재할 수도 있다. 그러나 아직까지 건선에 관한 치료약은 서양의학에서는 존재하지 않는다. 그러므로 어떤 진단명이 나오더라도 궁극적인 치료 방법은 없다. 다만 현재의 증상을 일시적으로 완화시키거나 진행이 되지 않는 것처럼 보이게는 할 수 있다.

한의학은 실제 건선을 치료할 수 있다. 그러나 서양의학적인 진단명에 따른 치료가 아니라 본인의 근본적인 문제점을 파악하고 한의학적인 진단을 통해 치료하는 것이다. 그러므로 단순한 피부 상태보다는 본인의 평상시 습관이나 처음에 병이 나타나게 된 원인, 심해지는 시기, 대소변의 상태 등을 잘 파악하는 것이 오히려 치료 과정에 더 많은 영향을 끼친다.

요즘 우리는 새로운 질병 용어의 홍수 속에서 살고 있다. 자고 나면 새로운 질병명이 생기고 이상한 이름을 지닌 질병에 자신도 모르는 사이에 걸려 있음을 느낄 때도 있다. '○○증후군'이란 진단명이 너무나 많이 생겨났다. '○○증후군'이란 용어는 단지 병의 특징을 종합하여 한 가지의 명칭으로 만든 것일 뿐 대부분 원인을 모르는 경우가 많다. 그러므로 '○○증후군'이란 용어는 얼마든지 만들어 낼 수 있다. 이 말은 결국 치료에 아무 도움이 되지 않는다는 말과도 같다. 병의 원인을 모르고 단지 드러나는 증상만을 종합해서 병명을 만들어 냈으니 당연히 치료법이 있을 리가 없다. 다만 보이는 증상을 완화시키고 드러나지 않게 하는 것은 가능한 경우도 있다. 하지만 궁극적으로는 치료가 되지 않거나 치료하기 어렵기에 '○○증후군'이란 용어를 사용하는 것이다.

결국 자신의 질병에 대한 진단명이 질병을 치료할 수 있다는 것을 의미하는 것은 아님에도 불구하고 현대인들은 진단명에 집착하고 있다. 자신의 질병명을 알면 마치 자신의 병이 다 나을 수 있다는 착각에 빠지기도 한다. 그래서 너도 나도 검사 시설이 잘 되어 있는 큰 병원을 찾아서 비싼 돈을 들여가면서 검사를 한다. 물론 다행히 그 곳에서 커다란 문제가 있는 경우를 빨리 발견하여 조기에 치료를 받는 경우도 있다. 그러나 많은 사람들은 아무 이상이 없거나 단지 이러이러한 질환이 의심되니 생활에 주의하라는 얘기를 듣는 경우가 대부분이다.

또한 ○○병원에서 얼마짜리 검사를 받았으니 그곳에서 받은 진단은 정확하고 나에게 발견되지 않은 더 이상의 질병은 없다고 흔히 생각하게 된다. 그러나 인간의 질병은 검사 기계를 통해 드러나는 경우도 있지만 그렇지 않은 경우도 많다. 종양이 있거나 혈관이 막혔거나 골절이 된 경우와 같이 외과적인 부분은 기계적인 검사로 잘 판별할 수 있지만 내과적인 질환이나 정신신경적인 문제, 기타 외과적으로 문제가 없는 기능성 질환의 경우는 아무리 비싼 검사 기계를 동원해도 원인을 찾을 수 없는 경우가 많이 있다.

다시 말해 진단명을 알고 질병 용어를 잘 안다고 해서 치료가 잘 되는 것은 아니다. 한의학에서의 질병 치료는 서양의학적인 진단명과는 전혀 상관없는 경우가 많다. 단지 한의학적인 진단 기준에 의하여 치료를 하면 되는 것이다. 그러므로 건선의 치료에 있어서 어떤 형태의 건선인가는 전혀 중요하지 않다. 다만 본인의 몸이 어떤 상태에 있는가가 중요할 따름이다.

그러므로 자신이 건선 환자라면 단지 건선이라는 질병을 앓고 있다는 정도만 알면 되는 것이지 구태여 상세한 질병명까지 꼭 알아야 할 필요는 없다. 일부 환자 중에는 병을 앓은 시간이 오래되어 자신의 질병에 대한 정보가 의사보다 더 뛰어난 경우도 있다. 요즘처럼 인터넷이 발달하고 많은 의학적 정보가 일반인에게 쉽게 노출된 환경에서는 더욱 그러한 경향이 많이 생길 수 있다.

문제는 자신이 알고 있는 의학적 정보를 과신해서 의사를 신뢰하지 않는 경우가 생길 수 있다는 것이다. 특히 한의사에 대해서는 더욱 그러하다. 한의사는 서양의학적 진단명을 가지고 치료하는 것이 아니라 한의학적인 진단의 기준을 가지고 치료하는 사람이다. 그런데 자신이 앓고 있는 질병의 세세한 진단명을 모르면 마치 그 한의사는 자신의 질병을 치료할 수 없는 사람이라는 판단을 할 수 있다. 하지만 한의사의 경우 서양의학적인 진단 기준에 관한 지식이 많지 않더라도 치료에는 문제가 없다. 한의학적인 진단 기준만 올바르게 가지고 있는 한의사라면 어떠한 질병이라도 한의학적으로 접근해서 치료를 시도할 수 있는 기본적 자질을 가지고 있기 때문이다.

그러므로 건선 환자들은 자신이 찾아간 한의원에서 건선에 관한 서양의학적 지식이 부족하다고 해서 결코 그 한의사를 평가 절하하는 일은 없어야 할 것이다. 왜냐하면 서양의학적 지식이 부족하다고 생각해서 신뢰하지 않았던 한의사가 어쩌면 가장 한의학적으로 환자를 치료할 수 있는 능력을 지닌 사람일지도 모르기 때문이다.

물론 한의사가 한의학적인 지식뿐만 아니라 서양의학적인 지식도 풍부하다면 더 말할 나위가 없겠지만 두 가지를 모두 갖추기란 그리 쉽지 않다. 한의사에게 필요한 서양의학적 지식은 그저 환자에게 설명하고 이해시킬 수 있는 정도의 수준이면 된다. 왜냐하면 한의사는 한의학에 더 많은 시간을 투자하고 연구를 해야 하는 사람이지 서양의학적인 부분에 더 많은 시간을 투자하는 사람이 아니기 때문이다.

일반인들은 한의사도 서양의학적인 지식을 많이 알고 있을수록 훌륭한 의사라고 생각하는 경향이 있는데 이는 잘못된 것이다. 그러므로 한의학적인 부분은 한의사에게 맡기고 치료를 받으면 아마도 좋은 결과를 얻을 수 있을 것이다.

임상 치험례

43세의 박○○ 씨는 건선이 생긴 지 4년이 된 여자 환자였다. 주로 건선이 분포하는 부위는 팔꿈치와 다리였다. 그리고 한의원에 방문하기 1주일 전까지 약 4년 동안 스테로이드성 연고를 사용하였다고 했다.

체중이 키에 비해서는 약간 나가는 편이었으며 혈당도 높은 환자였다. 처음 내원 시 식후 1시간 20분 정도에 측정한 혈당이 약 250 정도로 당뇨병이라고 할 수 있는 수치였다. 더 문제인 것은 현재 이 환자가 혈당을 조절하는 양약을 복용하고 있는 중이라는 것이었다. 혈당 조절약을 복용함에도 불구하고 이 정도 혈당이 나온다는 것은 상당히 문제가 있다고 판단되었다.

그러나 환자 본인의 내원 목적이 건선 치료였으므로 우선 건선 치료에 치중하기로 하였다.

처음 15일간 건선 치료약물을 복용한 후 한의원에 방문했을 때는 스테로이드 사용을 중단해서 최초 방문 시보다 증상이 더 악화되었다. 혈당도 식후 1시간에 220 정도로 거의 동일한 수준이었다.

이후 15일 뒤에 방문했을 때 피부 상태가 조금 호전되어 있었다. 테두리는 그대로 있었으나 중심부에 새살이 돋기 시작하는 것이었다. 그러나 환자가 더 좋아했던 것은 혈당이 떨어지기 시작한 것이었다. 식후 2시간 혈당이 140 정도가 나왔다.

이후 약 5개월간의 지속된 치료로 피부는 거의 정상을 되찾았으며 마지막으로 혈당을 측정했을 때 식후 1시간에 135 정도가 나왔다. 물론 혈당조절약을 복용하지 않은 상태였다. 환자는 건선이 치료된 것도 좋아했고 혈당이 조절된 것에 대해서도 너무 고마워했다.

건선을 치료받기 위하여 한의원에 방문했을 때 체격이 좋고 더위를 많이 타는 사람 중에서 혈당이 높은 사람이 있다. 이러한 경우는 건선이 치료되면서 혈당이 급격히 떨어지거나 정상 수준으로 회복되는 경우가 많이 있다.

이러한 예로 볼 때 건선은 단순한 피부 질환이 아닌 생활 습관과 관련된 질환임을 알 수 있다. 그러므로 건선을 치료하기 위해서는 약물 치료도 중요하지만 자신의 잘못된 생활습관, 예를 들어 과도한 음주나 기름진 음식의 잦은 섭취 등을 조절하면서 치료를 받아야 건선이 제대로 치료될 수 있다.

03 건선의 원인

가. 음식

12세 민석이는 매일같이 후라이드 치킨을 시켜먹는다. 옛날에는 올리브기름에 튀겨낸 치킨을 주로 배달시켜 먹었는데 최근에는 간장으로 맛을 낸 후라이드 치킨을 주로 시켜먹는다. 소금을 찍어 먹지 않아도 충분히 짠맛이 나고 소금보다는 간장의 달면서도 짠맛을 더 좋아하기 때문에 민석이는 하루가 멀다 하고 치킨을 시켜먹는다.

특히 후라이드 치킨의 껍질은 민석이에게는 절대로 놓쳐서는 안되는 부위이다. 튀길 때의 기름이 베어 있는 껍질은 양념이 스며들어 바삭바삭하면서도 짭짤한 맛을 내기 때문에 민석이는 껍질을 더 즐겨먹는다.

그런데 민석이의 몸에서 어느 순간부터 특이한 변화가 나타나기 시작했다. 가끔씩 이유 없이 몸이 가렵기 시작해서 조금씩 긁곤 했는데 어느 순간부터 빨간 반점이 돋아나기 시작하는 것이었다. 며칠 지나면 사라지겠거니 하면서 아무런 생각 없이 평상시와 같이 좋아하는 음식들을 먹으면서 지냈는데 빨간 반점의 양이 점점 더 증가하면서 이제는 머리까지 뒤덮은 것이었다.

날이 갈수록 가려움도 증가하면서 피부에 하얀 가루도 생기는 것이 너무나 이상해서 민석이는 어머니께 말씀드렸다. 다음날 민석이는 걱정스런 마음으로 어머니와 함께 피부과 의원에 가 보았다. 피부과 선생님은 심각한 눈으로 바라보면서 건선이 의심되니 큰 병원으로 가보라고 했다. 그제야 민석이와 어머니는 이것이 가벼운 질환이 아니라는 생각이 들었다. 그래도 대학병원에서는 치료를 할 수 있을 것이라는 기대를 갖고 대학병원 피부과에 예약을 했다. 예약이 많이 밀려 있어서 약 보름 뒤에 예약된 시간에 대학병원 피부과에서 진료를 받아보았다. 그 곳에서는 이곳저곳 민석이의 피부를 살펴보더니 조직검사를 하자고 했다. 민석이는 조직검사를 받았고 건선이라는 확진을 받았다.

그런데 건선이 무엇인지도 모르는 민석이에게 선생님은 이 질병은 평생 관리를 하면서 살아야 한다고 했다. 민석이는 자신의 귀를 의심했다. '치료가 되지 않고 평생 관리를 해야 한다니…' 하늘이 무너져 내리는 것만 같은 답답함이 밀려왔다. 그러나 이미 민석이는 건선이 온몸으로 퍼진 상황이었다.

음식은 대부분의 건선 환자에 있어서 가장 중요한 발병 원인이 된다. 건선은 근본적으로 몸속의 건조함과 열 때문에 생기는 질환이다. 요즘 사람들은 육류, 생선회, 튀김, 인스턴트식품, 아이스크림, 과자류 등 고칼로리 음식들과 인공첨가물이 많이 들어간 음식을 자주 먹는다. 고칼로리 음식들은 우리 몸 내부에 열이 축적되도록 하는데 이러한 열이 과도하게 몸속으로 들어가면 즉시 문제를 일으키는 경우도 있지만 그렇지 않은 경우가 더 많다.

한꺼번에 많은 양의 열이 몸에 들어오면 급격하게 피부에 붉은 반점 등이 돋는다. 그러나 이렇게 급격하게 생성된 반점은 대부분 급격히 악화되고 짧은 기간에 치료가 된다. 즉 피부를 급격하게 붉게 만든 원인만 제거되면 피부는 원래 상태로 회복된다. 이러한 경우가 급성 바이러스, 염증성 질환이나 상한 음식을 먹었을 때 나타나는 피부질환이다. 이 경우는 수일 내지 수주 정도면 대부분 자연스럽게 회복된다.

그러나 건선과 같은 만성 피부질환은 단기간의 문제로 생겨나지 않는다. 건선은 대부분 선천적인 열성 체질이나 장기간의 고열량 음식 섭취와 같은 요인이 오랜 기간 동안 축적되어 생겨나는 질환이다. 그러므로 건선 환자는 이미 오래전부터 건선 인자를 몸에 지니고 있었다고 할 수 있다. 이러한 건선 인자는 오랜 기간 동안 잠복되어 있다가 적당한 때가 되면 활동하게 된다. 병의 원인을 오랜 기간 동안 지니고 있다가 일정한 때가 되면 질병이 나타나므로 치료 기간이 길어질 수밖에 없다.

그러므로 건선을 예방하기 위해서는 적절한 음식의 섭취가 중요하다. 기름진 음식의 섭취를 적당히 조절하고 맑고 신선하며 가급적 자연에서 채취한 음식을 섭취하도록 하는 것이 좋다. 또한 마른 반찬은 이미 건선이 발병한 사람에게는 그다지 좋지 않으므로 버섯, 호두, 잣 등과 같이 수분이 많은 음식이나 견과류 등이 좋다.

건선에 좋지 않은 음식 중 대표적인 것은 튀김류이다. 건선 환자에게 있어서 튀김은 백해무익하다. 튀김은 기름을 고온으로 가열한 후 음식을 조리한 것이다. 그러므로 조리된 음식에는 튀김이 만들어질 때의 뜨거운 기운이 그대로 담겨져 있다. 그러므로 식은 튀김을 먹더라도 그 튀김은 뜨거운 성질을 그대로 지니고 있다. 이보다는 덜하지만 다름으로 주의할 음식은 기름을 프라이팬에 붓고 조리한 음식이다. 각종 전이나 계란프라이, 생선구이 등이 여기에 해당한다. 이 음식들은 튀긴 음식 정도는 아니지만 뜨거운 기름의 성질이 음식에 고스란히 담기므로 건선 환자에게는 주의를 요한다.

그러므로 어떠한 경우에도 건선 환자는 피부 치료가 종료되기 전에 튀긴 음식은 피해야 한다. 그래야만 피부 호전이 빠르다. 대부분의 경우 완전히 치료되기 전에 튀김을 먹으면 피부에 없던 가려움증이 생기거나 기존에 있던 가려움이 증가하게 된다. 또한 그러한 음식을 섭취한 다음날 건선이 있던 부위가 더 커지거나 붉어지는 현상이 나타나며, 전혀 없던 부위에도 새로 생겨날 수 있다. 그러므로 가급적 튀김류는 치료 기간 동안 피하는 것이 좋다.

모든 육류도 마찬가지이다. 생선을 포함한 대부분의 육류는 채소나 야채와 같은 식물성 음식에 비해 양기(陽氣)를 많이 가지고 있다. 이러한 음식은 갑자기 인체 내부의 양기를 증가시키므로 기존 환자의 경우 건선이 악화될 수 있으며, 피부질환이 발병할 잠재력을 갖고 있는 사람들에게는 발병 인자로 작용할 수 있다. 그러므로 건선을 예방하기 위해서는 모든 육류, 그 중에서도 닭고기와 같은 음식을 자주 섭취하지 않는 것이 좋다. 또한 참치회나 생선 뱃살 같은 부위도 기름을 많이 함유하고 있어서 가급적 자제하는 것이 좋다.

칼로리가 높은 인스턴트식품도 철저히 통제되어야 할 요소이다. 최근 우리나라는 서구식 식습관의 보급으로 인하여 비만 인구가 늘어났고 각종 성인병에 노출되는 위험도가 높아졌다. 고칼로리 음식 및 각종 인스턴트식품은 장기적으로 몸속에 지나친 양기를 축적시켜 건선이 나타나게 할 수 있다. 그러므로 이러한 음식을 자주 섭취하는 사람이라면 가급적 빨리 식습관을 바꿔서 자연에서 생산된 식물성 음식 위주로 섭취하는 것이 좋다.

나. 유전

우리는 언제부터인가 '유전'이라는 말을 자주 사용한다. 학교에서 과학 시간에도 '유전', 'DNA', '염색체'와 같은 용어를 흔히 접한다.

유전이라고 하는 것은 부모로부터 물려받은 것으로 염색체에 발현되어 나타나는 것을 의미한다. 그러나 건선에 있어서는 유전이라는 성질을 다른 편에서 이해해도 된다. 즉 과학 시간에 얘기하는 DNA로 유전되는 것은 아니지만 부모가 건선을 지니고 있으면 자녀에게도 나타나는 경우가 많으므로 일종의 유전 질환이라고도 할 수 있다. DNA로 유전되는 것이 아니라고 하면서 일종의 유전 질환이라고 말하는 것은 무슨 의미일까?

유전이라 일컬을 수 있는 것들의 대부분이 음식에서 이루어진다. 가족은 한 밥상에서 비슷한 음식을 섭취하며 살아간다. 예를 들어 아빠와 엄마가 고기를 좋아한다면 자식들도 대부분 고기를 좋아하게 된다. 만약 아빠와 엄마가 채소나 야채를 좋아한다면 대부분의 자식들도 채소나 야채 위주로 음식을 섭취하게 된다. 그러므로 고기를 많이 섭취하는 가정일수록 건선의 발병 확률은 높아지게 된다. 이 때문에 건선이 유전이라 생각하는 경우가 많이 있게 된다.

그러나 건선은 유전인자가 작용해서 생기는 질환이 아니므로 유전이 될 수 없다. 건선이 일정부분 가족력과 연관이 있으므로 가족 중에 건선 환자가 있다면 다른 사람들에 비해서 건선이 생길 확률이 조금 높다고 할 수 있지만 꼭 유전되는 것은 아니므로 반드시 부모의 형질이 유전되어 자식에게 나타날 것이라고 걱정할 필요는 없다. 다만 가족들이 육류를 좋아하고 기름진 음식을 선호한다면 자신의 음식 섭취 습관을 담백하고 맑은 음식 위주로 바꿀 필요는 있다. 또한 고혈압과 같은 가족력을 지니고 있다면 건선에 노출될 확률이 더 높아지게 된다.

유전과 관련하여 한의학적으로 고려할 수 있는 부분은 체질이다. 체질적으로 몸에 열이 많은 사람은 꼭 음식 섭취가 아니더라도 건선에 상대적으로 많이 노출될 수 있다. 만약 부모님이 열이 잘 오르는 체질이거나 평상시에 더위를 많이 탄다면 다른 사람보다 건선에 잘 노출될 수 있다.

열이 많은 체질만 건선에 노출되기 쉬운 것은 아니다. 피부색이 유난히 하얀 사람도 건선에 노출되기 쉽다. 앞서 얘기했듯이 피부색이 하얀 사람은 상대적으로 열에 민감하게 반응한다. 내부적으로 똑같은 건선 인자를 가진 사람일지라도 피부색이 하얀 사람은 상대적으로 피부에 이상 현상이 잘 드러나게 된다. 그래서 건선 환자들 중에는 유난히 하얀 피부색을 가진 사람들이 많다. 백인에 건선 환자가 많은 것도 같은 이치이다.

그러므로 자신이 잠재적으로 건선이 잘 나타날 수 있는 체질 혹은 피부를 지니고 있다면 가급적 음식 섭취에 신경을 써서 건선이 나타나지 않도록 미리 신경을 쓰는 것도 좋은 예방책이 될 것이다.

다. 과로

35세 김○○ 과장은 평상시 체력이 약하고 체형도 왜소한 편이다. 피부색도 유난히 하얀 편이어서 간혹 여직원들로부터 피부색이 너무 곱다고 칭찬 아닌 칭찬을 듣곤 한다.

김 과장은 요즘 회사의 일감이 밀려서 매일 밤 12시가 넘어서 퇴근하고 6시가 못되어 출근하는 것이 일상이 되었다. 주말에도 쉬지 못하고 거의 평일과 같은 업무를 한다. 벌써 3개월 동안 이렇게 업무가 가중되다 보니 김 과장은 조금씩 지쳐가고 있다는 느낌이 든다.

그런데 어느 순간부터 잠을 자도 잔 것 같지 않고 하루 종일 피곤함을 느끼기 시작하더니 피부에 작은 반점이 올라오기 시작했다. 처음에는 별 것 아니려니 생각했는데 반점이 조금씩 커지는 것이 심상치 않다는 느낌이 들었다. 하루가 다르게 반점이 커지고 숫자가 증가하더니 이제는 얼굴에까지 올라왔다.

이대로 두면 큰일 나겠다는 생각이 들어 회사에서 가까운 피부과 의원에 시간을 쪼개서 방문해 진료를 받았다. 그곳에서는 이런저런 검사를 해보더니 건선이라고 진단을 내렸다. 아마도 과로가 문제가 되었을 것이라는 말과 함께 일단은 푹 쉬라고 했다.

김 과장은 회사 생활이 너무 힘든 것은 느끼고 있었지만 이런 질병이 생길 줄은 꿈에도 생각하지 못했다. 더구나 피부과 의원에서는 평생 양약을 사용하면서 관리를 하라고 했다. 관리만 잘되면 어느 정도 정상 생활이 가능하다고도 했지만 자신이 걸린 질병이 그렇게 무서운 질환인 것이라고는 전혀 생각지도 못했다. 김 과장은 아직도 자신이 왜 이러한 질병에 걸렸는지에 대해서 모르고 있다. 그리고 지금은 회사에 사표를 내고 일단 쉬면서 피부가 좋아지는지를 살펴보고 있는 중이다.

한의학적으로 볼 때 과로는 우리 몸의 체액을 소모시킨다. 만약 일정 기간 동안 수면 시간을 줄여가며 무언가 힘든 일을 했을 때 우리는 체온이 약간 높아지면서 얼굴이 화끈거리는 것을 느끼게 된다. 이때 생기는 열을 한의학에서는 '허열(虛熱)'이라고 표현하는데 이것은 실제 우리 몸속이 뜨거워서 생기는 열이 아니라 일시적인 체액의 부족 상태에 빠지면서 상대적으로 더워져서 열이 발생하는 것이다. 그래서 체온계로 온도를 측정했을 때 평상시 온도와 동일하거나 약간의 미열만 나타난다. 이러한 '허열'은 현대를 살아가는 일반인들에게는 낯선 용어라서 이해하기 어려울 수도 있다. 그러나 실제로 '허열'은 우리가 일상생활을 하면서 많이 접할 수 있으며 특히 체력이 약한 사람은 조금만 과로해도 느낄 수 있다.

평상시 건선이 나타나지는 않았지만 몸속에 건선 인자가 많았던 사람이 갑자기 과로를 하면 몸속의 열들이 일시적으로 피부로 몰리게 된다. 이때 잠재적으로 존재하고 있던 건선 인자가 피부로 드러나게 된다. 그러므로 과로는 건선을 나타나게 하는 요인이 될 수 있다.

또한 치료 도중에 과로를 하면 잠재적으로 내부에 존재하고 있던 열들이 급격하게 피부로 몰리므로 피부 증상이 좋아지다가도 일시적으로 나빠지게 된다. 그러나 이러한 경우는 근본적인 체내 열의 증가가 아니라 단순한 위치의 이동에 따른 변화이므로 과로로 인한 피로가 사라진다면 그리 오랜 시간이 지나지 않아도 피부 증상은 잘 회복된다.

과로는 꼭 건선이 아니더라도 다른 피부 문제를 유발할 수 있다. 과로를 하면 입안이 헐거나 얼굴에 뾰루지가 나는 경우가 많은데 건선과의 차이점은 사라지는 기간이 상대적으로 짧다는 것이다. 일반적인 뾰루지나 입안이 헌 경우는 대부분 과로가 사라지고 충분한 휴식을 취하면 별다른 조치를 취하지 않아도 사라진다.

그러나 건선은 충분한 휴식을 취하더라도 잘 사라지지 않는다. 그 원인은 몸속에 이미 오랜 기간 동안 건선을 유발할 수 있는 요인이 축적되었기 때문이다. 즉 건선은 절대적인 질병의 세기가 강한 질환이고 단순한 구내염이나 뾰루지는 약한 질환이라고 할 수 있다. 그러므로 건선은 발병도 어렵지만 일단 발병되면 치료도 어렵다. 과로로 인한 건선은 과로를 피해야만 질병의 악화를 막을 수 있다.

건선 환자는 대부분 아침에는 피부색이 좋고 건선도 심하지 않은데 저녁에는 피부가 빨갛고 증상이 심하다고 이야기한다. 그 이유는 아침에 비해 저녁에 일시적으로 과로 상태에 빠지기 때문이다. 저녁에 충분한 수면을 취하고 아침에 일어나면 에너지가 모두 충전되었으므로 피부도 건강한 상태를 유지하고 체표면에 열도 몰리지 않는다. 그러나 우리는 하루 종일 활동하면서 에너지를 계속 소모하게 된다. 그리고 잠들기 직전 가장 피곤한 상태에 빠지게 된다. 이때 정상적인 사람이라면 아무런 문제가 없지만 건선 환자는 일시적으로 체표에 열이 몰리면서 체표에 드러난 건선이 악화되어 보이도록 한다. 이것은 앞서 얘기했던 '허열'과 같은 개념이다.

특히 과로하면 체액의 부족으로 일시적으로 피부의 온도가 상승하게 된다. 정상적인 사람이라면 몸속에 열이 많지 않기 때문에 저녁이 되어도 피부가 영향을 받지 않지만 건선 환자는 피부가 민감한 상태이므로 피부색이 더 빨갛게 변하면서 증상이 심해진다.

이러한 상황은 건선이 제대로 치료가 되었는지 아닌지에 대한 지표도 된다. 건선이 완치된 사람은 잠들기 전 혹은 과로를 한 이후에도 이러한 현상이 나타나지 않지만 건선이 진행 중에 있거나 치료가 완료되지 않은 사람은 저녁때 피부 증상이 심해진다. 정말로 치료가 잘 되었다면 저녁때나 과로를 한 이후에도 피부가 빨갛게 되지 않는다. 그러므로 저녁이 되어도 피부에 특별한 변화가 없다면 건선이 치료된 것으로 판단할 수 있다.

결국 이러한 현상을 조금이라도 완화시키기 위해서는 충분한 수면 시간의 확보가 필요하다. 그래야만 치료 도중에 힘이 들지 않고 치료 기간도 단축될 수 있기 때문이다.

라. 스트레스

어느 미꾸라지 양식업자가 있었다. 그는 양식해서 다 키운 미꾸라지를 대도시에 수송해서 파는 일도 같이 했다. 갖은 노력을 다해서 키운 미꾸라지를 대도시에 공급하고 팔기만 하면 되기에 판로는 걱정하지 않았다.

그런데 그에게 걱정거리가 하나 있었다. 미꾸라지 양식장에서 대도시 수산시장으로 이동하는 도중에 미꾸라지가 절반가량 죽는 것이었다. 그나마 살아 있는 미꾸라지도 상태가 그리 좋은 것은 아니었다. 미꾸라지를 산 채로 공급해야 큰 수익 얻을 수 있는데 자꾸만 많은 미꾸라지가 죽고 신선한 상태가 아니어서 큰 수익을 얻을 수 없었다.

양식업자는 아무리 생각해도 그 이유를 알 수 없었다. 그러던 어느 날 수산시장에서 오랫동안 일을 해 온 한 상인이 그에게 한 마디 조언을 하는 것이었다.

"미꾸라지가 있는 수조에 메기를 한 마리 넣어보세요"

양식업자가 말했다.

"메기가 미꾸라지를 잡아먹는데 수조에 메기를 넣으면 더 많은 미꾸라지가 죽지 않을까요?"

"아마 지금보다는 많은 미꾸라지가 살아 있을 겁니다"라고 시장 상인이 얘기했다.

밑져야 본전이라는 생각으로 양식업자가 이번에는 수조에 메기를 넣고 수산시장으로 이동했다. 그런데 이게 웬일인가? 죽어 있는 미꾸라지는 한 마리도 없었고 출발할 때의 미꾸라지 양과 거의 비슷한 양의 미꾸라지가 남아 있었으며 남아 있는 미꾸라지도 모두 예전과는 달리 아주 활동적이었다.

그동안 미꾸라지는 너무도 편안한 수조에 익숙해져 있다가 이동하는 환경 변화에 적응하지 못하고 죽게 된 것이었다. 그러나 포식자인 메기가 수조로 들어오자 미꾸라지는 살아남기 위하여 안간힘을 쓰다 보니 많은 수가 살아남게 된 것이다.

적당한 스트레스와 힘든 환경은 삶의 활력이 되고 인생을 살아가는 데 많은 도움을 주기도 한다. 그러므로 위의 예처럼 미꾸라지도 적당한 스트레스가 있어야 오히려 건강하게 지낼 수 있는 것이다. 그러나 과도한 스트레스는 오히려 건강을 해치거나 생존을 어렵게 할 수 있다.

스트레스를 받으면 우리 몸 내부의 열이 증가하게 된다. 스트레스는 한의학적으로 볼 때 화(火)와 가장 많은 연관이 있다. 스트레스를 받으면 몸속에서 화가 생기고 이렇게 생긴 화는 그 성향상 신체의 위쪽, 그리고 인체의 가장 바깥에 존재하는 피부로 몰리게 된다. 이렇게 되면 가슴이 답답해지고 한숨을 자주 쉬거나 머리가 뜨끈뜨끈해지거나, 피부가 뜨거워지는 느낌을 갖게 된다. 이 경우 과로한 상태와 마찬가지로 인체의 내부에 존재하고 있던 열들이 일시적으로 피부로 몰리고, 이 때 만약 건선이 나타날 수 있는 요소를 지니고 있던 사람이라면 이로 인해서 건선이 새로 나타날 수 있다.

실제 건선 환자들은 스트레스를 심하게 받은 이후로 피부 증상이 심해졌거나 건선이 새로 생겼다고 얘기하는 사람들이 많다. 이는 건선이 열에 민감한 질환이며, 인체 내부의 열이 증가하면 건선에 악영향을 끼친다는 것을 의미한다.

그러므로 스트레스에 예민하거나 스트레스를 심하게 받은 이후 건선이 생긴 사람은 먼저 스트레스를 해소하는 치료를 받는 것이 좋다. 그렇게 해서 스트레스가 어느 정도 해소되면 피부도 많이 회복된다.

마. 감기

찬영씨는 28세의 남자로 평상시 운동을 좋아하고 땀도 많이 흘리며 모든 음식을 가리지 않고 잘 먹는 편이다. 체격도 남들과 달리 좋은 편이고 외모도 준수한 편이다. 평상시 감기도 걸리지 않는 체질이라 언제나 건강에는 자신을 하며 살았고 남들과 잘 어울리며 술도 자주 마시는 평범한 직장인이었다.

그런데 올 겨울 찬영씨는 심한 감기를 앓았다. 처음에는 으슬으슬 추워지기 시작해서 며칠 지나면 괜찮겠거니 생각했는데 점점 악화되면서 기침을 심하게 하고 피부에 이상한 것까지 나는 것이었다.

며칠이 지나 감기는 많이 회복되어 거의 기침도 사라졌는데 피부에 나온 이상한 반점이 사라지지 않았다. 문제는 이 반점이 나온 이후로 온몸이 가렵기 시작하고 밤이면 더욱 가려워서 잠을 자기 어려운 것이었다.

시간이 지날수록 반점의 크기도 커져가서 근처 피부과 의원을 방문해 보았다. 피부과 의원에서는 이것저것 질문을 하더니 건선이 틀림없다고 하였다. 찬영씨와 같이 감기에 걸린 이후에 건선이 나타나는 사람이 많다고 하였으며 건선은 특별한 치료법이 없으나 처방한 약을 사용하면 큰 무리 없이 지낼 수 있다고 하였다. 그래서 찬영씨는 피부과 의원에서 처방받은 약을 사용하고 있지만 며칠만 사용을 중단하면 다시 돋아나는 피부 증상 때문에 많은 고민을 하고 있다. '이 약을 평생 사용해야만 한다면 어떻게 하나…' 하는 고민 때문에 잠도 편히 자지 못한다. 찬영씨는 왜 자신이 이런 피부질환에 걸렸는지 애만 태우고 그저 하루하루 보내고 있을 따름이다.

찬영씨처럼 감기에 걸린 이후에 건선이 나타났다는 사람들이 많이 있다. 이럴 경우 피부과 의원에 가보면 대부분 처방은 똑같다. 그러면 어떻게 해야 하는 것일까?

감기에 걸린다는 것은 한의학적으로 볼 때 외부의 찬 기운이 인체 내부로 들어와서 문제를 일으키는 것이다. 우리 몸은 찬 기운이 내부로 들어오면 이를 몰아내고자 하는 면역 기능이 작동하게 된다. 찬 기운을 몰아내는 것은 따뜻한 기운이다. 그러므로 몸속의 따뜻한 기운 즉, 열들이 찬 기운을 몰아내기 위하여 피부로 집결하게 된다. 이렇게 일시적으로 피부에 몰린 열들을 감당하기 어려운 상태가 되면 건선이 생기게 된다.

흔히 감기와 같은 질병을 앓을 때 열꽃이 피는 현상을 볼 수 있는데 이 또한 몸속의 열들이 일시적으로 피부에 과다하게 몰리기 때문에 나타나는 현상이다. 그러므로 감기에 걸리면 건선이 좋아지던 사람도 악화되는 경우가 흔히 생기고, 새롭게 나타나는 경우도 있다.

물론 이 경우도 몸속에 존재하고 있던 건선 유발 인자들이 피부로 드러나는 것이지 실제로 감기가 건선 자체를 나타나게 하지는 않는다.

흔히 건선 환자는 감기에 걸리면 안되는 것으로 알고 있는데 어느 누구도 감기에 걸리고 싶어서 걸리는 사람은 없을 것이다. 다만 감기에 걸린 이후에 건선이 나타났다면 이는 몸속에 존재하고 있던 건선 인자가 단지 피부로 드러난 것일 뿐이므로 빨리 치료를 받는 것이 좋다.

감기로 건선이 드러나는 경우는 장기적인 면에서 볼 때 오히려 전화위복이 될 수도 있다. 만약 감기로 인하여 건선이 드러나지 않았다면 실제로 건선은 한참 더 시간이 지난 뒤에 나타났을 것이며 이렇게 잠복기간이 긴 사람들은 치료에도 오랜 시간이 소요되기 때문이다.

그러나 감기에 걸린 뒤 건선이 나타나면 이는 오히려 건선을 빨리 치료할 수 있는 기회가 주어진 것이므로 주저하지 말고 치료를 받는 것이 장기적으로 더 도움이 된다.

감기는 치료되어 가고 있는 건선을 악화시킬 수도 있다. 물론 이 경우도 감기로 인하여 내부에 존재하던 열이 피부 표면으로 나오기 때문에 악화된 것이다. 대부분의 환자들은 감기에 걸리면 건선이 심해지는 것으로 알고 있지만 일부는 그러한 사실을 모르고서 처음에는 왜 좋아지던 피부가 갑자기 악화되었는가에 대한 의문을 제기한다. 그래서 여러 가지를 조사해 보면 결국 감기가 중요한 악화 인자였다는 것을 알고 환자에게 그렇게 설명하면 그때서야 고개를 끄덕이는 경우도 있다.

그러므로 건선을 치료받는 환자가 감기에 걸렸을 때는 절대적인 병적 상황이 악화되는 것이 아니라 단지 보이는 부분만 악화되었다고 생각하면 된다. 물론 피부병의 경우 아무리 가볍더라도 가급적 피부에는 증상이 나타나지 않는 것이 좋겠지만 단지 감기로 인해 일시적으로 악화된 것뿐임을 이해한다면 그래도 마음의 위안이 될 것이다.

바. 상처

초등학교 6학년 수철이는 운동을 아주 좋아한다. 축구, 농구, 야구를 비롯해서 배드민턴, 테니스까지 거의 모든 운동을 시간이 날 때마다 한다.

운동을 마친 후 땀으로 흠뻑 젖은 옷을 벗고 샤워를 할 때가 가장 행복하다. 타고난 운동 신경이 발달해서 그렇기도 하지만 집안 사람들 모두가 운동을 좋아하는 운동 가족이기 때문에 자주 운동을 한다.

그래서 수철이는 몸에 상처가 자주 난다. 격렬한 운동을 하면 누구나 그럴 수 있기에 수철이는 대부분 별 문제 없다는 듯이 상처난 부위에 소독만 하고 특별한 치료를 받지 않고 지내곤 했다.

그런데 최근에 상처난 부위가 아물면서 주변이 빨갛게 변하더니 피부가 이상하게 변하기 시작했다. 그전 같으면 조금 빨갛다가 말 텐데 어느날 한 군데가 빨갛게 변하면서 상처난 부위가 더욱 붉어지더니 요즘에는 하얀 각질까지 생기는 것이었다.

이상한 생각이 들어서 수철이는 근처 피부과 의원에 가 보았다. 그곳에서 의사 선생님은 고개를 갸웃거리더니 큰 병원으로 가보라는 것이었다. 수철이는 불길한 예감이 들었으나 그래도 큰일은 없을 거라고 위안하며 며칠 후 큰 병원으로 가보았다. 그랬더니 건선이라며 약을 처방해 줄 테니 꾸준히 사용하라는 것이었다.

수철이는 도대체 건선이 무엇이기에 이런 증상이 나타나는지 궁금했다. 집에 와서 인터넷을 검색하던 수철이는 점점 실망하는 눈빛이 역력했다. 여러 정보를 종합해 본 결과 건선은 치료가 안되며 평생 가지고 가는 질환이라는 것이다.

건선 환자 중에서 건선이 처음 생겨날 때 상처가 생긴 후에 나타났다고 하는 경우가 많이 있다. 그러므로 많은 사람들이 건선에 걸리지 않으려면 다치지 않아야 한다고 알고 있다. 그러나 상처 역시 단지 건선이 피부에 드러나도록 하는 요인이 될 뿐 상처 자체가 건선을 생겨나게 하는 것은 아니다.

상처가 생기면 일시적으로 피부 조직이 얇아지거나 일부 조직이 소실되어 피가 나게 된다. 이렇게 상처가 생기면 몸속에 잠복되어 호시탐탐 빠져나갈 궁리만 찾고 있던 열(熱)에게는 탈출구를 제공해 준 것과 같다.

화산이 폭발할 때 용암은 항상 분화구를 통해서 분출하는데 이곳이 바로 산에서 가장 얇은 부분이어서 용암이 빠져나가기 용이하기 때문이다. 즉 화산이 폭발할 가능성은 언제나 존재하고 있지만 장소에 따라서 화산이 폭발할 수도 있고 아닐 수도 있다. 또한 똑같은 장소라도 내

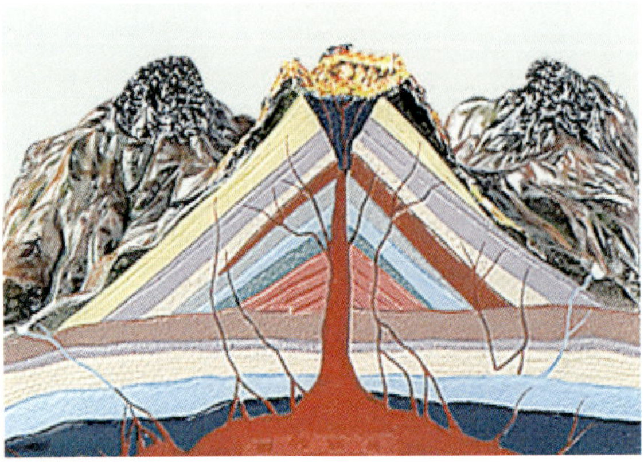
그림 3-1. 화산의 단면

부적으로 용암의 양과 온도가 증가하면 언젠가는 폭발할 수밖에 없다.

이와 같이 상처는 마치 화산의 분화구와 같이 작용하게 된다. 평상시에 막혀 있던 피부에 상처가 생기면 용암이 빠져나갈 공간이 생기는 것처럼 몸속의 열들이 한꺼번에 그 부분을 타고 빠져나오게 된다. 그러면 그 피부에는 일시적으로 열기가 모이므로 붉게 변하게 된다. 이런 이유 때문에 최초로 건선이 발생하는 원인이 상처가 생기고 난 이후였다고 하는 환자가 많은 것이다.

그러나 건선이 생기지 않게 하기 위해서 상처가 나면 안된다고 하는 것은 의미가 없다. 어느 누가 자신의 몸에 일부러 상처를 내는 사람이 있겠는가?

장기적인 관점에서 볼 때 상처 역시 오히려 건선 치료에 도움이 된다고 볼 수 있다. 만약 몸에 상처가 전혀 생기지 않고 지냈다면 건선이 밖으로 드러나지 않고 몸속에서 지속적으로 존재했을 것이다. 그러다가 밖으로 드러날 만한 여건이 되면 오히려 상처가 나서 미리 드러나는 것보다도 더 악화된 상황을 만들 수 있다.

그러므로 상처가 생겨서 건선이 나타난 것을 상처 탓으로 돌릴 필요는 없다. 어차피 그 사람은 건선이 언제라도 나타날 것이었으나 단지 상처로 인해서 조금 빨리 나타난 것일 뿐이다.

상처는 치료 도중에 있는 건선에도 악영향을 미친다. 그러므로 건선 치료 도중에 상처가 나고 그 부위에 새롭게 건선이 나타난다면 이것은 아직 치료가 완전히 되지 않았음을 의미한다.

반면 치료 도중 건선 환자에게 상처가 생겼는데 그 부위의 상처가 아물면서 건선이 생겨나지 않는다면 치료가 거의 종료되어 가고 있는 것으로 보아도 된다. 이제는 더 이상 몸속에서 열이 한꺼번에 나와서 피부를 붉게 만들만큼 나쁜 상황은 아니라는 것을 의미하기 때문이다. 즉 치료를 통해서 몸속의 열이 어느 정도 제거되었기 때문에 상처가 생긴다고 하더라도 피부 증상은 정상인과 똑같이 회복되어 가는 것이다.

이와 같이 치료 중에 있는 환자는 상처가 생겼을 때 나타나는 피부의 변화를 보고 치료가 제대로 되고 있는지 아닌지를 판별할 수 있다.

사. 지속적인 마찰

30세 영민씨는 2살 딸을 둔 전업주부이다. 영민씨는 너무나 깔끔한 성격이라 매일 집청소를 하루에 2번씩 한다. 두살배기 딸이 너무나도 집을 어지럽히는 통에 2번씩 청소를 해도 항상 집이 깨끗한 것 같지가 않아서 불만이다.

매일 청소를 하려면 진공청소기를 사용할 만도 한데 영민씨는 왠지 청소기를 사용하면 청소를 하지 않은 것 같은 느낌이 들어 가급적이면 물걸레를 사용해서 청소를 한다. 그러다 보니 무릎이 방바닥에 많이 닿은 채 이동을 하고 청소가 끝나면 무릎이 빨개지기도 한다.

그러던 어느 날 청소를 끝낸 이후 무릎이 여전히 빨갛게 변해 있었으나 대수롭지 않게 여기고 그냥 넘겼는데 다음날에도 여전히 빨간 것이었다. 그래서 '하루 정도 더 지나면 괜찮겠지' 하고 넘겼는데 다음날에는 오히려 빨간 부위가 더 넓어졌다. 그뿐 아니라 며칠이 지나자 무릎에 하얀 각질이 생기고 다른 부위에도 이상한 붉은 반점이 생기기 시작했다.

영민씨는 그제야 동네 피부과를 방문하여 그 곳에서 건선이라는 진단을 받았다. 그런데 건선이 치료될 수 없는 병이라는 사실에 너무나 충격을 받았다. 하지만 피부과에서는 더 이상 번지지만 않으면 괜찮으니 안심하라고 했다. 일단 약을 받고 돌아오긴 했으나 영민씨는 계속 불안한 마음을 감출 수가 없었다. 이곳저곳에서 자료를 찾아본 결과 건선은 무릎이나 팔꿈치에 많이 생긴다는 내용을 확인하고 영민씨는 지금까지 무릎을 꿇은 자세에서 물걸레로 청소를 하다가 병이 생긴 것은 아닌가 하고 아쉬움을 달래고 있다.

건선이 잘 생기는 부위 중 하나가 무릎이나 팔꿈치이다. 특별한 이유 없이 건선이 생긴 사람 중에서 처음으로 발생하는 부위가 무릎이나 팔꿈치인 경우가 많다.

이 부위는 지속적으로 마찰이 일어나는 부위이다. 상의 중에서는 팔꿈치가 가장 빨리 닳고, 하의 중에서는 무릎이 가장 빨리 닳는 것으로 보아 팔꿈치와 무릎은 인체에서 가장 마찰이 많이 일어나는 부분이라는 것을 알 수 있다.

마찰이 많아지면 그 부위에 열이 많이 발생하는 것은 당연하다. 열이 많아지면 몸속의 열들이 그 부위로 몰리고 이렇게 되면 상대적으로 건선이 드러날 확률이 높아진다. 만약 피부가 감당할 수 없을 만큼의 열이 생기거나 몸속의 열이 몰리면 팔꿈치나 무릎에 건선이 드러난다.

처음에 건선이 나타난 부위가 팔꿈치나 무릎이라면 이 사람은 신체 부위 중에서 팔꿈치와 무릎의 마찰이 많았다는 것을 의미한다. 물론 마찰이 많이 일어난다고 해서 꼭 건선이 생긴다는 것은 아니다. 하지만 마찰이 많은 부위가 그렇지 않은 부위에 비해 건선이 나타날 확률이 높은 것은 사실이다.

그러므로 나중에 치료가 될 때에도 이 부위가 가장 늦게 좋아지는 경우가 많다. 또한 치료 도중에도 지속적으로 마찰이 생기면 좋아졌다가 악화되기도 하는 등 외부적인 요소에 많은 영향을 받는다.

그러나 건선이 다 나아서 치료가 종료될 때에는 비록 마찰이 심한 부위라도 자극이 과도하지 않다면 피부가 정상을 유지하여야 한다. 그래야만 진정으로 치료가 되었다고 할 수 있다.

결국 팔꿈치나 무릎과 같이 마찰이 많이 생기는 부위는 가장 늦게 좋아지는 경우가 많으나 이 부분이 다 치료되어야만 치료를 종료할 수 있기 때문에 이 부분의 치료가 완벽하게 끝나기 전에는 많이 좋아졌다고 하더라도 가급적 꾸준히 치료받는 것이 좋다.

아. 기타

위에서 제시한 원인 외에도 건선이 나타날 수 있도록 하는 요소는 얼마든지 있다. 다만 위에서 제시한 요소 중 한 가지만 과다해도 건선이 나타날 수 있고 나머지 인자들은 여러 가지가 복합적으로 작용하여 건선을 발병시키는 원인이 될 수 있다.

예를 들어 최근 불면증이 생겨 술을 평상시보다 많이 먹어야만 잠이 들 수 있는 날이 며칠간 지속됐다면 이것 또한 건선을 유발시킬 수 있다. 그리고 가을이나 겨울처럼 건조한 시기에 목욕탕에서 심하게 때를 밀고 난 이후에 건선이 생길 수도 있다.

병이 언제, 어떻게 생겨날지 미리 알 수 있다면 좋겠지만 이는 아무도 모를 일이다. 질병의 많은 부분은 생활 습관에 의해 좌우되므로 이를 살펴보고 잘못된 부분이 있다면 조금씩이라도 개선하려는 노력이 필요하다. 대부분의 질병이 한 순간의 유해인자로 생기기보다는 아주 작은 부분들이 조금씩 몸속에서 쌓여서 생기는 경우가 많다. 특히 암이나 고혈압, 당뇨 같은 질병은 대부분 나이가 들어서 생긴다. 이러한 질병들은 자신의 생활 습관, 환경, 스트레스 등과 같은 여러 요인이 복잡하게 얽혀서 오랜 시간이 지난 이후에 발생하는 질병이다. 그러므로 발병하기까지 시간이 오래 걸리기도 하지만 치료 기간도 오래 걸린다.

건선도 암이나 고혈압, 당뇨 같은 만성 질환처럼 오랜 시간을 거쳐서 나타나는 질환이다. 물론 어린 시절에 나타나는 사람도 있기 때문에 다른 만성 질환과는 약간 다른 면이 있다. 그러나 이것은 피부에 먼저 드러나느냐 아니냐의 차이일 뿐 나이가 들면서 절대치가 증가하는 것이 일반적이다.

어린 시절에 건선이 발병되면 오히려 빨리 치료받을 수 있으므로 장기적인 관점에서 본다면 다행일수 있다. 왜냐하면 아직 건선이 나타나지 않은 사람은 대부분 아무런 문제 의식도 없이 음식을 통제하지 않고 지내는데 늦게 건선이 나타나면 그만큼 치료 기간도 오래 걸리기 때문이다. 이른 나이에 기름진 음식, 술, 인스턴트식품 등을 과도하게 섭취하다가 건선이 발병되면 치료와 함께 유해한 음식에 대한 통제가 필요하다. 이때 통제되는 음식은 향후 발생할 수 있는 성인병의 가능성을 낮추는 결과를 가져올 수 있다. 그러므로 어린 나이에 건선이 발병하면 이것을 너무 부정적으로 볼 필요는 없다. 오히려 평생 음식을 적절하게 관리하면서 피부에 좋지 않은 음식을 피하면 피부병뿐 아니라 다른 성인병의 발병 확률을 떨어뜨릴 수 있기 때문에 장기적인 관점에서 보면 본인에게 더 유리한 면이 많다.

임상 치험례

75세 지○○ 씨는 남자로 건선이 발병한 지 2년이 되었다고 했다. 할아버지는 자식들이 주는 용돈으로 근근이 생활하는 가난한 노인이었다. 혈압조절약을 복용하고 있었으며 스테로이드성 연고를 1년간 사용했는데 한의원에 방문하기 5개월 전에 중단하였다. 이 환자는 다른 한의원에서 5개월 동안 치료를 받았다고 했다. 그 곳에서 치료를 받으면서 호전되기보다는 점점 악화되어 다른 곳에서 치료 받기를 원해서 내원했다.

그런데 이 환자는 다른 사람들과는 달리 인설이 과다하게 많은 환자였다. 의자에 한번 앉았다가 일어서면 그 의자는 온통 하얀 가루로 뒤덮일 정도였다. 상대적으로 피부가 붉다거나 커다란 구진이 나타나지는 않았으나 가려움증이 심해서 밤에 잠을 청하기 어렵다는 것이었다. 또한 대변을 3일에 한 번씩 보고 있었다.

다른 증상보다 인설이 심하다는 것은 한의학적으로 볼 때 진액(津液)이 부족한 것이라고 판단되었다. 그리고 변비도 있었으므로 처음부터 진액을 보강하는 치료를 하였다. 치료를 시작한 뒤 약 1개월 후에 피부가 몰라보게 좋아지기 시작했다. 피부에 그렇게 많이 생기던 인설이 거의 사라지고 있었다. 물론 하체는 아직 인설이 생기고 불편할 정도지만 상체는 거의 느끼지 못할 정도로 회복되었다.

그리고 치료 2개월이 지난 뒤부터는 가려움이 서서히 없어지기 시작했다. 약 4개월 정도가 지났을 때 피부의 인설은 거의 사라졌으나 가려움이 문제였다. 한동안 좋아지던 가려움이 갑자기 심해지면서 밤에 잠을 자기 어렵다는 것이었다.

가려움만 문제가 있다는 증상에 주안점을 두고 이를 없애기 위한 치료를 시작했으며 약 1개월이 지난 뒤에 가려움증도 없어져서 치료를 종료했다.

처음 치료를 시작할 때 환자에게 약 6개월 정도 소요될 수 있다고 설명했는데 5개월 정도 지나면서 호전되자 이런저런 사정으로 치료를 종료해도 되는지 환자가 물었다. 피부 증상과 여러 정황으로 볼 때 일단 종료해도 큰 문제가 되지 않을 것이라 판단되어 치료를 종료하기로 했다.

수많은 건선 환자를 보았으나 이 환자처럼 붉은 피부는 거의 나타나지 않으면서 인설만 심한 사람은 보지 못했다. 아마도 또다시 인설만 심한 환자가 온다면 다시 생각날 것 같다.

04 건선이 다른 피부병과 구별되는 특징

가. 건선은 겨울에 심해진다

2010년 겨울은 유난히 춥고 눈이 많이 왔다. 대표적인 겨울 스포츠인 스키나 스노보드를 즐기는 사람들은 지난 겨울이 유독 반가웠을 것이다. 자연설로 하얗게 덮인 눈 위에서 스키를 지치면서 신나게 내려오는 상상은 겨울만 되면 스키어를 자극하기에 충분하다. 옛날에 비해서 스키장도 많이 생겨서 선택의 폭이 넓어졌으며 겨울이 되면 온 국민이 스키를 타는 것이 아닐까 싶을 정도로 모든 스키장에는 많은 사람들로 붐빈다.

그러나 이것은 일반인들의 이야기일 뿐, 건선 환자는 겨울을 싫어한다. 특히 지난 겨울은 유독 추워서 건선 환자에게는 고통스러운 나날이었다.

건선은 일반적으로 계절의 영향을 많이 받는데 여름에 호전되고 겨울에 악화되는 경우가 많다. 여름에는 대다수 환자들의 피부가 눈에 띌 정도로 좋아지고 심지어는 감쪽같이 사라지는 경우도 있다. 그래서 일부는 건선이 다 치료된 것으로 착각하기도 한다.

그러나 무덥던 여름이 지나고 찬바람이 불기 시작하면 숨겨져 있던 건선들이 하나 둘씩 나타나기 시작한다. 그러다가 겨울이 되면 여름과는 정반대로 갑자기 심해지며 가려움증이 나타나기도 한다. 또한 하얀 비늘 같은 인설(鱗屑)이 생겨서 온몸을 뒤덮기도 한다.

인설은 건선 환자를 아주 불편하게 만드는 요소 중의 하나로 심한 사람은 손으로 살짝 건드리기만 해도 하얀 눈같이 떨어지는 경우가 있다. 그 중에서도 사람을 가장 불편하게 만드는 것은 두피에 존재하는 인설이다. 마치 비듬과 같은 두피의 인설은 한겨울에 어두운 색 옷을 입을 수 없게 한다. 어두운 색의 상의를 입으면 그 위로 하얀 가루가 떨어져서 타인에게 불쾌감을 줄 수 있기 때문이다. 그래서 건선 환자들은 다른 사람들이 추워 보인다고 할지라도 밝은 색 옷을 입는다. 한겨울에도 인설 때문에 어두운 색의 옷을 입기가 상당히 부담스럽기 때문이다.

그리고 시간만 나면 수시로 등 뒤로 손이 간다. 등 뒤에 떨어져 있을지 모를 인설을 떨어내기 위해서이다. 혼자 있을 때는 상관없지만 다른 사람과 얘기를 하거나 친구를 만날 때에도 항상 신경이 쓰여 자꾸만 손이 등 뒤로 가게 된다. 이러한 불편을 겪어보지 않은 사람은 건선 환자의 마음을 이해하기 어렵다. 타인과 대화 도중에도 계속 옷에 떨어지는 인설에 신경을 쓰느라 대화에 집중하기 어려워 정확한 의사소통에 문제가 생기기도 한다. 그래서 대화가 끝나도 무슨 얘기를 주고받았는지, 상대방이 나에게 어떤 이야기를 했는지 충분히 이해가 안 되는 경우가 있다. 이런 이유로 건선 환자들은 겨울을 너무 싫어한다. 아무래도 여름보다 겨울에 인설이 많이 떨어지기 때문이다.

인설은 두피에 국한되지 않는다. 몸에 건선이 있는 경우 온몸의 인설이 증가하여 여름에 비해 더 많은 양의 인설이 떨어지게 된다. 진찰을 받은 환자들이 앉았던 자리를 살펴보면 하얀 가루가 묻어 있는 것이 보이는데 이것은 환자 몸에서 떨어진 인설이다.

잠깐 자리에 앉아 있다가 일어나도 이렇게 인설이 떨어지는데 하루 종일 지내는 공간에서는 얼마나 인설이 떨어질지 상상이 간다. 특히 건선이 심한 환자가 앉았다가 일어난 자리에는 빗자루로 쓸어야 할 만큼의 많은 인설이 떨어지기도 한다. 이러한 환자는 집에서 가족들이 항상 빗자루를 들고 다니면서 자신이 있던 자리를 쓸어준다고 하는 경우도 있다. 가족들의 불편함도 그렇지만 본인이 느끼는 불편함과 가족에 대한 미안함은 얼마나 크겠는가?

건선은 당장 생명에 지장을 주는 질환은 아니지만 사람으로 하여금 엄청난 스트레스를 주고 대인관계에 좋지 않은 영향을 끼쳐서 결국 사람을 폐쇄적으로 만들므로 빨리 치료를 받는 것이 좋다.

겨울의 건조한 날씨에 영향을 받으면 피부도 상당히 건조해진다. 이때는 아무리 보습제를 바르더라도 금세 피부가 말라 시도 때도 없이 보습제를 발라야 하는 불편함이 생긴다. 심한 경우는 피부가 갈라져서 그 부위에 땀이나 물이 묻으면 따갑거나 쓰린 고통을 느낀다.

건선 환자는 1년 중에서 겨울을 가장 힘들어한다. 그래서 여름에는 아무런 문제가 없고 피부에 나타나는 현상이 전혀 없더라도 겨울에 나타나는 경우가 많기 때문에 가을부터 치료를 받으려는 경향이 많다.

그러므로 건선 치료의 종료는 여름일 경우 100% 사라지는 것을 확인하고 종료해야 한다. 왜냐하면 여름에는 실제 좋아지는 것보다 더 많이 좋아진 것처럼 보일 수 있기 때문이다. 만약 여름에 약간이라도 남은 상태에서 치료를 종료하면 가을이나 겨울에 재발할 가능성이 있다.

그리고 여름에 치료가 종료되었다고 하더라도 그해 겨울까지는 주의 깊게 관찰해 보는 것이 필요하다. 여름에는 100% 좋아졌다고 하더라도 가을이 되면서 조금씩 건선이 나타나기 시작하여 한겨울에는 여름에 비해 약 20~30% 정도까지도 악화될 수 있기 때문이다.

이러한 현상이 나타나는 이유는 여름에는 외견상 100% 없어진 것처럼 보일지라도 실제로는 병의 뿌리가 남아 있어서 건선이 다 없어진 것이 아니기 때문이다. 이 경우 가을, 겨울로 넘어가면서 병이 남아있는 것만큼 몸에 드러나게 되는데 이는 겨울에 보이는 피부 상태가 진짜 자신의 모습이기 때문이다. 그러므로 건선은 일반적으로 겨울의 피부 상태가 100% 깨끗해야 진정으로 치료되었다고 말할 수 있다.

그러나 겨울에 100% 깨끗한 피부가 나타났다고 하더라도 1년 정도는 더 두고 봐야 한다. 만약 다음 해 겨울에도 피부가 깨끗하고 전혀 문제가 없다면 건선이 완치된 것으로 보아도 좋다. 만일 다음 해 겨울 약간 돋아나온다면 뿌리가 완전히 뽑히지 않았거나 중간에 관리가 부족해서 다시 나타난 것으로 볼 수 있다.

겨울에 건선 치료가 종료될 때는 작은 반점 1-2개 정도가 사라지지 않고 남아 있어도 큰 문제가 되지 않는다. 지속적인 치료에도 완전히 사라지지 않고 남아 있다면 나중에도 별다른 이상을 초래할 가능성이 거의 없기 때문이다.

만약 다음 해 겨울에 다시 건선이 나타난다면 치료를 받았던 한의원으로 빨리 가서 다시 치료를 받는 것이 좋다. 이때는 대부분 치료 기간이 오래 걸리지 않는다. 최초에 치료받을 때는 주로 건선이 생긴 지 오랜 시간이 지나 한의원에 방문했기 때문에 치료 기간이 오래 걸렸지만 다음 해 겨울 새롭게 건선이 나타나면 유병 기간이 그리 오래되지 않았으므로 치료 기간이 상대적으로 짧다.

그러므로 건선의 완치 유무는 겨울의 피부 상태가 완전히 깨끗한가 그렇지 않은가에 달려 있다고 할 수 있다.

나. 건선은 전염되지 않는다

건선 환자가 가장 싫어하는 것이 대중목욕탕에 가는 것이지만 가장 원하는 것도 그것이다. 이러한 아이러니가 생기는 이유는 눈에 보이는 피부에 병이 존재하기 때문이다. 건선 환자가 대중목욕탕에 가기 위해서는 상당한 용기가 필요하다. 자신의 피부가 보통 사람들과 다르다는 것이 목욕탕에 목욕하러 온 사람들에게 보이기 때문이다.

누구든 자신의 피부가 빨갛게 돋아나고 타인에게 불쾌감을 줄 정도라고 느끼면 대중목욕탕에 가기를 꺼리게 될 것이다. 이것은 본인이 스스로 꺼려서일 수도 있지만 건선을 모르는 대부분의 사람들이 피부병이라면 마치 모든 사람들에게 전염되는 것으로 오해하고 있기 때문에 그런 경우가 더 많다. 건선 환자가 대중목욕탕에 들어오면 일단 경계의 눈초리를 보내거나 심지어는 불쾌한 말을 들을 수 있기 때문에 어쩔 수 없이 대중탕을 피하는 것이다.

그래서 아무도 없는 이른 시간에 목욕탕에 가거나 목욕탕이 끝나는 시간에 맞춰서 재빨리 목욕을 마치고 나온다. 항상 욕탕에 들어가기 전에 누가 있는가를 살펴보고 아무도 없어야만 비로소 욕탕에 들어간다.

이러한 불편함과 서러움을 과연 정상 피부를 가진 사람들이 이해할 수 있을까?

우리나라 정서상 대부분의 사람들이 대중목욕탕을 가고 싶어 하고, 건선 환자들 역시 건선이 치료만 된다면 마음껏 대중탕에 가길 원한다. 그래서 대중목욕탕은 건선 환자들이 가장 가기 싫은 곳임과 동시에 가장 가고 싶은 곳이 된다.

그러나 건선은 전염성 질환이 아니며 단지 피부가 빨갛게 보이는 것 외에는 아무런 문제가 없다. 그러므로 혹 건선 환자가 대중탕에 들어오더라도 전염에 관한 부분은 전혀 걱정하지 않아도 된다. 건선은 인구 1% 내외에 발병하는 질환이기 때문에 아주 희귀한 것은 아니다. 그럼에도 불구하고 사회적 정서상 피부를 마음껏 노출할 수 없는 분위기가 되다보니 일반인들은 건선이 무엇인지도 모르고 건선에 관심조차 없는 경우가 대부분이다. 심지어는 건선을 '건성(乾性)'으로 잘못 알고 있어서 그저 건성 피부를 의미하는 것으로 알고 있는 경우도 많다.

그러므로 건선 환자들은 자신의 피부 노출에 대하여 굳이 꺼릴 필요가 없으며 타인에게 전염이 되지 않는 질환임을 자신 있게 말해주는 노력도 필요하다. 그래서 건선은 단지 개인적인 피부질환이지 남에게 해를 끼치는 질환이 아니라는 전반적인 사회 인식이 널리 퍼진다면 건선 환자들이 이 사회에서 숨어 있거나 부끄러워하지 않고 지낼 수 있을 것이다.

물론 건선이 전염되지 않는다는 것을 알면서도 무턱대고 건선 환자를 꺼리거나 심지어는 건선 환자가 수치심을 느낄 정도의 말을 하는 경우도 있다. 그러나 입장을 바꿔보면 절대로 그럴 수 없다는 것을 알게 된다.

건선은 유전되는 질환이 아니며 건선을 예방하기 위한 특별한 방법도 알려져 있지 않다. 이것은 누구에게나 건선이 나타날 수 있다는 것을 의미한다. 그러므로 비록 자신이 현재는 건선을 앓고 있지 않다고 해서 건선 환자에게 상처를 주는 말을 하면 언젠가 자신도 그러한 말이 화살이 되어 돌아올 수 있다는 것을 명심해야 한다.

타인의 외모를 폄하하는 것은 아주 경솔한 행동이다. 외모는 자신이 선택한 것이 아니기 때문이다. 물론 누구나 남들이 인정할 만한 외모를 갖고 싶어 하지만 세상에는 타고난 외모가 뛰어난 사람도 있고 그렇지 않은 사람도 있다. 자신의 외모가 뛰어나다고 해서 타인의 외모를 폄하할 권리는 어느 누구에게도 주어지지 않았다.

피부질환 또한 마찬가지이다. 건선은 전염성이 없어 다른 사람에게 피해를 주는 것도 아닌데 단순히 보이는 외양 때문에 다른 사람을 폄하하는 것은 아주 잘못된 행동이다. 사회의 전반적인 분위기가 건선 환자를 특이하게 보지 않고 평범하게 대할 수 있도록 바뀌어야 한다.

최근 장애인에 대한 편견이 많이 사라지고 있다. 장애인의 보행권이 강조되면서 지하철역에서는 거의 대부분 이들을 위한 시설이 갖추어져 있고, 버스도 저상버스로 바뀌면서 장애인도 혼자서 타고 내릴 수 있도록 시설이 보강되는 추세이다. 물론 장애인들에게 100% 만족스럽지는 않겠지만 그래도 요즘 장애인들은 예전에 비해 활동 영역이 많이 넓어진 상황이다.

이처럼 사회적인 분위기가 장애인과 비장애인을 차별하지 않고 단지 장애인은 평범한 사람들에 비해 신체의 일부가 불편한 사람으로 이를 배려해야 한다는 공감대가 서서히 커지고 있다.

또한 장애인은 국가적으로도 배려를 받고 있다. 장애 등급 판정을 받으면 급수에 따라 다르긴 하지만 다양한 복지혜택이 주어지고 있으며 사회적으로도 많은 관심이 집중되고 있다.

그러나 건선 환자는 다르다. 정상인과 똑같은 신체 조건을 가지고 있다는 이유로 사회적인 복지 혜택을 전혀 받지 못한다. 건선 환자는 피부가 정상적이지 않다는 이유로 사회생활에 불편함이 많다. 많은 사람들을 만날 때마다 "얼굴이 왜 그러냐?", "나한테 전염되는 것 아니냐?"는 등의 말을 듣는다.

이와 같이 건선 환자는 표현하기 어려운 자존심에 상처를 많이 받으며 외양이 일반적이지 않다는 이유로 직장생활에 어려움을 겪는 경우가 많다. 겉으로 보기에는 자발적 실업 상태인 사람들이 많지만 실제로는 어쩔 수 없이 직장생활을 포기할 수밖에 없는 비자발적 실업 상태에 있는 것이다.

이 때문에 많은 건선 환자들이 경제적인 어려움을 호소하고 있음에도 사회적인 혜택을 전혀 받지 못한다. 건선이 심한 경우 병역 면제를 받기도 하지만 이를 제외하면 사회적 지원을 전혀 받지 못한다.

난치성 질환자들은 국가적으로 여러 혜택을 받고 있는데 건선 환자는 여기에 포함되지 못하고 있으며, 특히나 한의학적 치료에 대한 지원은 전혀 없다.

건선은 현재까지 서양의학적으로 치료방법이 없다. 그러나 한의학에서는 건선을 치료할 수 있다. 그러므로 건선 환자가 경제적인 어려움없이 한의학적인 치료를 받을 수 있도록 국가가 지원에 나서야 할 것으로 보인다.

다. 건선은 음식만 가려도 좋아진다

건선 발병의 주요 원인 중에 하나가 음식이라고 했다. 즉 기름진 고기, 고칼로리의 음식, 인스턴트식품 등은 건선을 유발할 가능성이 매우 높다. 만약 건선이라고 추정되는 것이 처음 나타날 때는 그리 심하게 드러나지 않는 경우가 대부분이다. 이때는 건선에 좋지 않은 음식을 일정기간 자제만 해도 피부 상태가 좋아지는 경우가 많다. 즉 내부에 나쁜 열이 일시적으로 증가했을 때는 그것이 자연스럽게 식을 수 있도록 여유를 주는 것이다. 이 기간 동안은 모든 육류 섭취를 자제하고 철저하게 야채와 채소 위주로 식사를 하면 가벼운 건선은 대부분 진행을 멈추거나 정상적으로 회복될 수 있다.

물론 이렇게 음식을 조절해도 전혀 회복이 되지 않거나 오히려 더 나빠진다면 한의학적인 치료를 받아야 한다. 이때는 이미 몸속의 열이 너무 항진되어 내 몸 스스로 회복할 능력을 잃었다는 것을 의미한다.

그러나 대부분의 건선은 음식 조절만으로도 어느 정도 좋아지는 것이 사실이다. 그러므로 한의원에서 건선 치료를 할 때는 대부분 음식에 대한 부분을 주의시킨다.

건선 발병 이후 아무런 치료없이 빨리 회복되기를 원한다면 특히 음식 조절이 중요하다. 물론 이렇게 해도 회복되지 않을 때는 빨리 한의원에 가서 치료를 받을 필요가 있다.

또한 스테로이드성 연고 사용을 중지한 이후 가려움증이 생길 때도 반드시 음식조절을 해야 한다. 스테로이드성 연고는 몸속의 열기가 빠져나가지 못하고 안에서 쌓이도록 하는 역할을 한다. 그러므로 연고 사용을 중단하면 몸속에 쌓여 있던 열기가 한꺼번에 밖으로 나가게 된다. 이때 열들이 한꺼번에 피부로 몰리면서 가려움증이 나타나기 시작한다. 심한 경우는 밤새도록 긁어서 진물이 나거나 피가 날 정도로 가렵기도 하다. 그러므로 이 경우는 반드시 음식 조절이 필요하다.

만약 이때 음식을 조절하지 않으면 다음날 가려움증이 더 심해져서 견디기 어려울 정도에 이르기도 한다. 스테로이드성 연고를 사용했던 환자들 중에서 음식을 잘 가리지 않는 사람들이 있다. 이 경우는 가려움증이 너무 심해서 어떻게 해야 하느냐고 호소하기도 한다. 이때 음식을 조절해 보라고 하면 다음에 와서 "음식을 조절하니 가려움이 훨씬 덜해졌습니다"라고 하는 경우가 많다.

물론 음식조절을 잘하던 사람들도 간혹 금지된 음식을 섭취하면 없던 가려움이 생기거나 있던 가려움이 더 증가하기도 한다. 이렇게 되면 환자들은 대부분 알아서 음식을 조절하게 된다.

건선 치료 기간에 나타나는 가려움은 피부 증상이 완화되면 100% 사라진다. 치료 기간 중에 가려움이 심한 사람은 이 가려움이 평생 지속되는지에 대하여 궁금해한다. 이러한 가려움이 도저히 사라지지 않을 것처럼 심하기 때문이다.

그러나 건선 치료 기간 도중에 나타나는 가려움은 피부 증상이 완화되면서 100% 회복되므로 비록 현재 가려움이 있더라도 너무 걱정할 필요는 없다. 다만 가려움이 빨리 회복되는 사람이 있고 천천히 회복되는 사람이 있다는 차이가 있을 뿐이다.

간혹 서양의학 피부과 책을 보면 건선 환자는 가려움이 없는 것으로 나와 있기도 하다. 그러나 이것은 양약을 전혀 사용하지 않았거나 양약을 현재 사용하고 있는 경우만 해당된다. 양약을 사용하다가 중단하면 대부분의 건선 환자에게서 가려움증이 나타난다. 특히 양약을 중단하면서 피부 증상이 급격하게 악화되는 경우, 혹은 높은 등급의 스테로이드성 연고를 오래 사용했던 경우는 대부분 심한 가려움을 동반한다. 그러나 피부가 치료되면서 가려움은 모두 사라지게 된다.

그러므로 피부 상태가 악화되면서 가려움증이 나타난다고 해서 실망할 필요는 없다. 서서히 치료가 되면서 가려움증이 사라지므로 힘들더라도 꾸준히 치료를 받다 보면 자연스럽게 가려움증은 사라진다.

라. 건선이 심할수록 피부가 뜨거워진다

건선이 몸속의 열 때문에 나타난다는 것을 증명할 수 있는 것 중의 하나가 체열진단기를 통한 검사나 적외선 체온계를 통한 검사이다.

체열진단기는 우리 몸에서 내뿜는 적외선을 감지하여 이를 색깔로 표현해주는 기계이다. 즉 빨간색에 가까울수록 피부가 뜨겁다는 것을 의미하고 파란색에 가까울수록 피부가 차갑다는 것을 의미한다. 물론 이러한 피부 온도는 상대적이며 계절의 영향이나 주위 온도에 민감하게 반응하므로 절대적인 피부 온도의 측정은 큰 의미가 없을 수 있다. 다만 중요한 것은 전반적인 체온의 분포 양상, 그리고 건선이 있는 부위와 없는 부위의 온도 차인데 심한 경우 건선이 있는 부위의 피부가 정상 피부에 비해 1℃ 이상 온도가 높은 경우도 있다. 이때 건선 환자는 온몸이 후끈후끈함을 느끼게 된다. 이 정도로 온도 차가 나는 경우는 본인이 피부를 만져봐도 충분히 알 수 있을 정도가 된다.

건선이 있는 부위와 없는 부위의 온도 차이가 심하면 심할수록 병이 심각하다는 것을 의미하며 이 경우 대부분 건선이 있는 부위의 피부 색깔이 진한 붉은색으로 나타나는 경우가 많다. 즉 이 부위를 통해서 열이 많이 빠져나오고 있다는 것이다. 치료가 진행될수록 건선이 있는 부위와 없는 부위의 온도 차는 서서히 줄어들며, 외관상으로 아무런 피부의 변화가 없다고 하더라도 온도 차가 줄어들면 머지않아 대부분 피부가 좋아지는 현상이 나타난다.

건선은 한의학적인 진단 기준으로 볼 때 크게 실증(實證)과 허증(虛證)의 2가지로 분류할 수 있다. 위에서 말한 것은 실증일 경우이다. 실증이란 어떠한 원인이 과다해서 문제가 생기는 경우를 말하며, 허증은 어떠한 원인이 부족해서 문제가 생기는 경우를 말한다. 위와 같은 경우는 열이 과다해서 문제가 생긴 것이다. 이 경우는 그림 4-1의 사진처럼 실제 피부가 빨간 부위와 체열진단기상 빨간 부위가 거의 일치한다.

그러나 건선 환자들 중에서 약 20~30% 정도는 허증 환자이며, 이러한 경우 체열진단기로 진단했을 때 건선이 있는 부위와 없는 부위가 명확하게 구분되지 않는다(그림 4-2). 이러한 사람들은 피부가 뜨겁다

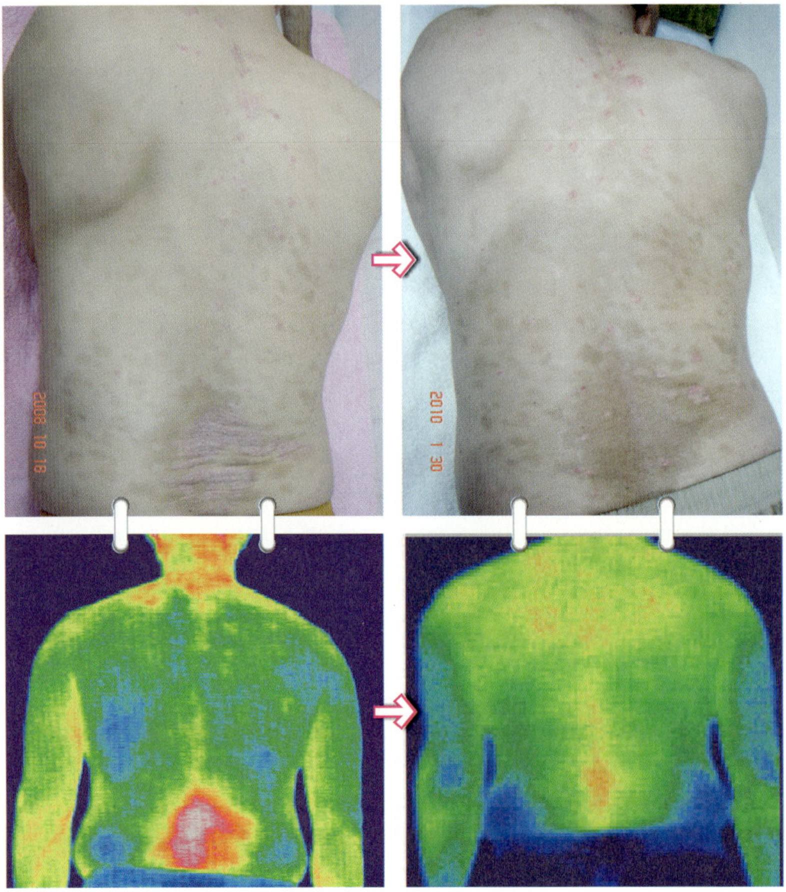

그림 4-1. 건선과 열의 상관관계를 보여주는 체열진단기 사진(실증)

고 느끼는 경우가 거의 없다. 그러므로 실증 환자와 비교해 볼 때 피부에 드러나는 양상과 치료법이 전혀 달라지게 된다.

'실증'과 '허증'이라는 진단의 기준은 서양의학에는 없으며 한의학에만 존재하는 진단법으로 한의학의 특성이자 치료율을 높일 수 있는 장점이 된다. 만약 어떠한 질병의 진단에 '실증'이라는 개념만 생각해서 '허증'을 찾아내지 못한다면 치료율은 현저하게 떨어지게 된다. 반대로

‘허증’이라는 개념만 생각해서 ‘실증’을 찾아내지 못할 경우에도 역시 치료율은 현저하게 떨어진다.

그러나 대부분의 사람들은 어려서부터 서양의학적 사고를 배우고 자란다. 그래서 한의학적 진단 기준인 ‘실증’과 ‘허증’이라는 용어에 의아함과 낯선 느낌을 갖는 것이다.

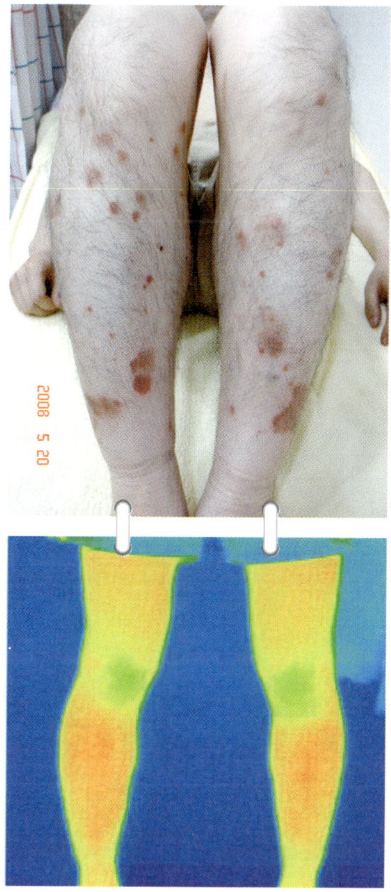

그림 4-2. 건선과 열의 상관관계(허증)

그러나 이렇게 ‘실증’과 ‘허증’으로 구분하는 데는 굉장한 장점이 있다. 예를 들어 서양의학적인 기준으로 똑같은 증상을 나타내는 사람에게 동일한 한약을 썼을 때 어떤 사람은 빨리 좋아지고 효과가 탁월한데 어떤 사람은 전혀 효과가 없거나 오히려 악화되는 경우가 있다. 동일한 약을 투여했는데도 효과가 없거나 악화되는 것은 본인의 증상과 맞지 않는 약을 썼기 때문이다. 즉 실증인 사람에게 허증약을 썼거나 허증인 사람에게 실증약을 쓴 것이다.

한때 가시오가피가 전국적으로 유행한 적이 있었다. 매일같이 신문 광고면에 가시오가피가 나오고 많은 사람들이 가시오가피를 만병통치약처럼 믿었다. 만약 가시오가피가 정말로 만병통치약이라면 그 인기가 식지 않고 지금도 꾸준히 팔리면서 효과를 본다는 사람들이 많이 늘어났을 것이다. 그러나 현재 가시오가피를 만병통치약으로 믿는 사람은 거의 없다. 물론 가시오가피가 좋다고 얘기하는 사람들도 있다. 실제로 가시오가피를 먹고 좋은 느낌을 가졌다고 하는 사람들도 있었다. 그러나 어떤 사람은 가시오가피를 먹으면서 몸이 더 안 좋아졌다고 하는 사람들도 있었다. 똑같은 가시오가피를 복용하면서 누구는 좋아졌고 누구는 나빠졌다고 하는 이유는 무엇일까?

이것은 몸 상태가 사람마다 다르기 때문이다. 서양의학적인 기준으로 볼 때는 같은 질환이지만 한의학적으로 볼 때는 전혀 다른 방법으로 접근해야 할 경우가 있다. 이렇게 되면 그 환자에게 처방하는 약재의 구성이나 치료법이 전혀 달라진다. 쉽게 얘기하면 어떤 사람은 보강하는 약을 처방해야 하지만 어떤 사람은 몸에 과다하게 들어 있는 것을 빼야 하는 약을 처방해야 하기 때문이다.

그러므로 우리는 지금까지 가지고 있던 선입견을 바꿀 필요가 있다. 즉 약이란 질병에 따라 달라지는 것이 아니라 자신의 몸 상태에 따라 달라지는 것이어야 한다. 이렇게 되면 약물의 부작용을 훨씬 줄이고 치료율을 높일 수 있다.

아울러 한약은 반드시 자신의 몸 상태에 맞게 진단을 받고 복용해야 한다. 그럼에도 불구하고 많은 사람들이 대충 몸에 좋다는 것을 임의로 복용해서 피해를 보는 경우가 많이 있는데 이것은 본인의 건강에 아주 위험한 행동이다. 특히 무자격자의 시술에 자신의 몸을 맡기거나 인터넷에 떠도는 근거 없는 정보를 맹신하는 것은 상당히 위험하다.

한의사가 필요한 이유는 공인된 정규 교육과정을 통해 이러한 한약이 어떤 사람에게 적합하고 어떤 사람에게 적합하지 않은지에 대한 진단 및 그에 따른 판단기준을 배웠기 때문이다. 즉 한의사와 무자격자의 차이점은 진단을 제대로 할 수 있느냐 없느냐의 차이이다. 무자격자는 인체의 질병 상태에 관해서 한의학적인 지표에 따라 진단할 수 있는 능력이 없기 때문에 의료인이 될 수 없다. 진단을 하지 못하면 아무리 많은 지식을 알고 있다고 하더라도 그 사람은 환자의 질병을 치료할 수 없는 것이다.

몸에 좋다고 알려져 있는 모든 것이 누구에게나 좋은 것이 아니라 각자의 몸 상태에 따라 좋을 수도 있고 나쁠 수도 있다는 것을 인지하고 이를 한의학적 진단 기준에 따라 판단해야 한다. 이렇게 판단할 수 있는 기준을 한의과대학에서 배우고 또한 졸업한 이후에도 병원 수련이나 개인적인 의료 활동을 통해 더욱 정교하게 배우고 깨닫는 사람이 한의사이다. 그러므로 한의사의 의료행위를 가볍게 취급해서는 안 된다. 진단의 정확성 여부에 따라 환자를 살릴 수도, 그르칠 수도 있기 때문이다.

모든 한약이 안전하고 부작용이 없을 것이라는 생각은 버려야 한다. 한약이라고 모두가 안전한 것은 절대 아니다. 다만 그 부작용이 서양의학에서 얘기하는 것처럼 많지 않으며 치명적인 경우도 상대적으로 적다. 그러나 한약도 얼마든지 부작용을 유발할 수 있으며 잘못 사용되었을 때는 환자의 목숨까지 위협할 수 있다. 그러므로 한약은 반드시 한약의 전문가인 한의사의 진단과 처방을 받은 이후에 복용해야 한다.

대부분 한약으로 인한 의료사고는 무자격자가 문제를 일으킨 경우이거나 몸에 좋다는 것을 임의로 조제하여 먹은 경우가 대부분이다. 물론 한의사에 의한 의료사고도 있을 수 있다. 그러나 그 확률은 아주 희박할 뿐 아니라, 그러한 경우에도 환자가 특이체질이었던 경우가 많다. 즉 이러한 환자는 아주 작은 변화에도 몸이 민감하게 반응하는 사람들이다.

인간의 몸은 모두 동일하지 않기에 똑같은 진단 기준을 가지고 정확하게 구분해서 약을 쓰더라도 의외의 결과가 나타나는 경우가 있기 마련이다. 양약을 복용할 때 아스피린 부작용이 있는 사람들이 있다. 이 경우는 직접 투약하기 전에는 아무도 모른다. 한약에 있어서도 마찬가지이다. 그러므로 한약이든 양약이든 부작용이 나타날 가능성은 언제든지 존재한다.

한의사가 진단을 하고 처방을 내리는 이유는 이러한 부작용이 나타날 가능성을 최소화하기 위해서이다. 그런데 우리나라는 한약—물론 엄격히 말하면 한의원에 약재로 공급된 것이 아니므로 식품이지만—을 너무나도 쉽게 구할 수 있다. 그래서 너도나도 몸에 좋다는 것을 임의로 조제해서 복용한다. 이렇게 복용하다가 문제가 생기면 어느 누구도 과정을 이야기하지 않는다. 그저 한약을 먹다가 문제가 생겼다고 얘기한다.

또한 한의사가 아닌 다른 사람이 지어준 약을 복용하고 문제가 생기는 경우도 많이 있다. 이것 역시 복용하다가 문제가 생기면 한약을 복용하다가 문제가 생겼다고 한다.

과연 위에서 말한 것들이 한약인가? 이것은 한약이 아니라 식품이다. 약이란 의사의 진단에 따른 처방이 내려진 이후 복용하는 것이다. 한의사의 진단 없이 복용한 것이라면 한약이 아니라 식품이다. 그럼에도 불구하고 대다수의 일반인들은 어느 것이 한약이고 어느 것이 식품인지에 대한 구분을 하지 못한다.

진단의 문제만이 아니다. 식품으로 팔리는 것들은 의약품에 비해 훨씬 낮은 수준의 검사만 통과되면 되므로 종종 언론에 문제가 있는 것으로 보도되기도 한다. 이것은 한약이 아니라 식품이다. 그러나 한약은 식약청이 정한 기준에 통과한 제품만 한의원에 공급이 된다. 그러므로 식품으로 유통되는 것을 임의로 혹은 무자격자가 조제한 것을 복용하면 언제든지 문제가 될 수 있다. 하지만 한의사가 진단을 한 이후 처방된 한약을 복용하면 최소한의 안전은 보장된다. 그러므로 한약은 반드시 전문가인 한의사의 진단을 받은 이후에 복용하여야 한다.

마. 무릎 · 팔꿈치에 먼저 생긴다

건선은 대부분 무릎이나 팔꿈치부터 생겨난다. 물론 다른 부위에서 부터 나타나는 경우도 있지만 부위별로 본다면 무릎과 팔꿈치에서 처음으로 나타나는 경우가 가장 많다. 그렇다면 왜 무릎이나 팔꿈치에 건선이 가장 많이 발생하는 것일까?

무릎이나 팔꿈치는 우리 신체 부위 중에서 가장 마찰이 많이 생기는 부분이다. 바지를 입을 때 무릎이 가장 먼저 낡게 되고 상의는 팔꿈치 부분이 가장 먼저 닳는 것으로 보아 신체 부위에서 팔꿈치랑 무릎

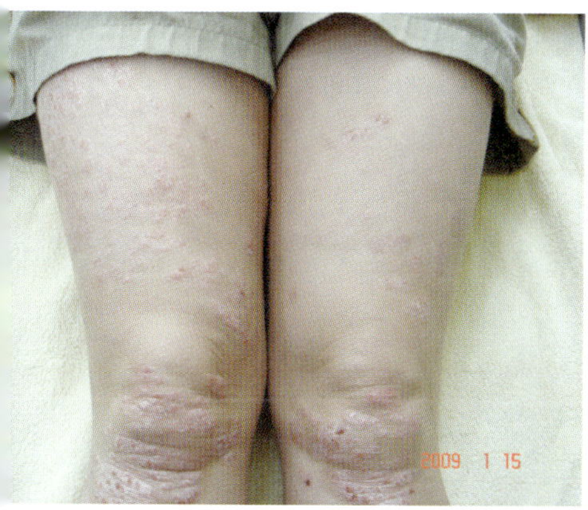

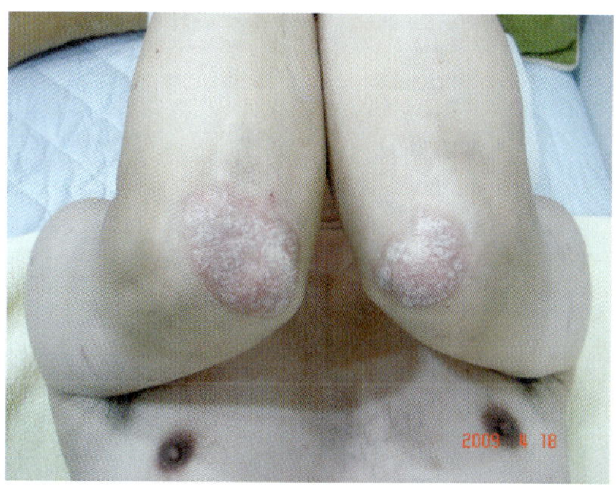

그림 4-3. 무릎과 팔꿈치에 주로 발생하는 건선

이 가장 많은 마찰이 일어나는 것을 알 수 있다.

특히 팔꿈치는 책상에 오래 앉아 있는 사람의 경우 지속적으로 책상과의 마찰이 발생하기 때문에 회복이 더디거나 새롭게 건선이 발생할 수 있다. 무릎의 경우도 마찬가지이다. 물걸레질을 할 때 무릎을 바닥에 많이 대거나 무릎을 꿇은 자세를 오래 취하면 팔꿈치와 마찬가지의 결과를 초래할 수 있다.

마찰이 많이 생긴다는 것은 그 부위에 마찰열이 더 많이 발생한다는 것을 의미한다. 그러면 그 부위의 온도가 올라가고 온도가 올라가면 몸속에 존재하는 열들이 그 부위로 몰려들어 팔꿈치와 무릎에 먼저 건선이 나타난다.

물론 마찰이 별로 없는 부위에 건선이 먼저 나타나는 경우도 있다. 그러나 건선 환자들 중에서 다수는 무릎과 팔꿈치에 가장 먼저 건선이 나타나고 이 부위가 가장 나중에 좋아지는 경우가 흔하다. 이것은 한의학적으로 볼 때 건선은 열과 많은 관련이 있으며 열이 많이 생기면 건선이 나타난다는 것을 보여주는 증거가 된다.

그러므로 건선이 회복될 때도 주로 무릎과 팔꿈치가 가장 늦게 좋아진다. 왜냐하면 건선 치료 도중에 무릎과 팔꿈치는 지속적으로 마찰열이 일어나므로 다른 부위가 좋아진 뒤에도 악화와 호전 과정을 조금 더 거치기 때문이다.

덧붙여 피부질환이 생겼을 때 처음에 무릎이나 팔꿈치에 가장 먼저 생기고 번져간다면 일단 건선으로 의심해 볼 수 있다. 반대로 비정상적인 피부 증상이 팔꿈치 안쪽이나 무릎 안쪽에 더 많이 나타난다면 아토피성 피부염을 먼저 의심해 볼 수 있다.

바. 고혈압과 같은 성인병을 동반하는 경우가 많다

건선은 만성 피부질환으로 어린 나이보다는 성인이 된 이후에 나타나는 경우가 더 많다. 그런데 성인 중에는 나이가 많으면 많을수록 고혈압을 동반하는 경우가 많다. 물론 나이가 들면 자연스럽게 혈압이 높아지면서 고혈압이 되는 경우도 많지만 동일 연령대에 비하여 건선 환자들은 고혈압을 지닌 사람들이 더 많다.

고혈압을 한의학적으로 보면 열과 관련이 있다. 무엇인가 우리 몸속에서 '높다'라는 진단이 나오면 어떤 부분의 기능이 지나치게 항진되어 있다는 뜻이다. 이와 같이 기능이 항진되면 보편적으로 열이 증가하는데, 바꾸어 말하면 열이 있어도 기능이 항진될 수 있다는 것이다.

건선 환자는 정상인에 비해 상대적으로 몸속의 열이 많으므로 내부적인 기능이 항진되어 있는 경우가 많다. 그 결과 나타날 수 있는 하나의 증상이 고혈압이다. 내부 온도가 상승하면 순환 기능의 활성화가 일어나고 혈관 내부에 존재하는 혈액의 온도가 상승하며 빠른 순환이 이루어지게 된다. 이러한 상황이 오랜 기간 지속되면 고혈압이 되는 경우가 많다.

그런데 고혈압을 지닌 건선 환자의 대부분은 한의학적인 치료를 통해 건선이 좋아지면서 고혈압도 같이 좋아지는 경우가 많다. 이와 같이 내부의 열을 떨어뜨려 항진된 기능을 완화하는 것만으로도 고혈압의 진행이 멈추거나 완화된다는 것은 고혈압도 인체 내부에 있는 항진된 열과 관련이 있다는 것을 의미한다.

또한 건선을 치료하면서 과체중이었던 사람은 대부분 체중이 감소하게 된다. 특히 건선 환자 중 심한 비만이었던 사람이 한의학적인 치료를 받으면서 체중이 상당히 줄어들어 정상 수준의 체중을 회복하는 경우가 많다.

건선 환자들은 한의학적인 치료를 받으면서 음식을 관리하게 된다. 이렇게 이전과 달리 구체적으로 음식 관리를 하면서 술과 기름진 음식을 멀리하고 절제된 식생활을 하면 자연히 체중이 감소하게 된다. 이렇게해서 건선 치료가 끝날 즈음에는 정상체중이거나 좀더 날씬한 체형을 유지하기도 한다. 결국 일석이조의 효과를 얻는 것이다.

특히 최초 내원 시 고혈압이면서 과체중이었던 사람의 체중 감소는 자연스럽게 혈압을 낮추는 결과도 가져오게 된다. 이와 같이 건선과 고혈압은 일정부분 상관관계가 있으며 특히 체격이 좋고 과체중인 사람은 건선 치료와 동시에 체중이 줄면서 혈압이 낮아지는 경우가 많이 있다.

사. 건선은 피부병이 아니다

건선이 피부병이 아니라고 말하면 대부분은 "말도 안되는 소리를 한다"거나 "피부에 이상이 생기는데 왜 피부병이 아니냐?"라고 하면서 반기를 들거나 의아해할 것이다.

물론 건선은 피부병이 맞다. 그러나 병의 원인이 피부에 있지 않기 때문에 피부병이 아니라는 것이다. '피부병이면 문제가 피부에 있지 왜 문제가 피부에 있지 않는가?'라고 하는 의문이 들 수 있다. 물론 서양의학에만 익숙해서 피부를 피부로만 본다면 그렇게 생각할 수 있다. 그러나 인체를 하나의 유기체로 보고 장부와 인체의 각 부분 사이에 상호 밀접한 연관성이 있음을 파악한 한의학적 관점에서 본다면 이를 충분히 이해할 수 있다.

만약 건선의 원인이 피부 자체에 있다면 피부에 바르는 연고나 다른 외용제를 사용하는 것만으로도 회복되어야 할 것이다. 하지만 건선은 절대 피부만 치료해서 회복되는 병이 아니다. 건선은 피부보다는 몸속에 문제가 생겨서 나타나는 질환이므로 몸속을 치료해야만 완치가 된다. 그러므로 피부 자체에 대한 치료를 전혀 하지 않더라도 충분히 회복이 된다.

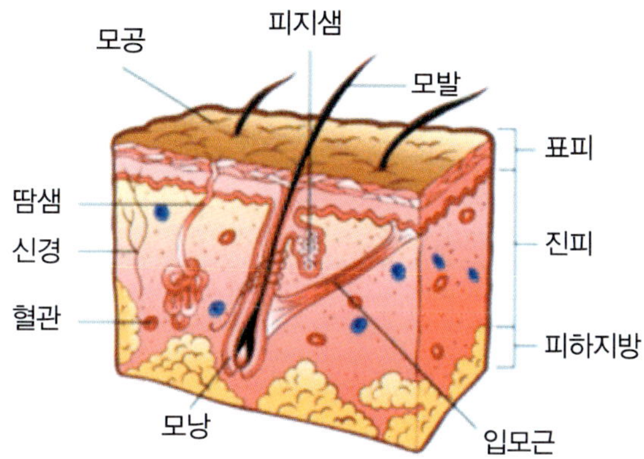

그림 4-4. 피부의 구조

물론 피부 자체를 치료하는 것이 건선에 나쁜 영향을 주는 것은 아니다. 피부만을 보고 치료하는 것도 건선의 회복에 좋은 영향을 준다. 하루라도 빨리 외부적으로 드러나는 피부 상태의 회복을 원하는 사람은 피부만 치료하는 것을 중요하게 여긴다. 그러나 피부만을 보고 치료하는 것은 건선을 근본적으로 치료하는 데 있어서 크게 도움을 주지 못한다.

우리 피부는 태어나서 죽을 때까지 고정되어 존재하는 것이 아니다. 수시로 각질이 탈락하고 그 자리를 표피가 다시 메우고, 진피가 다시 표피를 메우는 형태로 끊임없이 탈락과 생성을 반복하게 된다. 만약 피부 자체에만 문제가 있는 경우라면 각질이나 표피가 탈락한 이후에는 자연스럽게 피부가 치료되어야 한다. 그러나 건선은 오히려 각질이 너무 빨리 생기기 때문에 문제가 발생하는 질환이다. 이렇게 피부의 증가속도가 너무 빨라지기 때문에 피부가 빨갛게 되고 각질이 생기는 것이다. 이것은 결국 건선의 원인이 피부 자체의 문제가 아니고 몸속에 존재하는 문제 때문임을 알려주는 것이다.

즉 겉으로 보기에는 피부의 문제로 나타나지만 근본을 살펴보면 진피를 포함한 이보다 아래에 존재하는 원인 때문에 건선이 발병한다는 것을 알 수 있다. 그래서 일반적인 피부질환의 경우 피부 자체에 문제가 있는 경우는 피부만을 보고 외용제를 사용해도 치료가 빠르고 경과가 좋으나, 건선과 같이 피부 자체의 문제보다는 몸속에 문제가 있어서 생긴 피부질환은 몸속을 다스려야만 피부가 치료되는 것이다.

건선을 피부질환으로 접근해서는 절대 치료할 수 없다. 즉 외용제만 사용해서 건선을 치료할 수 있는 가능성은 거의 없다는 것이다. 그러므로 외용제에만 의존해서 건선을 치료할 수 있다는 생각은 하루빨리 버리는 것이 좋다. 외용제는 단순히 보이는 피부 상태를 좋게 할뿐 근본적인 치료는 불가능하다는 것을 깨닫게 되면 왜 한의학에서 건선 치료를 한약을 통해서 하는지 이해할 수 있을 것이다.

실제로 많은 건선 환자들이 치료 시에 한약의 복용을 자연스럽게 받아들인다. 흔히 '체질을 바꾼다'고 하는데 이러한 생각에는 건선이 단순한 피부질환이 아니라 자신의 몸속에서 무언가 문제가 있기 때문에 발생하는 질환이라는 인식을 환자 스스로 가지고 있기 때문이다.

만약 건선을 단순한 피부만의 문제로 보고 치료해도 효과가 뛰어날 것이라고 생각했다면 한약을 복용하지 않고 피부에 바르는 외용제만 가지고 치료를 받겠다고 했을 것이다. 그러나 한의원에 방문하는 건선 환자들은 대부분 건선에 한약 복용이 필수라는 것을 알고 방문한다. 그리고 치료 방법에 대체로 수긍하는 편이다.

이와 같이 건선은 단순한 피부병이 아닌 피부 내부에 존재하는 문제로 인하여 생긴 질환으로 파악하고 내부적인 문제 해결에 초점을 맞

취야 치료할 수 있다.

아. 손톱 · 발톱에도 증상이 나타난다

건선은 피부에 주로 증상이 나타나지만 손톱과 발톱에도 증상이 나타난다. 손톱이나 발톱에 나타나는 건선은 가렵거나 붉은 현상이 나타나지 않지만 정상과는 다른 모양으로 변형되는 탓에 타인에게 노출하는 것을 꺼리게 된다.

그림 4-5처럼 손톱에 건선이 생기면 정상적인 손톱과는 그 모양에 있어서 차이가 생기며 손톱이 자라도 손톱 건선이 있는 부위가 줄어들거나 사라지지 않는다. 또한 손톱을 바늘로 콕콕 쑤신 것 같은 흔적이 남아 있는 경우도 있다.

대부분의 손톱 · 발톱 건선은 피부가 정상으로 회복되면서 자연스럽게 좋아지는 경우가 많다. 발톱건선은 외부로 잘 노출이 되지 않으므로 큰 불편을 느끼지 못하지만 손톱건선은 타인에게 가장 먼저 눈에 띄는 부위이므로 신경이 쓰이게 된다. 그래서 손톱 건선에 민감한 사람이 있는데, 아주 특별한 경우가 아니면 대부분의 손톱 건선은 피부 증상이 다 회복될 무렵 자연스럽게 좋아진다.

건선 피부는 말초로 갈수록 상대적으로 늦게 회복되는 경향이 있다. 동일한 수준의 건선이 몸을 덮고 있다면 일반적으로 몸통 부위가 가장 먼저 회복되고 이후 몸통에서 가까운 팔 · 다리 순으로 회복되고 손톱 · 발톱이나 두피 같이 몸통에서 가장 먼 부위에 있는 건선이 가장 늦게 회복된다. 물론 모든 건선 환자에게 동일하게 적용되는 것은 아니지만 대략 70% 이상의 환자들이 이와 같은 경과를 따른다.

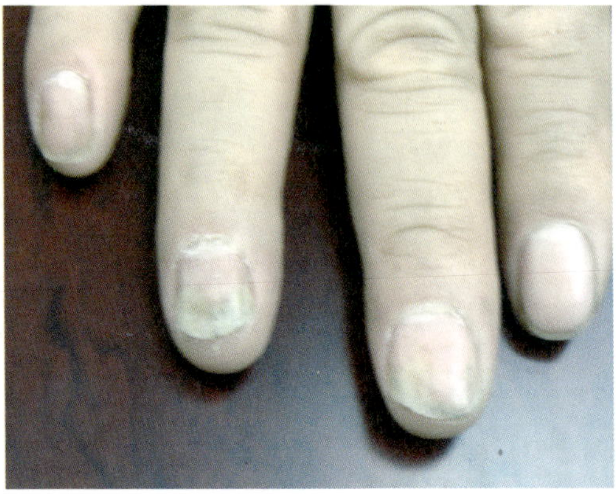

그림 4-5. 손톱 건선

그러므로 손·발톱 건선이 있는 경우 처음에는 피부가 좋아져도 손·발톱에는 아무런 반응이 없는 것처럼 느껴질 수 있다. 그러나 시간이 지나면서 피부가 더 회복되면 손톱과 발톱도 좋아지므로 미리 실망할 필요는 없다.

또한 손톱과 발톱은 건선이 정말로 회복되고 있는지 아닌지에 대한 지표로도 활용할 수 있다. 건선은 만성 난치성 피부질환의 특성상 아주 많이 좋아지다가도 며칠 사이에 갑자기 악화되기도 한다. 그러나 손톱은 피부에 비하여 상대적으로 천천히 좋아지고 천천히 악화되기 때문에 실제 건선이 좋아지는지 아닌지에 관한 장기적인 판단 지표로 활용할 수 있다.

자. 맥박이 빠른 경우가 많다

건선 환자들 중 특히 실증으로 판단되는 건선 환자들은 맥박이 빠른 경우가 많다. 정상적인 맥박 수는 성인 기준으로 대략 1분에 60~80회 정도이다. 그런데 건선 환자의 맥박 수는 80회를 넘는 경우가 많으며 심한 경우 100회 이상 되는 경우도 있다.

이렇게 맥박 수가 빠른 사람들은 대부분 피부 증상이 심한 사람들이다. 맥박 수가 빠르다는 것은 기능이 항진되어 있다는 것을 의미한다. 물론 이것만으로는 판단할 수 없지만 맥의 성질을 나타내는 맥상(脈狀)을 참고해서 볼 때 아주 허약한 맥만 나타나지 않는다면 보편적으로 기능 항진으로 판단할 수 있다.

건선 환자들은 피부 증상이 가장 심할 때 대부분 맥박 수도 같이 올라가는 경우가 많다. 즉 피부 증상이 심할수록 맥박 수도 빨라지고 피부 증상이 호전될수록 맥박 수도 늦어지는 경향이 있다.

예를 들어 처음에 스테로이드성 연고를 많이 사용하던 환자가 갑자기 이를 중단하면 피부 상태가 급격히 악화되기 시작하는데 이때 맥박 수가 지속적으로 증가한다면 피부는 당분간 지속적으로 악화될 것임을 의미한다. 그러나 어느 시점에 이르러 피부 상태는 계속 악화됨에도 불구하고 맥박 수가 동일하거나 약간 느려진다면 피부 상태가 조만간 호전될 것임을 알 수 있다.

어떤 사람은 맥박 수가 느려진 이후 피부 증상이 없어지기도 하고 다른 사람은 피부 증상이 좋아진 이후에 맥박 수가 느려지기도 한다. 선후의 차이는 있을지라도 대부분의 경우 맥박과 피부 증상은 약 15~30일 내외의 차이를 두고 연관성을 보인다.

그러므로 어떤 환자에게서 빠르던 맥박이 느려지는 현상이 나타난다면 아직 아무런 피부의 변화가 없더라도 조만간 피부 증상이 회복되는 신호로 판단할 수 있다.

이러한 반응은 어떠한 종류의 스테로이드를 얼마의 기간 동안 사용했느냐에 따라 다르기 때문에 치료자의 입장에서는 스테로이드 중단으로 인해서 얼마나 악화될지 정확하게 파악하기 어렵다. 그러므로 맥박 수는 예후를 판단할 수 있는 하나의 지표가 되기도 한다.

피부가 정상에 가깝게 변해갈수록 맥박 수가 60~70회 내외로 안정화되는 경향이 있으므로 맥박 수는 치료의 호전 여부를 알아볼 수 있는 하나의 보조 지표로 사용해 볼 수 있다.

차. 건선 관절염을 동반할 수 있다

건선 환자들 중에서 간혹 관절이 아프다고 호소하는 경우가 있다. 손가락 마디부터 시작해서 손목, 팔꿈치, 무릎 등 관절이 있는 부위는 다 아프다고 하는 것이다. 그래서 직접 환부를 눌러보면 심하게 통증을 호소한다. 이 경우는 대부분 건선의 합병증으로 오는 '건선 관절염' 이다.

건선 관절염은 건선 환자 중 5~30% 정도까지 나타난다고 한다. 즉 건선으로 인해서 일반적인 류머티스성 관절염과 유사한 증상을 보이는데 실제 환자를 보면 아주 극소수이기는 하지만 건선 관절염이 나타나는 경우가 있다.

관절염과 건선 피부 형태 사이의 상관성은 많지 않은 것으로 보인다. 즉 피부 증상이 심한 사람에게 건선 관절염이 나타나는 경우가 있지만 피부 증상이 아주 미약한 사람에게도 간혹 건선 관절염이 나타나는 경우가 있다.

어떤 사람은 관절염 치료를 받기 위해 방문했는데 확인해 보니 건선이 있는 경우도 있었다.

건선 관절염을 지닌 사람들은 이중의 고통을 느낀다. 피부 상태도 좋지 않은데 관절염까지 동반되니 불편함은 이루 말할 수 없다. 일반적인 관절염은 대개 젊은 층에는 잘 나타나지 않는데 건선 관절염은 젊은 사람에게도 잘 나타난다.

보편적으로 젊은 사람의 경우는 건선 치료의 예후가 비교적 좋은 편이나 관절염을 동반한 경우는 그렇지 않다. 관절염을 동반하지 않은 환자에 비해서 건선 관절염을 앓고 있는 환자는 2~3배의 치료 기간이 더 소요될 수 있다. 또한 환자들 중 일부는 관절염 증상이 너무 심해서 건선 이전에 관절염 치료를 먼저 받거나 피부의 건선이 다 치료된 이후에도 관절염 치료를 따로 받아야 하는 경우도 있다.

건선 관절염은 흔하게 나타나는 현상은 아니지만 일단 발병하면 장기적인 치료로 이어지는 경우가 많다. 보편적으로 건선 관절염은 건선을 빨리 치료하지 않고 오랫동안 방치했을 경우에 나타나는 경우가 많으나 그렇지 않은 경우도 있기 때문에 일괄적으로 정의할 수는 없다.

하지만 건선 관절염이 있다고 해서 건선이 치료되지 않는 것은 아니다. 다만 일반적인 건선 환자에 비해서 치료 기간이 더 길 따름이다. 건선 관절염이 있는 환자는 꾸준히 치료하면 관절염과 건선이라는 두 질병을 동시에 치료할 수 있다. 또한 청장년 중에서 관절염 증상과 함께 피부에 이상한 붉은 반점이 나타나기 시작한다면 혹시 건선 관절염이 아닌지 확인해볼 필요가 있다. 피부 증상은 그리 심하지 않은데 건선 관절염이 나타나는 경우가 있기 때문이다.

임상 치험례

83세의 최○○ 환자는 여자로 비구니 스님이었다. 11년 전에 뇌졸중을 앓아서 현재 약하게 반신마비 증상이 있었으며 건선이 생긴 지는 5년 정도 되었다. 온몸에 붉은 구진이 퍼져 있었고 가려움증이 심하다고 하였다.

그런데 이 분을 모시고온 보호자와 얘기를 나누다 보니 사연이 정말 딱했다. 환자는 강원도 어느 절에서 혼자 생활을 하다가 11년 전에 쓰러졌는데 이후 아무도 간병할 사람이 없다는 것이었다. 그래서 당시 그 절의 신도였던 분이 본인의 형편이 넉넉지 않음에도 불구하고 서울로 모셔와서 간병을 하는 중이라고 하였다. 스님이 매일 양약을 바르는데 피부 증상이 점점 악화되고 가려움증이 점점 심해지니 어떻게든 고쳐달라고 했다.

문제는 돈이었다. 환자는 경제적 능력이 전혀 없었고 보호자도 신도들의 도움을 받아 십시일반으로 환자를 부양하는 상황이었다. 사정을 들어보니 돈이 없어서 아무 치료도 받을 수 없을 것 같았다. 비록 불교 신자도 아니고 부자도 아니지만 이 경우 아무래도 돈을 받고 치료하는 것이 불가능하다고 판단되었다. 그래서 치료가 종료될 때까지 무료로 치료해 드리겠다고 약속하였다.

치료를 시작한 후 2개월 정도 지났을 즈음 전화 한 통이 걸려왔다. 스님이 최근 들어 갑자기 피부 증상이 좋아졌다는 것이었다. 일부 남아 있기는 하지만 양약을 중단한 이후에도 가려움증이 없고 밤에도 긁지 않고 잠을 잘 청한다는 것이었다.

아직 완치가 된 것은 아니지만 너무나 즐거운 마음이 들었다.

그 후 약 1개월 뒤에 환자를 봤을 때 눈에 띌 정도로 피부 증상이 완화되었다. 초기 증상에 비해서 약 90% 이상 회복된 것이었다. 이날 환자 보호자가 작은 봉투를 내밀었다. 약값을 한번도 내지 못했으니 약소하지만 받아달라고 하였다. 순간 많은 갈등을 했다. 받자니 처음의 약속을 어기는 것이 될 것이고 안 받자니 성의를 무시하는 것이 될 것 같았다. 그래서 다음부터는 절대로 돈에 관한 얘기를 하지 않는 조건으로 감사히 받았다. 이후 약 2개월 뒤에 치료가 종료되어 무사히 지내고 계신다.

비록 돈을 받지 않고 치료해주겠다던 처음의 약속을 지키지 못했지만 무사히 치료되어 환자의 불편을 덜어드렸다는 생각이 더 뿌듯함을 느끼게 한 환자였다.

05 건선과 유사한 질환

가. 장미색비강진

장미색비강진은 원인 불명의 급성 염증성 피부질환으로 인설이 있고 동전 모양의 분홍색 반점이 발생한 후 몸통에 넓게 돋아나며 대부분 4~10주 후에 자연스럽게 사라지는 것이 일반적이다.

대부분 비늘과 같은 가는 인설이 나타나며 건선과 같이 두께가 심각하게 두꺼워지는 경우는 드물다. 주로 얇고 붉은 구진이 온몸에 나타나는데, 특정한 음식을 먹은 이후나 감기 이후에 나타나는 경우가 많다. 장미색비강진은 특별한 경우가 아니면 약 1~3

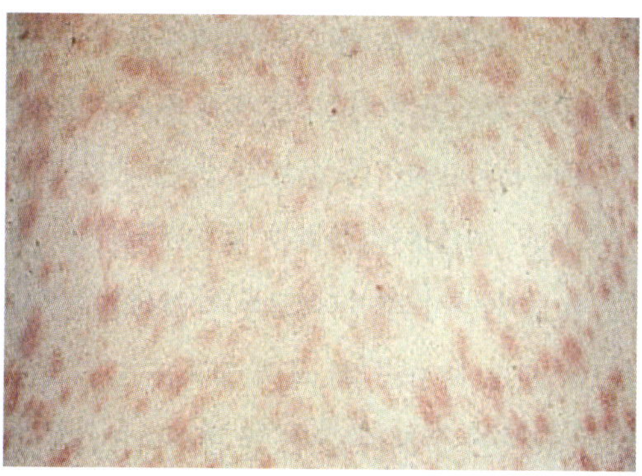

그림 5-1. 장미색비강진

개월 정도 지나면 자연스럽게 호전되는 경우가 많다.

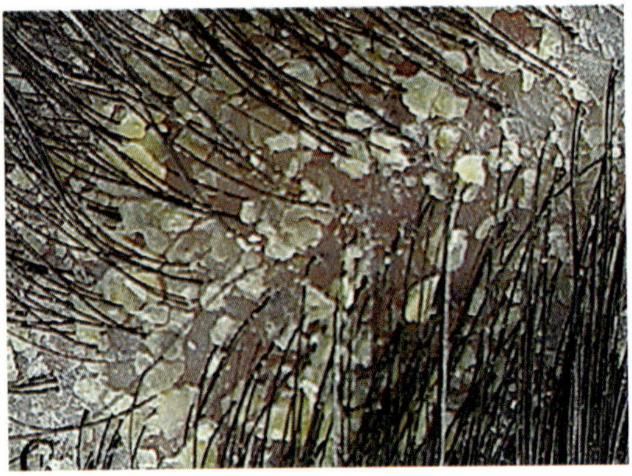

그림 5-2. 지루성 피부염

나. 지루성 피부염

두피에 비늘이 생기며 얼굴과 몸통에 특징 있는 발진이 나타나는 습진의 일종으로 서양의학에서는 치료할 수 없다고 한다.

지루성 피부염은 장기간 지속되는 습진으로 두피 건선과 유사하다. 과도한 각질이 주로 두피에 많이 생성되는데 색상은 흰색보다는 노란색 쪽에 더 가깝다. 가려움이 심한 경우가 많으며 단순한 인설보다는 굵게 뭉쳐 있는 경우가 많다. 탈모를 동반하므로 여성의 경우에도 머리카락이 쉽게 빠지는 것을 경험할 수 있으며 두피는 붉은색으로 변해 있는 경우도 많다.

다. 아토피성 피부염

아토피성 피부염은 대부분 가려움증이 심하고 자주 긁어 진물이 나는 경우가 많다. 일반적으로 대부분의 아토피성 피부염은 한의학적으로 볼 때 음(陰)의 부위에 해당하는 팔꿈치 안쪽, 무릎 뒤쪽에 발생하는 반면 건선은 양(陽)의 부위에 해당하는 팔꿈치, 무릎에 주로 나타난다.

아토피성 피부염은 피부 자체의 문제보다도 가려움이 너무 심해서 일상생활에 어려움을 겪는 경우가 많다. 특히 최근에는 환경의 변화로 인해서 소아 아토피성 피부염 환자가 많이 나타나고 있으며 이들 중 일부는 성인이 되면서 자연스럽게 호전되기도 하지만 성인이 된 이후에도 지속적으로 피부에 문제가 발생하는 경우도 많다.

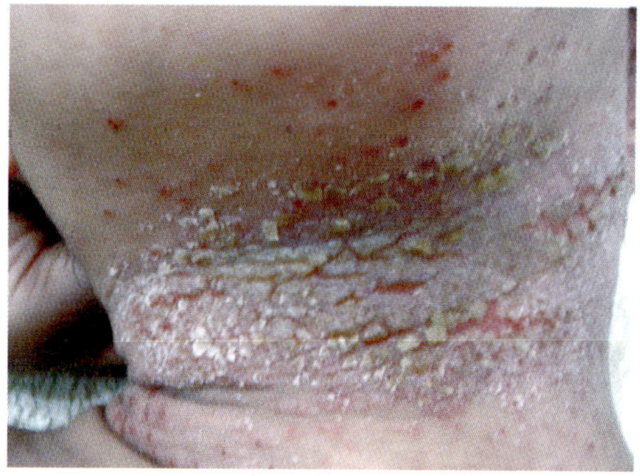

그림 5-3. 아토피성 피부염

아토피성 피부염도 건선과 마찬가지로 호전되기까지 많은 어려움이 있을 수 있으며 치료가 된 이후에도 꾸준한 관리가 필요한 질환이다.

라. 진단명과 치료의 상관관계

환자들은 흔히 건선, 지루성 피부염, 아토피성 피부염 등 진단명에 따라 치료법이 다를 것이라 생각한다. 물론 서양의학에서는 대부분 진단명에 따라 치료를 한다. 그래서 진단명을 자세히 분류하고 여기에 따른 새로운 질병명이 지속적으로 생겨난다.

그러나 한의학에서는 피부만이 아니라 다른 치료에 있어서도 서양의학적으로 분류된 진단 기준이 중요한 역할을 하지 못한다. 같은 건선환자라도 전혀 다른 약을 사용해서 치료할 경우가 있고, 건선 환자에 쓰는 약이 아토피성 피부염에 쓰는 약과 똑같은 경우도 있다. 또한 동일한 건선 환자라도 초기에 쓰는 약, 중기에 쓰는 약, 후기에 쓰는 약 등 치료 과정에 따라 전혀 다른 약이 사용되기도 한다.

이러한 상황이 생기는 이유는 한의학과 서양의학의 진단 기준이 다르기 때문이다. 한의학에서는 기본적으로 표리음양(表裏陰陽)을 포함한 한열허실(寒熱虛實)이 1차적 진단 기준이 된다. 물론 이 외에 다른 진단 기준도 있지만 '팔강진단(八綱診斷)'이라 불리는 위와 같은 기준이 가장 보편적이고 오래된 것이다.

그런데 겉으로 보기에는 똑같아 보이는 질환이라도 한의학적인 기준에 따르면 전혀 다른 치료가 필요한 경우도 있으며 이때는 전혀 다른 치료법을 사용하게 된다.

반면 전혀 다르게 보이는 질환이라도 한의학적으로 볼 때 원인이 동일한 경우에는 같은 치료법을 사용하게 된다. 즉 한열허실이 똑같다면 서로 다르게 보이는 질환이라도 동일한 치료법을 사용할 수 있고, 한열허실이 다르다면 똑같이 보이는 질환이라도 완전히 다른 치료법을 사용한다.

만약 서양의학에서 보는 것처럼 병명에 따른 처방을 사용하면 예측하지 못한 부작용이 생길 수 있다. 그러므로 한의학에는 '피부에는 뭐가 좋다'라는 것이 존재할 수 없다. 뭔가가 '피부에 좋다'는 것이 중요한 게 아니라 '내 피부에 뭐가 좋다'라는 인식이 있어야만 치료를 할 수 있는 것이다. 따라서 진단을 제대로 받지 않고 치료를 받을 경우 전혀 병의 호전이 없거나 오히려 심한 부작용이 나타날 수 있다. 특히 건선이 난치성 질환이라고 하여 허가받지 않은 곳, 즉 의료인이 아닌 사람으로부터 임의로 조제한 약을 바르거나 먹어서 오히려 건선을 악화시키는 경우가 있는데 이러한 사람들은 병에 대한 한의학적 진단 기준이 없으므로 당연히 건선을 치료할 수 없다.

그러므로 어떠한 상황이라도 건선 환자는 반드시 의료기관에서 진료를 받아야 한다. 어느 누구가 어떠한 건강 보조 식품이나 기구를 사용해서 건선이 치료되었다고 해서 본인도 꼭 그러한 방법으로 낫는다는 보장은 없다. 한의학적인 건선 치료법이 치료 효율도 높고 안전한데 굳이 위험을 감수하고 엄청나게 많은 돈을 들여서 효과도 없고 위험할 수도 있는 방법을 선택하는 것은 경제적인 면이나 치료 효율적인 면 모두에 있어서 바람직하지 않다.

사람들은 대부분 진단명이 같으면 모든 사람들의 치료 방법이 동일할 것이라고 생각하기 때문에 누군가 동일한 진단명으로 치료가 되었다면 자신도 마찬가지의 치료 과정을 밟을 것이라고 생각한다.

그러나 진단명은 질병을 분류하기 위한 하나의 지표가 될 뿐 치료에 있어서 절대적인 역할을 하는 것은 아니다. 그러므로 자신의 질병을 임의로 판단하기 보다는 정확한 진찰을 받고 이것이 한의학적으로 어떤 치료 방법이 필요한지를 명확하게 파악한 이후 치료를 받는 것이 좋다.

마. 서양의학적 진단명은 중요하지 않다

피부질환으로 한의원에 방문하는 환자들 대다수가 자신의 건선이 어떤 종류인지에 관하여 궁금해한다. 또한 자신의 피부를 보여주며 이것이 건선인지 아닌지 혹은 이것이 아토피인지에 관해서 궁금해 하는 경우도 많다.

서양의학적인 의미에서는 진단명이 중요할 수 있다. 진단명에 따라서 치료 방법이 전혀 달라지는 경우가 많기 때문이다. 그러나 한의학적인 의미로 볼 때 서양의학적인 진단명 자체는 그리 중요하지 않다. 특히 건선과 같은 피부질환은 그것이 건선이든 아토피든 장미색비강진이든 전혀 중요하지 않다. 중요한 것은 피부의 증상과 발병 원인 등 한의학적인 진단에 필요한 요소이며 서양의학으로 진단받은 병명이 달라진다고 치료 방법이 바뀌는 것은 아니다.

하지만 일반 환자들이 더 궁금해 하는 것은 자신의 진단명이다. 만약 진단명에 따라 완벽하게 치료 방법이 나뉘어져 있다면 모든 건선이 치료된다거나 특정 진단명을 가진 건선은 치료가 잘되고 다른 건선은 치료가 잘 되지 않는다는 등의 기준이 있어야 할 것이다. 그러나 아무리 서양의학적으로 건선을 잘 구분해 놓아도 치료 방법에 크게 차이가 있는 것은 아니다.

만약 서양의학에서와 같이 진단명이 중요했다면 한의학에서도 진단명을 세밀하게 분류해 놓았을 것이다. 그러나 전통적인 한의학적 기준으로 볼 때 장미색비강진이라는 진단명은 존재하지 않는데 그렇다고 해서 한의학으로 장미색비강진을 치료하는 것이 불가능한 것은 아니다. 즉 현대의학에서 진단하는 진단명을 한의사가 모르거나 한의학 서적에 기재되어 있지 않다고 해서 그러한 질병을 치료할 수 없다는 것은 아니다. 중요한 것은 환자가 가지고 있는 증상과 발병 원인, 환자의 몸 상태 등이지 진단명 자체는 커다란 의미를 지니지 못한다는 것이다.

결국 중요한 것은 진단명이 아니라 질병을 어떤 관점에서 바라보고 어떤 기준에 따라 치료 방법을 정하느냐이다. 어떻게 해서든지 환자를 치료하는 것이 중요하지 진단명을 잘 분류한다고 해서 치료가 잘 되는 것은 아니기 때문이다.

그래서 이 책은 가급적 서양의학적인 진단의 기준이나 명칭을 언급하지 않았다. 한의학적인 기준에 따라 일반인 대다수가 이해할 수 있도록 쉬운 말들을 사용하여 풀어놓았다. 이러한 언어만으로도 물론 모든 설명이 가능하며 이렇게 기술한 내용에 따라 한의학적인 치료가 가능하다. 한의사는 한의학적인 진단에 따라 치료를 하는 것이지 서양의학적인 진단의 기준에 따라 치료를 하는 것이 아니기 때문이다.

일부 환자들은 한의원에 방문해서 자신이 알고 있는 서양의학적 진단명과 양약의 종류를 언급하며 한의사의 서양의학적 지식을 알아보려고 하는 경우도 있다. 그러나 한의사는 서양의학적 지식에 관해서라면 당연히 피부과 의사보다 많이 알 수가 없다. 피부과 의사는 그 부분에 관해서만 평생 공부하면서 새로운 정보를 익히기 때문이다. 자신의 질환에 대하여 많이 고민하고 자료를 찾아본 사람들은 간혹 의사보다 질병에 관하여 더 많은 지식을 갖고 있는 경우도 있다. 그러나 그 환자가 자신의 질병을 의사보다 더 잘 치료할 수는 없다. 이는 의사들이 의학의 기본적인 생리, 병리, 진단, 처방을 포괄적으로 공부한 데 반하여 환자는 일부분밖에 모르기 때문이다.

마찬가지로 한의사는 서양의학적 지식에 대해서 피부과 의사보다 잘 알 수 없다. 반대로 피부과 의사는 한의사보다 한의학적 지식과 한의학적인 생리, 병리, 진단, 처방에 관하여 더 잘 알 수 없다. 결국 서양의학적인 치료를 받으려면 서양의학적인 진단 기준에 따라 서양의학을 공부한 의사를 통해 치료를 받아야 하고, 한의학적인 치료를 받으려면 한의학적인 진단 기준에 따라 한의사에게 치료를 받아야 한다. 의사가 한의사보다 한의학적인 내용을 모르는 것이 당연한 것이며, 한의사가 서양의학적인 내용을 잘 모르는 것도 당연한 것이다. 한의사는 한의학적인 방면에 뛰어날 때 가장 유능한 의사로서의 역할을 할 수 있기 때문이다.

결국 환자가 아무리 서양의학적인 진단의 기준과 질병에 관한 정보를 많이 알고 있다고 하더라도 한의학적인 치료를 받을 때는 이러한 부분이 무의미하며, 한의사가 서양의학적인 부분을 잘 모른다고 해서 무능력하다는 것을 의미하는 것은 아니다.

한의학과 서양의학에서 바라보는 인체의 기준과 생리, 병리, 진단 방법이 다르기 때문에 서양의학적인 치료는 서양의학을 공부한 의사에게 맡기고 한의학적인 치료는 한의학을 공부한 한의사에게 맡겨야 안전하고도 확실한 치료를 받을 수 있다. 어떤 치료방법을 선택할 것인지는 환자 본인의 몫이다.

임상 치험례

21세의 김○○ 환자는 여자로 건선이 발병한 지 1년 정도된 경우였다. 스테로이드성 연고를 10개월 정도 바르다가 회복이 되지 않아 내원했다.

특히 얼굴에 건선이 심했는데 한창 즐겁게 지내야할 나이에 얼굴에 피부 질환이 생겨서 상당히 기분이 우울하고 소극적으로 변한 것 같았다. 건선이 있는 부위가 아주 넓지는 않았지만 머리부터 발끝까지 작은 것들로 많이 채워진 상태였다.

맥상을 보니 일반적인 젊은 사람과는 달리 아주 연약하고 피부도 하얀 사람이었다. 그녀는 피로감을 쉽게 느끼고 추위도 많이 탄다고 했다.

이 경우는 체력적인 원인이 문제가 되어 피부 면역력이 떨어진 것이라 판단되었다. 그래서 다른 사람과는 달리 피부 면역력을 끌어올리는 처방을 했다.

약 1개월 보름 이후부터 약간씩 호전 반응이 오기 시작했다. 먼저 얼굴 부위가 호전되기 시작했으며 약 3개월 후에는 전체적으로 많이 호전되어 크게 신경 쓰지 않아도 될 만큼 피부 증상이 정상에 가깝게 변했다.

그러나 허약한 맥상이 계속 나타나는 것으로 보아 여전히 체력은 바닥상태임을 알 수 있었다. 따라서 지속적으로 피부 면역력을 증강시키는 처방을 해서 약 6개월 뒤에는 치료를 종료할 수 있었다. 다만 여전히 걱정되는 부분은 있었다. 그때까지도 체력적인 부분이 그렇게 좋은 편이 아니었기 때문이다.

이런 환자의 경우 체력이 떨어지면 다시 재발할 가능성이 있다. 그래서 이러한 부분에 대한 주의사항을 말해주고 관리를 잘하도록 당부하였다.

건선은 다양한 원인으로 발생할 수 있다. 위 환자의 경우처럼 체력적인 부분에 많은 영향을 받는 사람은 체력이 회복되면 피부 증상이 호전되지만 체력이 악화되면 또다시 건선이 재발할 가능성이 있다. 그러므로 재발을 방지하기 위해서는 항상 체력적인 부분에 신경을 쓰면서 늘 충분한 휴식을 취하는 것이 좋다.

06 건선을 악화시키는 인자

가. 감기

건선이 처음 발병한 원인을 조사해 보면 감기를 심하게 앓고 난 이후에 생겼다는 사람들이 많이 있다. 그래서 건선 환자들은 특히 감기에 주의하라는 얘기를 많이 듣는다.

그러나 감기는 본인이 걸리고 싶다고 해서 걸리는 것이 아니기 때문에 누구도 감기에 걸리지 않는다고 장담할 수 없다. 그러므로 감기를 두려워 할 것이 아니고 왜 감기에 걸리면 건선이 생기거나 악화되는지에 대한 원인을 파악하여 이에 적극 대처할 수 있도록 하면 된다.

한의학적으로 볼 때 감기는 바깥에 있는 찬 공기가 저항력이 떨어진 피부의 틈을 타고 들어와서 생기는 것이 가장 일반적이다. 때문에 감기에 걸리면 찬 공기를 밀어내기 위하여 우리 몸속에 있는 열기가 피부로 몰리게 된다. 그래서 찬 공기와 찬바람을 싫어하는 오한(惡寒)과 오풍(惡風)이 생기게 된다. 또한 찬 공기를 몰아내기 위해서는 뜨거운 공기가 필요하므로 인체 내부의 뜨거운 열기들이 일시적으로 피부에 다 몰리게 된다. 그래서 감기에 걸리면 체온이 오르는 것이다.

그런데 대부분의 건선 환자는 건선을 유발할 수 있는 인자가 이미 몸속에서 대기하다가 특정한 발병 환경이 되면 나타나는 경우가 많다. 즉 감기에 걸렸을 때 건선이 발병하는 사람은 감기 때문에 건선이 생기는 것이 아니고 내 몸속에서 이미 건선이라는 질병이 잠복되어 존재하고 있다가 단지 감기를 통해 피부로 드러나는 것일 따름이다.

그러므로 감기가 건선을 유발한다는 것은 일부 맞는 말이기는 하지만 근본적으로는 감기가 건선을 유발하는 것이 아니고 단지 보이지 않던 증상을 드러나게 할 따름이다. 그런데 몸속에 건선이 드러날 만한 요소가 잠복해 있는지 없는지는 미리 알 길이 없다. 그러므로 건선 환자에게 감기를 조심하라는 것은 겉으로 드러난 부분이 더 이상 악화되지 않게 한다는 점에서 의미가 있다.

한편 감기에 잘 걸린다는 것은 피부의 면역력이 떨어져 있다는 것을 의미하기도 한다. 감기에 자주 걸리는 사람은 피부 면역력이 떨어진 상태에서 약해진 피부를 타고 찬 공기가 인체 내부로 들어오기 쉬운 몸 상태를 가지고 있다.

피부 면역력이 약하다는 것은 감기에 잘 걸릴 수 있다는 말인 동시에 피부질환이 잘 생길 수 있다는 뜻이기도 하다. 만약 피부 면역력이 정상적이라면 외부 혹은 내부에서 피부질환이 나타날 만한 요소가 생긴다고 하더라도 스스로의 면역력으로 피부 증상이 나타나지 않게 조정할 수 있는 능력을 누구나 가지고 있다. 따라서 피부질환이 나타난다는 것은 내 몸속에서 그러한 부분을 조절할 능력이 없다는 것을 말한다.

찬 공기가 마음대로 드나들 정도로 약해진 피부라면 어떠한 피부질환에도 쉽게 노출되기 쉬운 몸 상태라는 것을 의미한다. 그러므로 감기를 앓은 이후에 건선이 발생하는 사람은 건선 치료는 물론 약해진 피부 면역력을 올릴 수 있는 치료를 받는 것 역시 중요하다.

피부 면역력이 떨어진 상태에서 단순히 피부 문제만 해결하려고 하면 치료 도중에도 지속적으로 피부 증상이 호전과 악화를 반복할 수 있다. 피부 면역력이 충분치 않을 경우 어느 정도 치료가 되어 호전된 상태라 할지라도 찬 기운이 우리 몸속으로 들어오면 또 피부가 악화되는 악순환이 계속될 수 있다.

그러므로 감기에 자주 걸리는 사람은 단순히 건선 치료에만 매달릴 것이 아니라 피부의 면역력을 올림으로써 피부를 근본적으로 치료하여 재발 확률을 낮추도록 해야 한다.

나. 과로

건선을 앓는 사람 중에서 언제 건선이 처음 생겼느냐고 물으면 몸을 혹사시키거나 피로가 쌓인 이후라고 말하는 사람들이 의외로 많다. 일반적으로 과로를 하면 입안이나 혀에 염증이 생겨서 헐게 되는 경우가 많이 있다. 이는 한의학적으로 볼 때 입안이나 혀로 열이 많이 올라온다는 것을 의미한다. 또한 과로를 하게 되면 가끔 볼이 후끈후끈 달아오르는 것을 느낄 수 있는데 이를 한의학에서는 관홍(觀紅)이라고 하며 과로로 인해서 나타나는 전형적인 증상의 하나로 진단한다.

과로는 몸속에 있는 체액을 많이 소모하게 만든다. 체액은 우리 몸에서 영양을 공급함과 동시에 체온이 지나치게 오르는 것을 막는 역할을 한다.

그런데 과로가 지속되면 체액 손실이 일시적으로 심해지면서 우리 몸을 식히는 작용을 제대로 할 수 없게 된다. 그러므로 상대적으로 우리 몸에 열이 많이 발생하는데 이때 나타나는 열은 실제로 체온의 변화와는 상관없이 본인만이 느끼거나 볼이 빨갛게 되는 등의 변화로 나타난다. 한의학에서는 이를 진짜 열이 왕성해서 생기는 실열(實熱)에 대비되는 '허열(虛熱)'이라는 용어로 표현한다. 이는 한의학에만 존재하는 독특한 이론임과 동시에 중요한 진단의 기준이 된다.

이와 같이 허열이 생긴다는 것은 대부분 과로가 심하다는 것을 의미하며 이때 건선 인자를 몸속에 지니고 있던 사람의 경우 일시적으로 몸속의 열들이 피부로 몰려 처음으로 건선이 나타날 수 있다.

그러나 허열이 생긴다고 해서 모든 사람에게 건선이 나타나는 것은 아니다. 허열이 생기더라도 피부가 그 열을 감당할 만큼의 건강 상태라면 건선이 나타나지 않는다. 하지만 피부가 허열을 감당할 수 없을 만큼 지쳐 있거나 허열이 일정수준 이상으로 과도하게 생긴다면 건선이 나타날 수 있는 것이다.

결국 건선을 예방하기 위해서는 근본적인 면역력 즉 체력이 중요하다. 그러므로 건선 환자는 기초체력이 떨어지지 않도록 해야 한다. 그래야만 건선의 발병을 예방할 수 있으며 건선이 나타난 경우에도 보다 빨리 치료될 수 있기 때문이다.

과로는 면역력을 저하시키고 기초 체력을 떨어뜨릴 수 있다. 그러므로 건선 환자는 가급적 과로를 피하는 것이 좋으며 부득이하게 과로를 했다면 충분한 휴식을 취해서 빨리 피로를 풀어주는 것이 좋다.

건선 환자 중에서 아침에는 피부 증상이 많이 호전된 느낌을 받는데 저녁때가 되면 다시 악화된다는 사람들이 있다. 저녁은 하루 중 가장 피곤한 때인데 그날 소모할 수 있는 체액을 거의 소진해서 일시적인 과로 상태에 빠지고 그 결과 피부에 열이 증가해서 아침에 비해 상대적으로 피부가 빨갛게 변하는 현상이 나타나는 것이다.

이것은 건선을 치료하는 도중에 흔히 나타난다. 그러므로 여기에 대해서는 너무 신경 쓰지 않아도 된다. 건선이 치료되면 이러한 현상은 자연스럽게 사라진다. 특히 어떤 환자는 아침이면 아무것도 나타나지 않다가 저녁이면 붉은 기운만 올라온다고 한다. 이것은 아직 건선 치료가 완벽하게 끝나지 않았음을 의미하며 건선이 나타나게 된 근본 원인이 사라지면 이러한 현상은 자연스럽게 해결된다.

다. 음식

건선 환자에게서 음식의 중요성은 두말할 필요가 없다. 최초로 건선을 나타나게 하는 원인도 음식이 가장 많을 뿐 아니라 치료 도중에 악화되는 경우도 음식이 가장 많은 영향을 미치기 때문이다.

건선을 치료하는 도중에 금기 음식, 예를 들어 술이나 기름진 음식 같은 것들을 잘 가리면 치료 속도가 빠르거나 호전 반응이 빨리 나타난다. 그러나 호전되고 있는 경우라고 하더라도 치료 도중에 술을 많이 마시거나 기름진 음식을 과다하게 섭취하면 이후 피부가 일부 악화되거나 없던 가려움증이 생기거나 약해지던 가려움증이 증가하는 등의 현상이 나타나게 된다. 그러므로 건선 환자에 있어서 음식에 대한 주의는 아무리 강조해도 지나치지 않다.

특히 요즈음은 서구식 음식 문화가 널리 퍼짐에 따라 건선 환자가 옛날에 비해 많이 증가하였는데, 건선을 치료하는 동안 환자는 본래 익숙했던 음식 문화와 동떨어진 채식위주의 식단으로 생활해야 하므로 많은 불편을 호소하게 된다.

음식을 주의하면 일단 환자의 가족들이 불편함을 느끼게 된다. 집안에 건선 환자가 한 명 있다면 다른 가족들도 육류나 기타 건선에 좋지 않은 음식들을 먹기가 어려워진다. 우리나라 정서상 혼자서만 육류와 같은 음식을 차려놓고 먹을 수 없기 때문에 다른 가족들도 음식의 섭취에 불편을 느끼게 된다. 때문에 건선 환자 당사자도 다른 가족들에게 미안한 마음을 가지므로 이래저래 건선 환자와 그 가족들은 음식 문제로 고생할 수밖에 없다.

음식으로 인한 병은 단기간에 나타나는 것이 아니고 장기간에 걸쳐서 나타난다. 암, 고혈압, 당뇨 같은 성인병은 대부분 어린 나이에는 나타나지 않고 나이가 들어서 나타난다. 물론 나이가 들면 저항력이 떨어지고 체력이 약화되어 많은 질병에 노출되기 쉽지만, 성인병의 발병에는 우리가 평상시 먹는 음식이 매우 중요한 역할을 한다.

이와 같은 질병이 음식 습관과 연관이 있는 것으로 알려져 있는데 그 중에서도 건선은 긴밀한 상관성이 있다. 건선 환자를 조사해 보면 약 70% 이상이 육류, 생선, 튀김류, 술 등 기름지거나 일시적으로 몸속에 많은 열을 발생시키는 음식을 많이 섭취하는 편이다.

물론 이러한 음식을 한 번 정도 먹는다고 해서 건선이 발생하지는 않는다. 그러나 이러한 음식을 매일 과도하게 먹는다든가 한꺼번에 너무 많이 섭취하면 우리 몸속에 꾸준히 열이 쌓이게 된다. 그러다가 어느 한도를 넘으면 건선과 같은 피부 증상으로 나타난다. 이때 빨리 치료를 하지 않으면 점차적으로 피부에 확산되어 나중에는 치료를 하더라도 빨리 낫지 않는 경우가 생기게 된다. 그러므로 건선 환자는 빠른 회복과 재발방지를 위해 음식을 잘 가려서 섭취해야 한다.

스테로이드성 연고를 사용했던 환자는 연고 사용을 중지한 이후 특히 음식 관리에 주의해야 한다. 스테로이드성 연고 사용을 중지하면 대부분 피부 증상이 급격히 악화된다. 이때는 피부 색깔이 이전에 비해 훨씬 붉어지게 되며 없던 곳에도 건선이 나타나고, 가려움이 생기기도 한다. 그런데 이러한 시기에 음식을 조절하지 않고 먹고 싶은 음식을 모두 섭취하면 음식을 가리는 사람에 비해서 피부 증상이 훨씬 더 악화된다.

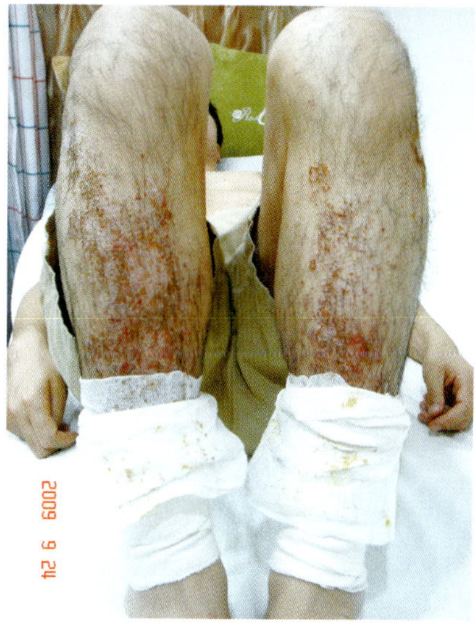

그림 6-1. 스테로이드 중단 후 악화된 건선

악화되는 기간 중에 가장 힘든 것은 가려움증이다. 심한 경우 밤잠을 잘 수 없거나 너무 심하게 긁어서 진물이 생기면 붕대로 피부를 감싸야 할 정도까지 악화되기도 한다. 이때 음식을 조절하면 악화의 정도가 상대적으로 미약하지만 그렇지 않을 경우 심하게 악화되어 고통을 받기도 한다.

또한 음식을 잘 조절할 때에는 가려움증이 크게 문제되지 않았는데 어느 날 특정한 음식을 먹은 이후로 가려움증이 심하게 악화되면서 특정 음식이 피부에 어떤 영향을 미치는지를 알게 된다. 그러므로 건선 환자에 있어서 음식의 중요성은 언제나 강조해도 지나치지 않다.

특히 껍질이 있는 해물, 예를 들어 새우, 조개, 굴, 게 등과 같은 것들은 가려움을 더 증가시킬 수 있으며, 없던 가려움도 생기게 할 수 있다. 그러므로 건선 치료 중에 있거나 가려움이 있는 사람은 이러한 음식에 주의할 필요가 있다.

라. 술

과음은 지속적으로 몸속의 피를 뜨겁게 하여 건선이 나타날 수 있는 최적의 조건을 만들어준다. 술은 일시적으로 우리 몸에 양기(陽氣)를 공급하는데, 양기는 우리 몸에서 열을 발생시킨다. 따라서 술을 많이 마실수록 몸속에 열이 많이 발생하여 건선이 생기기에 아주 좋은 조건을 만들게 된다. 때문에 최초의 발병 원인이 술이었다는 환자들도 많이 있다.

또한 술을 많이 마시면 지속적으로 비정상적인 양기가 증가하므로 꾸준히 혈압이 높아지는 결과를 초래한다. 혈압이 높아졌다는 것은 몸속의 기능들이 비정상적으로 항진되었다는 것을 의미한다. 이렇게 되면 피부의 기능들도 비정상적으로 항진되어 건선이 생길 확률이 높아진다.

일반적으로 술을 마시면 얼굴이 발갛게 되거나 피부 전체가 붉은 기운을 보인다. 또한 술을 마시면 평상시 조용하던 사람도 말이 많아지고 동작이 활발해지면서 더위를 느끼게 된다. 이것은 술이 일시적인 양기의 증가를 가져온다는 것을 보여주는 증거이다. 이렇게 양기가 증가되면 피부에도 영향을 끼쳐서 피부에 열이 많이 발생하게 된다. 술을 마시면 일반적으로 피부가 붉어지는데 건선 환자의 경우는 원래도 피부에 열이 많은 상황에서 술이 들어가 피부에 더욱 많은 열이 발생하여 건선 인자가 외부적으로 활동할 수 있게 만들고 그 결과 피부 증상이 악화된다.

또한 치료 도중에 술을 마시면 잘 회복되던 피부가 갑자기 악화되거나 건선이 없던 부위에 새로 생기는 것을 볼 수 있는데 이것은 건선이 얼마나 술에 민감한가를 잘 보여주는 것이다.

건선 환자는 피부가 아주 예민한 상태에 있다. 그러므로 조금이라도 열을 발생시킬 수 있는 환경에 노출되면 피부에 바로 반응이 나타난다. 따라서 건선 환자는 모든 술에 주의하여야 하며 치료 도중에는 금주를 하는 것이 좋다.

그러나 건선 환자라고 해서 술을 100% 마시지 않고 지낼 수 있는 것은 아니다. 사회생활을 하는 사람의 경우 대부분 부득이하게 술을 피할 수 없는 경우도 많이 있다. 특히 자신이 피부질환이 있다는 것을 알리기 어려운 경우는 술자리에서 권유하는 술을 피할 수 없다.

이때는 술을 마시더라도 알코올 도수가 낮은 술을 마시는 것이 좋다. 즉 양주 보다는 소주, 소주 보다는 맥주가 피부에 미치는 악영향이 적다. 알코올 도수가 높은 술일수록 급격하게 피부의 온도를 상승시켜 증상이 악화되도록 한다. 반면 도수가 낮은 술일수록 서서히 피부 증상을 악화시키므로 상대적으로 도수가 낮은 술이 건선의 악화에 미치는 영향이 적다.

또한 부득이하게 술을 마셔야 하는 경우는 술기운이 오르기 전에 술잔을 놓는 것이 중요하다. 예를 들어 맥주 500cc를 마실 때까지는 아무런 반응이 없다가 더 마실 경우 얼굴색이 붉게 변하고 취기가 오른다면 가급적 500cc 이하로 마시는 것이 좋다. 얼굴이 붉게 변하고 취기가 오른다는 것은 내 몸에서 피부에 영향을 끼칠 정도로 술이 들어갔다는 것을 의미하기 때문이다. 하지만 더 중요한 것은 일단 건선 치료 기간 중에는 술을 자제해야 한다는 것이다. 그래야만 치료 기간이 단축되어 건선으로 고통받는 기간이 줄어들게 된다.

마. 외상

건선 환자들 중에서 최초의 발병원인이 외상이었던 경우가 많이 있다. 수술 후 건선이 처음 발생한 경우, 넘어져서 다친 이후에 건선이 처음 생긴 경우 등 몸에 피가 날 정도의 상처를 입은 후에 건선이 나타나는 경향이 많다.

그렇다면 왜 상처가 난 자리에 건선이 생기는 것일까? 앞에서 설명하였듯이 이를 이해하기 위해서는 화산 폭발을 예로 드는 것이 좋을 듯하다. 화산 폭발은 아무 때나 일어나는 것이 아니다. 지하 깊은 곳에 있던 마그마가 오랜 시간에 걸쳐 점점 온도와 압력이 증가하면 마그마는 밖으로 터져 나오기 일보 직전의 상태가 된다. 이때 마그마는 가장 뚫고 나가기 쉬운 곳으로 몰리며 일정 압력 이상이 되면 비로소 가장 약한 지표를 통해서 밖으로 빠져나오는 것이다(그림 3-1 참조).

건선에 있어서도 마찬가지이다. 피부에 상처가 난 이후에 건선이 생기는 현상을 쾨브너현상이라고 하는데 이러한 쾨브너현상이 나타나는 이유는 상처가 난 부위가 가장 열이 빠져나가기 쉬운 곳이기 때문이다.

몸속의 열은 그 특성상 언제나 밖으로 빠져나갈 준비를 하고 있다. 특히 몸속에 열이 많이 생긴 사람은 그 열로 인해 항상 내부적으로 압력이 높아진 상태에 있게 되는데 상처가 생기면 갈라진 피부의 틈 사이로 열이 빠져나가기 위하여 급격하게 몰리게 된다. 그러면 갑자기 증가된 열로 인하여 상처가 생긴 부위의 피부가 붉게 변하며 건선과 같은 피부질환이 발병하는 것이다.

그러므로 상처가 건선을 유발하기보다는 언젠가는 나타날 건선이 외상으로 인해 겉으로 드러난 것일 따름이다. 그러므로 '이 상처만 아니었다면…' 하는 생각은 굳이 할 필요가 없다.

피부에 상처가 나서 출혈이 되면 이후 지혈이 되면서 딱지가 생긴다. 그런데 이러한 딱지 주위를 자세히 살펴보면 주변이 빨갛게 변한 것을 볼 수 있다. 이것은 상처가 난 부위로 일시적으로 피가 몰렸다는 것을 의미한다. 피가 많이 몰린다는 것은 열이 많이 발생한다는 쪽으로도 해석이 가능하다. 이는 상처부위의 피부 조직 재생을 위해서이기도 하고 상처가 생기면서 자연스럽게 피가 몰리기 때문에 나타나는 현상이기도 하다.

일반인의 경우는 상처를 입었다고 해서 피부에 건선이 나타나지는 않는다. 그러나 몸속에 열이 많은 사람이 상처를 입은 경우는 열이 피부에 일시적으로 급격하게 몰리면서 건선을 유발할 수 있다. 하지만 이러한 현상을 꼭 부정적으로만 볼 필요는 없다. 다른 관점에서 보면 오히려 상처가 생겼기 때문에 나중에 더 심하게 앓을 병을 상대적으로 가볍게 앓는다고도 볼 수 있으므로 전화위복이 될 수도 있다. 왜냐하면 상처가 생기지 않았다면 피부에 증상이 드러나지 않는 가운데 몸속에서 지속적으로 열이 증가했을 것이고, 이렇게 되면 나중에 건선 증상이 더 심하게 나타나서 치료 기간도 더 길어질 수 있기 때문이다. 그러므로 상처가 생겨서 건선이 최초로 나타나는 경우가 많기는 하지만 상처 때문에 건선이 생겼다고 자책할 필요는 없다.

만약 상처가 생기고 나서 건선이 나타났다면 빠른 시간 내에 한의원에 방문해서 치료를 받는 것이 좋다. 그 동안에 자신의 몸속에 쌓인 건선 유발 요인이 어느 정도인지는 몰라도 빨리 치료를 받으면 받을수록 치료 기간은 짧아지기 때문이다.

바. 샤워

건선 환자는 샤워를 좋아한다. 몸이 항상 건조하기 때문에 욕실에서 샤워를 하면 무언가 모르게 건선이 좋아지는 느낌이 들고 건선도 빨리 치료될 수 있을 것이라는 생각을 갖기 때문이다. 샤워를 하면서 피부에 물을 공급하면 피부가 덜 건조해지고 촉촉해지지 않을까 하는 생각 때문에 자주 샤워를 하는 것이다. 그러나 샤워를 마치고 나면 이내 피부가 건조해 지면서 오히려 샤워 이전보다 더 건조한 느낌이 든다.

또한 샤워를 하고 나면 피부가 빨갛게 변하는 경우가 많다. 평상시에는 피부 증상이 거의 사라지거나 상당히 많이 완화된 것처럼 느껴지다가도 샤워만 하면 피부가 빨갛게 달아오르면서 다른 사람에게 피부를 보이기가 부끄러울 정도로 변하는 사람들이 있다. 이렇게 피부색이 변하면 호전되어 간다고 믿던 환자들은 크게 실망하면서 피부가 계속 나빠지는 것은 아닌지 걱정을 하게 된다.

그래서 건선 환자들은 샤워를 자주 해야 좋은 것인지 아니면 조금만 하는 것이 좋은지에 관하여 판단이 잘 서지 않을 때가 많다. 결론부터 말하면 샤워는 피부 치료에 긍정적인 영향도, 부정적인 영향도 미치지 않는다는 것이다.

샤워를 하고 나서 피부가 더 건조해짐을 느끼는 것은 일반인도 마찬가지이다. 따라서 평상시에도 정상인에 피해 피부가 많이 건조한 건선 환자가 샤워를 하고 나서 일시적으로 피부가 땅기면서 심하게 건조함을 느끼는 것은 당연한 변화이다. 그러나 이러한 현상이 계속 지속되는 것이 아니라 적당한 시간이 지나면 다시 원래의 피부 상태로 돌아오기 때문에 샤워를 한 이후 첫 느낌이 많이 건조하다고 해서 샤워가 피부를 실질적으로 건조하게 만들고 건선 자체를 더 악화시키는 것은 아니다.

샤워를 하고 난 이후 피부가 빨갛게 변하는 것은 내부의 건선 요인이 다 사라지지 않아서 일시적으로 피부에 몰린 것일 뿐 증상을 절대적으로 악화시키는 것은 아니다. 그러므로 샤워를 한 이후에 피부가 빨갛게 변하는 것은 아직 건선의 치료가 완벽하게 끝나지 않았다는 증거가 되기도 한다. 샤워를 하기 전에는 피부색이 거의 정상이었는데 샤워만 하면 빨갛게 변한다는 사람들이 있다. 이러한 경우는 겉으로 보기에는 건선이 다 회복된 것처럼 보이지만 실제로는 건선 인자가 내부적으로 아직 남아 있는 것이니 더 치료가 필요한 상태로 볼 수 있다. 또한 이러한 지표를 통해 자신의 몸 상태가 정상적으로 회복된 것인지 아닌지를 판단할 수 있다. 만일 샤워 이후에도 샤워 전과 동일한 정상 피부색이 나타난다면 이는 치료를 종료해도 좋다는 증거로 해석할 수 있다.

이와 같이 샤워 자체가 건선을 악화시키거나 완화시키는 것은 아니다. 건선은 피부 자체의 문제이기보다는 내부에 문제가 있어서 피부로 드러난 질병이기 때문이다.

지금까지 피부가 악화될것 같은 막연한 두려움에 샤워를 망설였다면 바로 시작해도 좋다. 그리고 샤워를 한 이후에 피부가 빨갛게 변했다고 하더라도 치료에는 아무런 영향을 끼치지 않으니 마음껏 샤워를 해도 상관없다.

사. 기타

위에서 설명한 요소 외에도 건선을 악화시키는 인자는 여러 가지가 있다. 스트레스도 건선을 악화시킬 수 있고 비누나 바디클렌저류 등의 과도한 사용, 목욕 시마다 과도하게 때를 미는 습관, 담배 등 사소한 부주의가 건선을 유발하거나 악화시킬 수 있다.

또한 양약 중에서 일부 혈압강하제, 일부 비스테로이드성 소염제, 면역증강제, 항말라리아제, 일부 조울증 치료에 쓰이는 약 등이 건선을 악화시킬 수 있다. 그러므로 이러한 약물을 복용한 이후에 건선이 악화되었다면 해당 약물 복용을 중단하거나 복용량을 조절할 필요가 있다.

건선은 특정한 조건이 원인이 되어 발생하는 경우도 있지만 위에서 설명한 원인들이 복합적으로 얽혀서 나타나는 경우도 있으므로 어떤 것이 뚜렷하게 문제가 된다고 얘기할 수는 없다. 그래서 건선의 원인을 전혀 찾을 수 없는 경우가 생긴다.

환자의 생활을 검토했을 때 크게 봐서는 아무 문제가 없지만 작은 문제가 여럿이 되어 건선을 일으키는 경우가 있기 때문이다. 즉 담배를 피우기는 하지만 아주 많은 양을 한꺼번에 피우지 않고, 목욕을 자주 하진 않지만 한번 때를 밀면 아주 강하게 밀거나, 많은 스트레스를 한꺼번에 받지는 않지만 작은 스트레스를 늘 받는 경우 등이다.

이러한 경우는 가급적 건선을 일으킬 수 있는 작은 요소를 하나씩 통제하면서 치료를 받는 것이 좋다. 이렇게 작은 요소들이 통제가 된다면 상대적으로 치료 기간을 단축시킬 수 있기 때문이다.

건선의 원인이 한 가지가 아니고 여러 가지를 가지고 있는 사람은 상대적으로 치료 기간이 오래 걸릴 가능성이 높다. 예를 들어 과로로 체력이 떨어져 있는 사람이 음식 문제도 포함되어 있고 스트레스도 많이 가지고 있다면 각각의 원인을 하나씩 제거해야 궁극적으로 피부 문제가 해결된다. 만약 체력만 보강한다면 건선이 어느 정도 회복되다가 더 이상 회복되지 않는다. 이러한 경우는 체력적인 원인에서 야기된 피부 문제는 모두 해결되었으나 다른 원인, 그리고 그 원인에서 비롯된 부분이 아직 제거되지 않았기 때문에 더 이상의 진전이 없는 것이다. 이때 그 밖의 다른 원인들을 찾아서 이를 지속적으로 치료하면서 남아 있는 건선 유발 요인을 모두 제거하면 된다.

이와 같이 건선이 치료되는 기간은 그 뿌리가 얼마만큼 깊으냐에 따라 다르기도 하지만 그 원인이 얼마나 많으냐에 따라 다르기도 하다. 질병의 원인이 많으면 많을수록 치료 기간이 상대적으로 길게 걸리고 원인이 적을수록 치료 기간이 상대적으로 짧게 걸린다.

임상 치험례

31세의 김○○ 씨는 근처에서 네일샵을 운영하는 사람이었다. 건선이 발병한 지는 약 1개월 정도 되었으며 스테로이드성 연고를 7일 정도 사용하던 중 한의원에 방문하였다.

어머니가 건선을 앓고 있다고 했으며 가족력 때문에 자신도 심해질까 봐 두려워 한의원에 방문해서 빨리 치료받고 싶다는 것이었다. 건선이 발병한 지 얼마 되지 않아 빠른 시간 내에 회복될 것이라고 얘기하니 환자가 약간은 안도하는 모습이었다.

전형적인 허증 환자로 체력이 약하고, 소화력도 약하고, 피부도 하얗고, 추위도 잘 타는 사람이었다. 증상으로 보아 대략 3개월 내외의 치료 기간이 소요될 것이라 판단되었다.

그래서 피부 면역력을 올리는 치료를 하기로 마음먹었다. 초기에는 가려움도 있었으나 치료 후 1개월 정도가 지나니 가려움은 소실되었다. 그러나 변비가 문제였다. 처음부터 있던 변비가 지속적으로 악화되어 변을 보기 힘들다고 호소하였다.

일반적인 경우와는 다른 상황이었으므로 대변을 원활하게 볼 수 있도록 약간 처방을 변형하였다. 피부질환에서 대변을 원활하게 보지 못하는 것은 치료를 어렵게 만들 수도 있기 때문이었다.

변을 원활하게 볼 수 있도록 처방하자 변도 잘 보고 피부 증상도 더 빨리 좋아졌다. 정확히 치료 시작 3개월에 피부 증상이 모두 소실되었다. 그런데 더 좋았던 것은 생리통이 사라졌다는 것이었다. 이전에는 생리 주기도 늦고 통증이 심했었는데 최근 동안 생리통을 전혀 느끼지 못했고 주기도 빨라졌다는 것이었다.

이 환자가 준 교훈은 2가지이다. 유병 기간이 짧을수록 치료 기간이 짧다는 것과 건선이 단순한 피부 질환이 아니라 자신의 신체 전반적인 건강 상태와 밀접한 관련이 있다는 것이다. 결국 건선 치료는 환자의 종합적인 증상을 파악하여 그에 적합한 처방을 해야만 치료가 잘 된다는 것을 다시 확인시켜 준 고마운 환자였다.

07 건선의 예후

가. 나이에 따른 예후

건선이 나타나는 시기는 대부분 20~30대가 가장 많다. 이로 볼 때 건선은 완전한 만성 질환이 아니고 중간 정도의 만성적인 성향을 가지고 있는 것으로 판단된다. 또한 요즘 들어 최초 발병 연령이 낮아지고 있는데 이는 서구식 음식 문화가 주된 원인이라고 생각된다.

10대 이하의 건선 환자들은 비교적 치료 기간이 짧은 편이다. 대부분의 질병은 나이가 많을수록 치료 기간도 길어지는 경향이 있다. 건선도 마찬가지로 나이가 많은 사람일수록 치료 종료까지의 기간이 긴 경우가 대부분이다. 물론 특이하게 치료 기간이 짧은 경우도 있지만 대부분은 젊은 사람들에 비해서 치료 기간이 긴 경우가 많다.

10대에 건선이 발병한 경우 치료를 시작한 이후 짧게는 3개월, 길어도 6개월 전후로 종료되는 경우가 90% 이상에 이른다. 10대에 나타나는 건선은 대부분 경과가 급격하다. 악화되는 속도도 빠르고 호전되는 속도도 빠르다. 그래서 아이가 건선인 경우는 부모가 치료 속도에

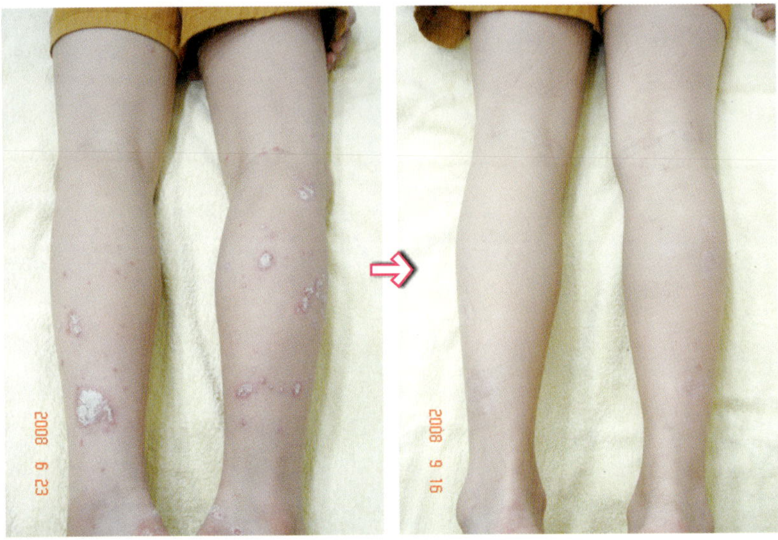

그림 7-1. 10대 건선의 빠른 경과(3개월 치료)

놀라는 경우가 많다. 처음에는 생각보다 피부 증상이 너무 심해진다는 것에 놀라고 다음에는 그렇게 심하던 증상이 굉장히 빠른 속도로 좋아진다는 것에 놀란다.

10대의 건선은 대부분 양기(陽氣)가 너무 많아서 생긴다. 10대는 양기를 많이 가지고 있을 시기이다. 그래서 한시도 가만히 있지 못하고 움직이고 뛰어다닌다. 이렇게 양기가 많은 시기에 양기가 많은 음식을 과다 섭취하면 몸속에서 감당을 못해서 피부로 이상 반응을 보이는데 이렇게 나타나는 것 중의 하나가 건선이다. 그러므로 10대 건선 환자들은 대부분 더위를 잘타고 피부를 만져보면 후끈후끈한 느낌이 난다. 이것은 양기가 과다해서 생기는 문제라는 것을 보여주는 지표가 된다.

10대의 경우 치료 예후가 좋은 이유는 어쩌면 당연하다. 앞서 얘기했듯이 건선은 오히려 최초 발병 시기가 빠를수록 치료를 빨리 시작하여 쉽게 치료되는 경우가 많다. 그러므로 10대와 같은 어린 나이에 건

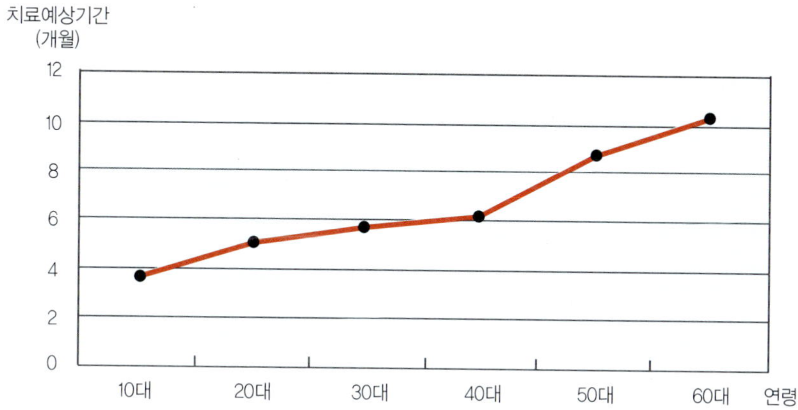

그림 7-2. 연령에 따른 치료 기간의 평균 예후

선이 발병하면 그만큼 치료 시점이 빨라지고 이는 결국 치료 기간을 단축시키는 효과가 있다.

또한 10대에 건선이 발병하면 내부적으로 쌓인 열이 상대적으로 적은 상태이기 때문에 치료해야할 영역이 그만큼 줄어든다. 그러므로 10대에 건선이 발병한 경우는 빨리 치료하게 되어 결론적으로는 총 치료 기간이 짧아지므로 오히려 장기적인 면에서 볼 때는 늦게 발병하는 것보다 낫다.

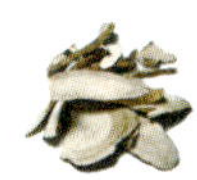

대부분의 건선이 발병하는 나이인 20~30대의 경우는 중간 정도의 예후를 보인다. 심하지 않다면 1년 이내에 치료가 종료되며 빠른 경우는 6개월 이내에 치료가 종료되는 경우가 많다. 20~30대에 건선 발병이 많은 이유는 가장 양기가 왕성한 시기임과 더불어 사회활동이 활발한 시점이기도 하다. 이때는 충만한 양기(陽氣)와 더불어 음주, 회식, 직장 생활의 스트레스 등 내부적으로 열을 한꺼번에 많이 생기게 할 수 있는 시기이다. 그래서 이를 우리 신체가 감당할 수 없을 정도에 이르면 건선이 나타난다.

20~30대의 건선 역시 예후가 좋은 편이나 10대부터 생긴 건선을 제대로 치료하지 않고 오랜 기간 동안 병을 앓은 경우는 상대적으로 예후가 좋지 않거나 치료 기간이 길어질 수 있다.

또한 20~30대의 건선 치료에서 가장 문제가 되는 것은 술과 음식이다. 대부분 왕성하게 사회 활동을 많이 하다 보니 부득이하게 술자리를 많이 갖게 되고 회식이 있을 때 주로 섭취하는 음식은 기름진 것들이 다수를 차지하므로 음식 관리에 가장 어려움을 겪게 된다. 이 경우 피부 상태가 호전되다가도 음식 관리에 문제가 생기면 악화되기도 한다. 20~30대의 건선은 음식 관리만 잘해도 회복 속도가 현저하게 빠르기 때문에 가급적 음식 관리에 신경을 쓰는 것이 좋다.

40~50대의 경우는 치료 예후가 극단적으로 갈리는 경우가 많다. 초기 치료 경과가 좋은 사람들은 대부분 빨리 호전되지만 초기 치료 시 호전 반응이 아주 없거나 약하게 나타나는 사람들은 치료 기간이 길어질 가능성이 많다. 특히 40~50대의 환자들은 스테로이드성 연고를 오랜 기간 동안 사용한 경우가 많으므로 치료에 애를 먹는 사례가 종종 있다. 스테로이드성 연고를 오랫동안 사용한 경우는 연고 사용을 중지한 이후 일어나는 반동현상이 얼마나 심하게 나타나고 얼마나 오랫동안 지속될지 알 수가 없다. 이에 대한 예후는 환자가 어떤 등급의 연고를 얼마나 오랫동안 어떤 부위에 사용했느냐에 따라 전혀 다르기 때문이다.

물론 스테로이드성 연고를 오래 사용한 경우라고 해서 모두가 연고 사용을 중지한 이후 극심하게 고생을 하지는 않는다. 하지만 약 80% 이상의 환자는 스테로이드성 연고를 중지한 이후 갑자기 악화되는 피부, 가려움증의 증가, 진물의 생성, 인설의 증가, 부종 등의 현상을 경험하게 된다. 심한 경우 정상적인 생활이 불가능한 경우도 있다.

그러므로 40~50대의 건선 치료는 어떤 경우에는 아주 빨리 치료

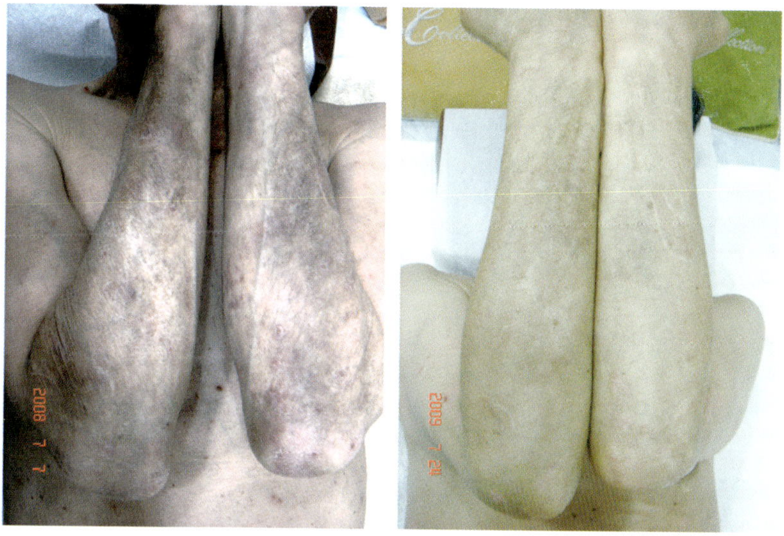

그림 7-3. 오랫동안 스테로이드를 사용해서 생기는 피부 부작용

가 되지만 어떤 경우는 오랜 기간 동안 치료를 해야 하는 경우가 생긴다. 대부분의 예후 판정은 초기 1개월 정도에 알 수 있는데 1개월 이내에 빠른 회복세를 보이면 비교적 쉽게 치료가 되는 편이고 그렇지 않은 경우는 치료 기간이 1년 이상 걸리는 장기 치료가 될 가능성이 많다.

60대 이상의 건선은 비교적 예후가 좋지 않다. 60대 이상은 대부분 건선으로 30년 이상 고생한 사람들이 많다. 그러므로 치료 기간이 길어질 수밖에 없다. 이와 같이 나이가 들수록 질병 치료 기간이 길어지는데, 건선 환자의 경우는 특히 오랜 기간 동안의 스테로이드성 연고의 사용으로 인하여 피부가 얇아지고 정맥이 드러나 있는 경우가 많다. 이렇게 스테로이드성 연고를 오랫동안 사용한 환자들은 치료 기간이 길고 예후가 불량한 경우가 많아서 치료를 시작하기 전에 충분한 사전 지식이 있어야 하며, 예후에 대하여 어느 정도 이해를 한 이후에 치료를 받는 것이 좋다. 그렇지 않을 경우 중간에 치료를 그만두거나 치료 효과에 대하여 불신을 갖는 사례가 많으므로 유의하는 것이 좋다.

물론 모든 60대 이상의 건선 환자들이 예후가 좋지 않거나 치료 기간이 오래 걸리는 것은 아니다. 일부는 오히려 젊은 사람들보다 더 빨리 치료되는 경우도 있다. 하지만 이 또한 1개월 정도의 치료 기간이 지나봐야 알 수 있으므로 치료 기간이 어떻게 걸릴지는 초기에 바로 확정 지을 수 없다.

보편적으로 볼 때 나이가 어릴수록 건선의 치료 기간도 짧게 걸린다. 그러나 꼭 나이에 따라 치료 기간이 비례하여 늘어나는 것이 아니기 때문에 환자들에게 예후를 설명하기 어려운 점이 있다. 평균적인 예후를 들어 설명하였더라도 특정 환자의 경우 그러한 평균에서 지나치게 벗어나면 치료하는 입장에서 난감하기 때문이다.

환자들은 대부분 자신이 치료받은 기간만 생각한다. 예를 들어 6개월을 꾸준히 치료받으라고 말했는데, 약도 성실하게 복용하지 않고 금기음식도 잘 지키지 않으며 생활 습관도 절제되지 않은 상태에서 왜 예측한 기간 이내에 회복이 되지 않느냐고 따지기도 한다. 이럴 때가 가장 난감하다. 모든 건선 환자들이 생활 습관에 주의를 잘 하는 것이 아니기 때문이다. 피부가 예상보다 빨리 회복되지 않는 경우 무언가 문제가 있을 것이라고 생각해서 물어보면 몇 개월이 지난 뒤에서야 술도 꾸준히 마시고 기름진 음식을 안주로 많이 먹었다고 얘기하는 사람들이 의외로 많다.

앞서 얘기했듯이 건선과 같은 피부질환은 음식만 잘 조절해도 많이 회복될 수 있다. 그러므로 이러한 질환을 치료할 때 아무리 좋은 약을 처방하더라도 음식에 대한 적절한 통제가 이루어지지 않으면 피부의 회복 속도가 현저하게 늦어진다.

물론 음식이나 생활 습관을 철저하게 조절함에도 불구하고 생각보다 늦게 치료되는 경우도 있다. 이럴 경우가 가장 답답하다. 조금만 더 치료받으면 충분히 회복될 것이라 확신하고 있는데 환자가 불안해하거나 도중에 치료 중단 의사를 비치는 경우가 있다. 물론 환자 본인의 의사가 가장 중요하므로 치료 중단 의사를 비치면 일단 설득해 보고 안 되면 어쩔 수 없이 포기하게 된다. 하지만 이때 치료를 포기하지 않고 계속하면 불안해하던 환자도 조금 시간이 지난 뒤 서서히 회복되는 피부를 보며 오히려 더 기뻐하는 경우가 많다.

이런저런 건선 환자를 치료하면서 느낀 점은 건선은 치료가 되는 질환이냐 아니냐의 문제가 아니고 치료가 빨리 되느냐 늦게 되느냐의 문제라고 생각한다. 그러므로 자신이 믿고 찾아간 한의원이라면 당장에 효과가 없거나 예상 치료 기간보다 더 길더라도 일단 끝까지 치료를 맡겨볼 필요가 있다.

나. 유병 기간에 따른 예후

모든 질병은 앓은 기간만큼 치료 기간이 걸린다는 얘기가 있다. 그만큼 질병의 치료에 있어서는 유병 기간 즉 병을 앓은 기간이 중요하다는 말이다. 건선도 다른 질병과 마찬가지로 일반적으로 유병 기간과 치료 기간이 비례한다.

건선 환자는 본인이 건선이라는 것을 바로 진단받고 자신의 질병을 아는 경우도 있지만 대부분 그저 단순한 피부병이겠거니 하고 무심코 넘기다가 병을 키워서 오는 경우가 많다.

한의원에 방문하는 환자들 중 대다수는 피부과 의원에서 내복약이나 연고와 같은 외용제를 적게는 1년에서부터 길게는 30년 이상 사용하다 온 경우가 많다. 반면 건선이 발병한 지 1년 이내에 한의원을 방문하는 경우는 극히 드물다. 또한 한의원에서 건선을 치료한다는 정보 자체를 몰라서 늦게 오는 경우도 있고 피부과에서 처방하는 연고가 치료를 하는 것이 아니고 단지 보이는 부분만을 감추는 역할을 하는 약이라는 것을 나중에 깨닫고 오는 경우도 있다.

그러므로 한의원에서 치료를 시작할 때는 대부분 이미 오랜 기간 동안 양약을 사용해서 치료시기를 놓친 경우가 많다. 따라서 특별히 빨리 한의원에 방문한 경우가 아니면 건선 치료 기간은 대개 6개월 이상 소요된다.

특히 스테로이드성 연고를 사용한 경우는 초기에 갑자기 악화되는 반동현상이 심하므로 한의학적인 치료가 초기에는 오히려 피부를 악화시키는 것처럼 보인다. 그래서 실제 치료 기간이 더 길어지는 것처럼 보인다. 그러나 이것은 스테로이드성 연고의 사용을 중지한 결과로 생기는 것으로 실제 한의학적인 치료가 초기에 건선을 악화시키는 것은 아니다.

오랜 기간 동안 스테로이드성 연고를 사용했던 환자는 기본적으로 3개월 정도의 악화 기간을 거치는데 만약 어떤 건선 환자가 한의원에서 3개월 정도만 치료를 받고 중간에 그만둘 경우 한의원 치료가 효과도 없고 한약을 복용한 이후에 피부가 더 심해졌다고 얘기하게 된다.

그러나 실제로는 한약을 쓰든 쓰지 않든 그 환자의 피부는 3개월 정도 더 나빠지게 되어 있다. 다수의 환자들은 한의학적인 치료를 시작하면 당장 모든 양약을 끊어야 된다고 생각한다. 그래서 특별한 말이 없더라도 스스로 모든 양약을 중단한 채 한의학적인 치료를 시작한다. 이때 양약을 오래 사용했거나 높은 등급의 스테로이드성 연고를 사용했던 사람들은 거의 피부가 악화되는 기간을 경험하는데 이 기간이 대략 3개월 정도가 된다. 그래서 3개월 정도 한의원에서 건선 치료를 받고 그만둔 사람들은 거의 다 한의원 치료가 효과가 하나도 없고 피부만 나쁘게 만드는 것으로 오해하게 된다.

물론 이렇게 된 데에는 한의원에서 사전에 피부가 악화될 수 있음을 충분히 고지하여야 하는데 혹시 이를 빠뜨렸기 때문일 수 있다. 이러한 경우 환자는 한약 때문에 피부가 더 나빠졌다고 생각하게 된다.

만약 정말로 한약이 건선을 악화시키는지 아닌지를 알아보고자 한다면 사용하던 모든 양약을 끊은 채 약 3개월 정도 관찰만 해보면 된다. 그러면 스테로이드성 연고가 건선을 치료하는 약이 아니고 단지 보이는 부분의 일시적인 증상 완화만을 목적으로 하는 것임을 알 수 있다. 만약 자신의 피부가 양약 사용을 중지한 이후 더 이상 나빠지지 않는 시점에 왔다고 판단되면 그때 한의원 치료를 받아보면 된다. 이렇게 양약 사용을 중지하고 피부가 가장 나빠질 때까지 기다려본 후 한의원 치료를 시작하면 대부분의 경우는 전혀 악화되지 않거나 악화되더라도 일시적으로 아주 조금 악화되다가 서서히 피부가 회복된다.

어떤 경우라도 건선을 앓은 기간이 오래 되었다면 어느 정도의 치료 기간은 감수해야 한다. 40여 년 가까이 건선을 앓았던 환자의 경우는 2년 혹은 그 이상의 치료 기간이 필요할 수도 있다. 또한 그 2년이라는 기간 동안에 호전과 악화를 반복할 수도 있다. 그러나 꾸준히 치료를 받는다면 건선은 치료가 되는 질환이다. 하지만 건선이 그렇게 심하지 않거나 한의학에 대한 신뢰가 많지 않은 경우는 대부분 중도에서 치료를 포기한다. 그러므로 건선의 완치를 위해서는 끝까지 포기하지 않고 치료를 받는 것이 가장 중요하다.

특히 건선을 오랫동안 앓았던 사람은 다른 사람들보다 더 끈기있게 치료받는 것이 좋다. 일단 건선을 앓은 지 10년이 넘어가면 보편적으

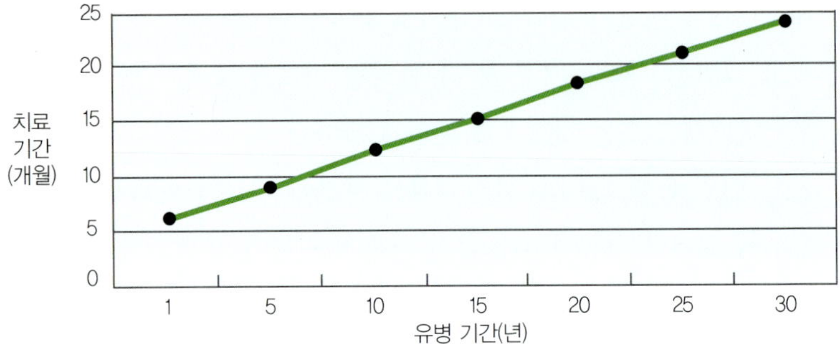

그림 7-4. 유병 기간에 따른 평균 치료 기간

로 치료 기간이 길어질 수 있으며 그 동안 천천히 호전되어 완전히 치료되는 경우도 있고 처음에는 잘 호전되다가 다시 악화된 이후 호전되면서 완전히 치료되는 경우도 있다. 심한 경우는 완전히 회복될 때까지 3~4회 이상 호전과 악화를 반복하기도 한다. 특히 건선을 10년 이상 앓은 사람들에게는 이러한 현상이 많이 나타난다.

10년 이상 건선을 앓은 경우 대략 50% 정도는 일반 건선 환자와 비슷한 경로를 밟으면서 회복된다. 그러나 나머지 50% 정도는 예측이 불가능할 정도로 호전과 악화를 반복하거나, 오랜 기간 동안 악화만 되거나, 아무런 변화가 없거나 하는 등 다양한 양상을 보인다.

건선 환자들은 한참 좋아지다가 중간에 악화되는 과정이 나타나면 굉장히 불안해한다. 그러나 전혀 불안해할 필요가 없다. 처음에 좋아지다가 중간에 악화되면 약간의 시간이 필요하더라도 다시 좋아진다. 이 상황에서 불안해하며 치료 기관을 바꾸거나 치료를 포기하면 그동안 투자한 시간과 비용이 고스란히 날아가 버리게 된다. 그러므로 건선을 오랫동안 앓은 환자는 끈기를 갖고 자신을 치료하는 한의원에 몸을 맡기면 어느 순간에 피부가 회복되어 정상인으로 살아갈 수 있을 것이다.

다. 분포 부위에 따른 예후

건선 환자는 피부의 아주 일부분에만 건선이 있는 경우부터 온몸을 뒤덮은 경우까지 그 증상이 헤아릴 수 없을 만큼 다양하다. 일반적으로 건선의 분포 범위가 좁은 경우는 치료 기간이 비교적 짧고 분포 범위가 넓으면 치료 기간도 길다.

그러나 임상에서는 치료 기간과 면적이 정비례 관계로 설정되지는 않는다. 건선의 분포 범위가 좁음에도 불구하고 치료 기간이 오래 걸리는 경우가 있고 건선의 분포 범위가 넓음에도 불구하고 치료 기간이 아주 짧은 경우도 있다.

또한 건선이 분포된 부위가 한 부분에 집중되어 있을 때에는 대체적으로 치료 기간이 긴 경우가 많다. 특히 사지말단과 머리 쪽에 건선이 집중적으로 몰려 있을 때에는 몸 전체에 골고루 건선이 퍼져 있는 것보다 치료 기간이 더 걸린다.

그러나 건선의 예후는 여러 가지 상황들을 종합적으로 판단하여 결론을 내려야 하므로 분포 부위에 따른 예후도 참고는 할 수 있으나 절대적인 요소로 보기는 힘들다.

라. 피부 두께에 따른 예후

건선이 나타날 때 피부가 두꺼운 부분과 얇은 부분이 섞여 있는 사람이 있다. 이러한 경우는 대부분 두꺼운 부분이 천천히 회복된다. 또 전체적으로 건선이 두꺼운 사람과 얇은 사람을 비교해 보면 대부분 두꺼운 사람의 회복속도가 느리다.

건선이 회복되기 시작할 때 건선 부위가 두꺼운 사람은 그 두께가 얇아지면서 회복된다. 즉 처음에는 치료를 해도 아무런 변화가 없던 부분이 서서히 두께가 얇아지면서 사라지는 것이다.

건선은 두께가 얇은 사람이 있고 두께가 두꺼운 사람이 있다. 두께가 두꺼운 사람의 경우는 최초의 호전 반응이 나타나기까지 많은 시간이 걸린다. 건선이 사라지기 위해서는 일단 얇아져야 하는데 상대적으로 건선 부위가 두꺼운 사람의 피부가 얇아질 때까지는 그렇지 않은 사람보다 더 많은 시간이 필요하기 때문이다. 심한 경우는 6개월이 지나도 아무런 반응이 없거나 6개월 정도 지나서야 아주 조금씩 얇아지는 경우도 있다.

건선 부위가 두꺼운 사람일수록 치료 과정이 힘든 경우가 많다. 왜냐하면 건선 부위가 얇은 사람은 대부분 치료 효과가 빨리 나오는데 비해 두꺼운 사람은 치료 효과가 서서히 나타나거나 오랜 시간이 지나야 나타나는 경우가 많기 때문이다. 건선 부위가 두꺼운 사람이 최초 치료 효과가 나타나기까지 오랜 시간이 걸린 경우는 중간에 치료를 포기하기 쉽다. 물론 잘 믿고 따라와서 무난하게 치료가 되는 경우도 있지만 많은 사람들은 이러한 과정을 넘어서지 못한다.

그러나 건선 피부가 두껍다고 해서 치료가 안되는 것은 아니다. 건선 피부가 두꺼운 사람은 처음부터 치료 기간을 길게 생각하고 편안한 마음으로 치료를 받는다면 어느 순간에 자신의 피부가 정상으로 회복되어 감을 느낄 수 있을 것이다.

특이한 경우는 1년이 지나도 아무런 변화가 없다가 이후 2~3개월 이내에 완전히 정상인과 같은 피부로 회복되는 경우가 있다. 이러한 사람들은 대부분 건선 부위가 두꺼운 사람들이다. 이와 같이 건선 부위가 두꺼운 경우 치료 경과가 약간 늦게 나타난다고 하더라도 치료가

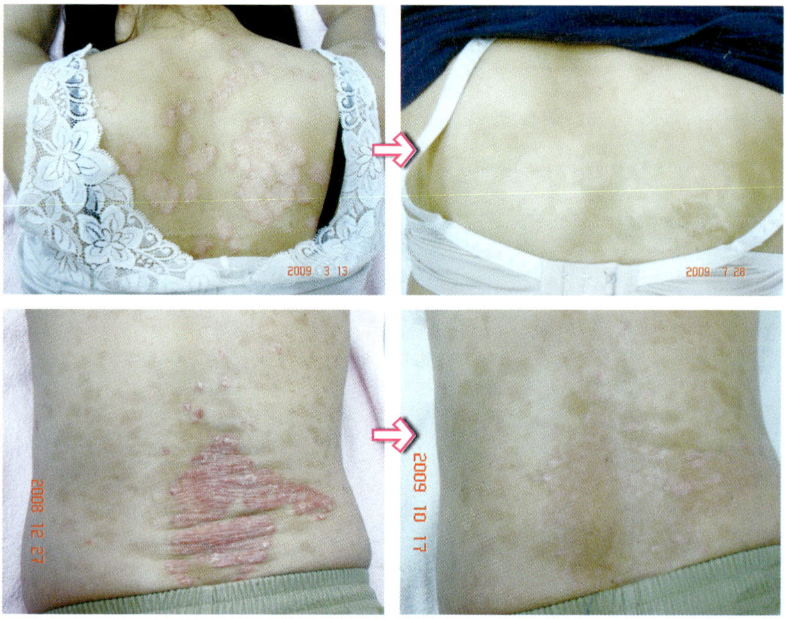

그림 7-5. 환부의 두께에 따라 치료 기간의 차이가 나는 건선

안되는 것은 아니기 때문에 미리 실망할 필요는 없다.

건선이 두꺼운 사람은 어느 정도 시간이 지나면서 피부가 얇아져야 지만 회복된다. 오랜 기간 동안 아무런 반응을 보이지 않다가 두껍던 피부가 회복될 때는 건선이 있는 부위가 더 넓어지면서 얇아지기 시작한다. 이는 피부가 회복되는 신호로 머지않아 환부가 깨끗해질 것을 예고하는 것이다. 그러므로 이러한 경우는 비록 면적으로 볼 때 피부 상태는 더 나빠졌다고 할 수 있지만 실제로는 회복되는 과정이므로 실망하지 말고 오히려 본격적으로 회복되는 과정이 시작된 것으로 파악하고 차분히 치료 경과를 기다리면 된다.

마. 색상에 따른 예후

건선 환자의 환부는 주로 붉은색이다. 그런데 붉은색도 개인에 따라 차이가 난다. 어떤 사람은 맑고 투명한 수준의 붉은색 환부가 나타나는 경우가 있고, 다른 사람은 어둡고 탁한 수준의 붉은색 환부가 나타나는 경우도 있다.

건선의 색깔과 치료 기간은 밀접한 관계가 있다. 즉 맑고 밝은 붉은

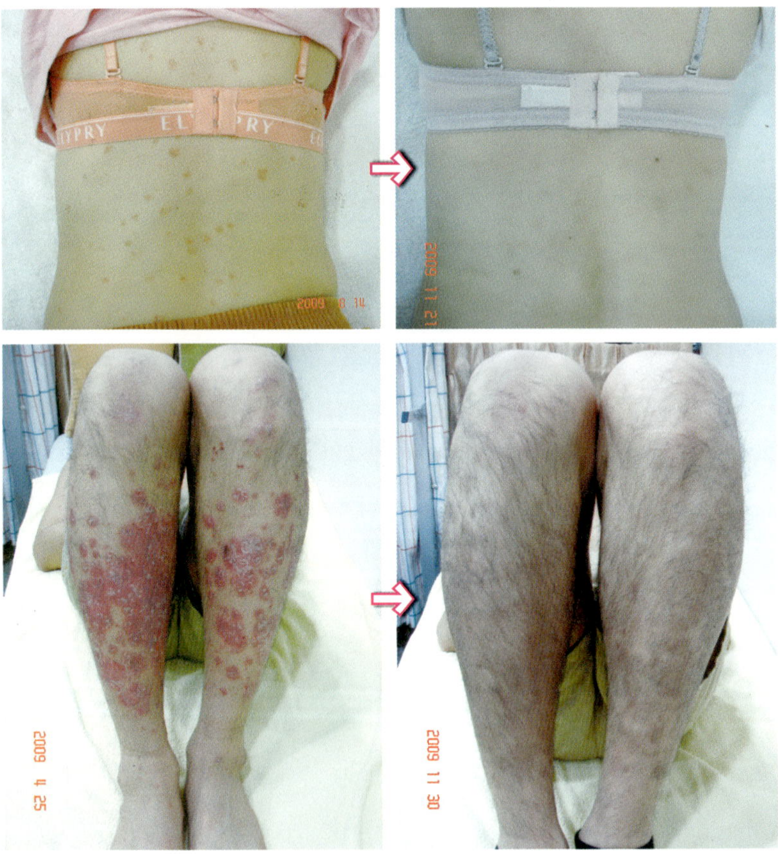

그림 7-6. 환부의 색상에 따라 치료 기간의 차이가 나는 건선

색이 드러나는 건선은 대체로 치료 기간이 짧고 예후가 좋다. 반면 어둡고 짙은 붉은색의 건선은 예후가 나쁘거나 치료가 오래 걸린다.

이것은 피부의 상태와 몸속에 내재하고 있는 열의 차이 때문이다. 몸속의 열이 많은 상태에서는 상대적으로 색이 진하거나 검붉은색을 나타낸다. 그러나 몸속의 열이 많지 않거나 치료가 진행되면서 호전되는 경우는 대부분 붉은색이 진하지 않고 분홍색에 가깝다.

즉 피부색은 자신의 몸속 상태를 알려주는 지표이다. 만약 치료 전에 피부가 심하게 붉은색을 나타냈다면 다 치료가 된 이후에도 피부에 검은 자국이 남는 경우가 있다. 이것은 그만큼 몸속의 열이 심해서 붉은 기운이 극단적으로 피부에 나타났기 때문이다. 이렇게 심한 경우 화상을 입은 것처럼 자국이 남기도 한다.

그러므로 자신의 피부가 검붉은색이라면 이는 몸속에 많은 열을 지니고 있다는 것을 의미하며 그렇지 않은 사람에 비해서 치료 기간이 더 오래 걸릴 것이라고 생각해야 한다. 그래야만 치료를 받음에도 불구하고 자신의 피부가 빨리 좋아지지 않는 것에 대하여 수긍할 수 있기 때문이다.

바. 스테로이드 사용 기간에 따른 예후

양약의 사용은 건선을 치료하는 것이 아니라 오히려 장기적으로는 건선을 악화시킨다. 앞에서 건선의 발병을 화산의 폭발에 비유한 적이 있었다. 건선의 치료에 양약을 사용한다는 것은 오히려 화산이 더 크게 폭발할 여지를 남긴 채 단지 보이는 피부만 일시적으로 좋게 만드는 것과 같다.

양약을 사용한다는 것은 열을 받아 붉어진 피부에서 열이 바깥으로 나오지 못하도록 강제로 몸속으로 열기를 집어넣는 것이다. 건선이란 몸속의 열이 과다하게 넘쳐서 생기는 질환인데 이러한 열을 바깥으로 배출시키기 보다는 오히려 안으로 계속 집어 넣음으로써 단기적으로는 피부가 좋아지고 회복되는 것처럼 보이지만, 장기적으로 봤을 때는 오히려 피부를 더 악화시키는 것이다.

피부가 붉게 변했다는 것은 몸속에 열이 많이 존재한다는 간접적인 증거이므로 이때는 몸속의 열을 제거하는 쪽으로 치료가 진행되어야 한다. 그러나 현재 서양의학적 치료 방법은 이렇게 많이 존재하는 열을 바깥으로 배출하기 보다는 빠져 나오지 못하도록 안으로 집어넣는 방법을 택하고 있다.

이런 방법은 급히 피부 증상을 완화시켜야 하는 상황에서는 일단 효율적일 수 있다. 환자의 눈에 보이는 고통을 감소시켜주고 정상적인 생활이 가능하도록 도와주기 때문이다. 그러나 이러한 치료를 장기간 하면 궁극적으로는 오히려 증상을 더욱 악화시켜 병을 키우는 결과를 초래한다.

현재까지 개발되어 있는 스테로이드성 연고의 사용은 장기적인 면에서는 독으로 작용할 수 있다. 스테로이드성 연고를 장기간 사용하면 이에 따른 부작용으로 피부가 얇아지면서 혈관이 드러나고 작은 상처에도 멍이 잘 들거나 당뇨와 같은 만성 질환도 유발할 수 있다. 또한 양약을 사용한 기간이 길면 길수록 실질적인 건선 치료 기간은 길어질 수밖에 없다. 왜냐하면 본격적인 치료 단계에 이르기 전에 양약을 사용하지 않은 상태, 즉 양약의 효과가 완전히 사라진 원래 피부 상태로 회복하는 데 많은 시간이 소요되기 때문이다.

일반적으로 스테로이드성 연고를 사용한 경우는 기본적으로 3개월 정도의 악화시간을 갖는다. 3개월 이상 스테로이드성 연고를 사용한 경우에도 3개월 정도의 악화기간을 갖는 것이 일반적이나 경우에 따라서는 6개월 혹은 그 이상의 악화기간을 갖기도 한다. 그러나 대다수의 건선 환자들은 스테로이드성 연고 사용을 중단하면 3개월 정도의 악화 기간을 갖는다. 이 시기를 전후해서 그렇게 심하게 악화되던 건선이 더 이상 악화되지 않고 그 상태가 유지되는 느낌을 갖는다. 만약 스테로이드성 연고를 3개월 이내로 썼다면 대부분 자신이 스테로이드성 연고를 사용한 기간만큼 악화된다. 1개월 정도 스테로이드성 연고를 사용했다면 1개월 정도의 악화 기간을 갖고, 2개월 정도 스테로이드성 연고를 사용했다면 2개월 정도의 악화 기간을 갖는 것이 일반적이다. 만약 스테로이드성 연고를 전혀 사용하지 않았다면 아주 약간의 악화 기간을 거치거나 바로 좋아지는 경우도 많다.

간혹 스테로이드성 연고를 전혀 사용하지 않았음에도 불구하고 2~3개월 정도 피부 증상이 악화되기도 한다. 이는 피부 밑에 잠재적으로 존재하고 있던 건선이 한꺼번에 드러나는 경우라고 할 수 있다. 당장은 눈에 보이지 않지만 나중에 건선으로 나타나려고 준비하고 있던 부분이 한약을 사용해서 치료하는 도중 정상적인 주기보다 빨리 피부로 드러나 일시적으로 피부 증상이 악화되는 것처럼 보이는 것이다. 그러나 이것은 실제로 악화되는 것이 아니라 치료 과정중에 나타나는 일종의 '명현반응'으로 보는 것이 좋다. 그러므로 전혀 양약을 사용하지 않은 사람이 치료 도중에 일시적으로 피부 증상이 악화되더라도 이것은 곧 좋아지는 신호가 되니 걱정하지 않아도 된다.

그런데 한의원에 방문하는 대부분의 환자는 스테로이드성 연고를 오랜 기간 사용한 경우가 많다. 그러므로 일반적으로 3개월 정도의 악화 기간을 갖는다. 하지만 환자들에게 그러한 내용이 사전에 고지되지 않았거나, 사전에 고지를 했다고 하더라도 한의원의 치료에 대한 불신감이 있었다면 이 3개월간의 악화 기간을 견디지 못하고 한의원에서 치료하고 나서 오히려 건선이 악화되었다고 하면서 치료를 중단하는 경우가 생긴다.

그러나 이것은 한의원 치료 때문에 악화된 것이 아니라 스테로이드성 연고가 가지는 특성 때문에 악화된 것이다. 그러므로 스테로이드성 연고를 사용한 환자는 기본 3개월 정도는 악화될 것을 예상해야 한다. 물론 스테로이드성 연고를 오랜 기간 동안 사용했다고 해서 꼭 3개월 혹은 그 이상의 악화 기간을 갖는 것은 아니지만 약 3개월 정도 마음의 여유를 갖고 지내면 훨씬 편안한 마음으로 치료를 받을 수 있다.

사. 스테로이드 사용 등급에 따른 예후

스테로이드성 연고는 일반적으로 1등급부터 5등급에 이르기까지 등급이 정해져 있다. 1등급은 성질이 강한 연고로 피부 진정 효과가 강하지만 오래 사용하면 그만큼 부작용도 강하게 나타난다. 그리고 5등급에 가까울수록 피부 진정 효과는 상대적으로 약하지만 이에 따른 부작용이 약하게 나타난다.

한의원에 방문하는 대부분의 건선 환자는 스테로이드성 연고를 이미 사용하고 있거나 사용해본 경험이 있는 환자가 대다수이며 그 중에서도 1등급에 해당하는 연고를 사용하는 도중에도 건선이 지속적으로 악화되어 한의원을 찾는 사람들이 많다.

스테로이드성 연고를 사용하다가 중단한 경우는 보편적으로 자신이 사용한 연고의 등급에 따라 피부가 악화되는 정도가 다르다.

예를 들어 더모베이트와 같은 1등급 연고를 오래 사용한 경우는 악화되는 정도도 심하고 악화되는 기간도 길다. 반면에 5등급 연고를 사용했던 사람은 연고 사용을 중단한 이후에도 피부 상태가 많이 악화되지는 않는다. 또한 높은 등급의 연고를 오래 사용한 사람의 경우 대부분 연고 사용을 중단하면 급격하게 악화되기 시작하여 심한 경우는 연고 사용을 중단하기 전에는 아무런 문제가 없는 것 처럼 보이던 것이 연고 사용을 중단하면 온몸이 건선으로 덮일 정도로 악화되기도 한다. 주로 이렇게 악화되는 기간이 대략 3개월 정도 나타나는데 만약 이 기간에 한의학적인 치료 때문에 피부 증상이 악화되는 것이라 판단하고 치료를 중단하면 고생만 하고 효과를 보지 못하는 결과를 초래한다. '3개월이나 치료를 받아도 피부 상태가 좋아지기는 커녕 악화되기만 하니 한의학적인 방법으로는 건선을 치료할 수 없나보다'라고 생각할 수도 있다.

그러나 이것은 강한 스테로이드성 연고를 사용했기 때문에 필연적으로 나타나는 현상이다. 강한 스테로이드성 연고가 피부에 건선이 나타나지 못하도록 인위적으로 억제를 시켜 놓았던 상태에서 연고의 효과가 사라지면 그동안 잠재되어 있던 건선이 폭발적으로 피부로 나타나기 때문이다.

그러므로 일반적으로 강한 등급의 스테로이드성 연고를 사용했던 사람은 대부분 강한 반동현상으로 피부가 많이 악화되는 현상을 겪으며 약한 등급의 스테로이드성 연고를 사용했던 사람은 약한 반동현상을 겪거나 거의 문제 없이 일정한 수준의 피부 상태가 유지되기도 한다.

물론 강한 등급의 연고를 사용했던 환자 중 극히 일부는 한의학적인 치료를 할 때 별다른 악화 없이 바로 호전 반응을 보이기도 한다. 그러므로 자신이 어떤 모습으로 변해갈지는 일단 치료를 시작해봐야 알 수 있다.

아. 면역억제제 사용에 따른 예후

서양의학에서는 피부의 이상증식을 건선의 원인으로 보고 면역억제제를 사용한다. 일반적으로 사이폴엔(Cipol-N)이라는 약을 사용하는데 이는 주로 장기 이식 환자의 면역 거부반응을 치료하는 데 이용되는 약이다.

면역억제제를 투약하면 우선 건선 증상이 호전된다. 그러나 투약을 중지하면 다시 피부가 악화된다. 그러므로 면역억제제 역시 임시 방편일 뿐 건선을 근본적으로 해결해 주지는 못한다.

뿐만 아니라 면역억제제를 장기간 투여하면 건선 증상은 호전될지 모르나 신체의 모든 면역 기능이 떨어져서 감기에 잘 걸리거나 사소한 질병을 자주 앓게 된다. 면역억제제를 사용해서 신체의 면역 기능이 급격하게 떨어졌기 때문이다.

이렇게 면역억제제를 오래 투여한 환자는 건선을 치료할 때도 어려움을 겪는 경우가 많다. 웬만큼 좋아졌다 싶다가도 감기에 걸리거나 체하면 급격하게 악화되는 경우가 종종 발생한다. 그래서 면역억제제를 오랜 기간 동안 사용했던 환자는 미리 면역기능을 도와주는 한약을 투여한 이후에 치료를 받는 것이 좋다. 그렇지 않으면 생각만큼 치료 효과가 나지 않으면서 계속 호전과 악화를 반복하기 때문이다.

면역억제제를 오래 사용한 환자는 일반 환자에 비해 치료 기간이 2배에서 그 이상 걸릴 수도 있다. 만약 동등한 수준의 건선 환자가 있는데 한 명이 약 6개월 정도의 예후를 보인다면 면역억제제를 복용한 환자는 짧게는 12개월에서 그 이상의 치료 기간이 소요된다.

면역억제제를 투여한 건선 환자는 최소 3개월 이상 면역력을 회복할 시간이 필요하다. 어떤 환자는 면역력을 회복하기 위한 치료를 하는 도중에 많은 호전을 보이기도 한다. 면역억제제를 장기간 투여한 경우는 치료 과정이 많이 힘들 수 있다. 어느 정도 면역력이 회복되었다고 판단되어도 치료 도중에 예측하기 힘든 돌발 상황이 생겨나면서 호전과 악화를 반복할 수 있기 때문이다.

면역억제제를 장기간 복용한 사람은 처음에 정상적인 생활을 할 수 없을 정도로 힘들어 한다. 조금만 움직여도 피곤하고 외출했다가 집에 돌아오면 파김치가 되어 쓰러질 정도라고도 한다. 그래서 매일 출퇴근을 반복하는 직장 생활이 불가능하다고 한다. 조금만 일을 해도 너무 피곤해서 직장 생활에 적응하기가 어렵기 때문이다. 조금만 피곤하면 피부 상태가 악화되고 자주 쉬어야 하기 때문에 직장 동료나 상사들이 좋아할 리가 없다.

그러나 이러한 사람들도 면역력을 올리는 치료를 하면 서서히 체력이 회복되면서 정상적인 수준에 까지 이르게 된다. 그렇게 되면 대부분 피부도 회복되면서 정상인에 가까워진다. 그러므로 면역억제제를 복용했던 건선 환자는 일반 건선 환자에 비해 치료 기간이 더 걸릴 수는 있지만 치료가 불가능한 것은 아니다. 치료 도중 많은 어려움이 있을 수 있지만 인내심을 갖고 치료를 받는다면 서서히 회복되는 피부를 관찰할 수 있을 것이다.

자. 초기 악화 양상에 따른 예후

한의원에 오는 건선 환자의 대다수는 스테로이드성 연고를 사용하고 있던 경우가 많다. 그래서 한의원에서 치료를 시작하면 그때부터 연고 사용을 중지하게 된다. 그러면 환자들은 대부분 심한 반동현상(Rebounding)을 겪게 된다.

건선 환자들이 반동현상을 경험할 때 양상이 크게 2가지로 나타난다. 한 경우는 아주 심하게 반동현상이 나타나서 일상생활이 불가능할 정도로 악화되는 경우이고, 다른 한 경우는 커다란 문제 없이 약간 악화되거나 무난하게 완화되는 경우이다.

건선 환자들 중에서 전자와 같이 심하게 반동현상이 나타나는 경우는 수시로 고통을 호소한다. "너무 가려워서 밤에 잠을 잘 수 없어요", "진물이 매일 나와서 옷을 입을 수가 없어요"라는 등의 호소를 한다. 이런 경우는 대부분 스테로이드성 연고 사용을 중단한 이후 나타나는 심한 반동현상이다. 이러한 환자들이 사용한 연고를 조사해 보면 대부분 1등급의 강한 연고를 오랜 기간 동안 사용했던 경우가 많다.

그러나 스테로이드성 연고의 부작용 혹은 장기간 사용에 따른 폐해를 잘 모르는 사람들은 이렇게 된 원인이 한약에 있지 않느냐고 의심을 한다. 물론 환자가 처음 한의원에 방문했을 때 예를 들어가며 충분히 설명을 하지만 그래도 일부는 한약이 이렇게 악화시키는 것이 아니냐고 반문한다.

그래서 인내심이 약한 경우 3개월 이내에 스스로 치료를 포기하는 경우도 있다. 스테로이드성 연고를 오래 사용했기 때문에 분명히 초기 3개월은 악화될 수 있다고 충분히 고지하였음에도 불구하고 그 기간을 참지 못하고 포기하는 것이다. 그래서 오히려 더 강한 스테로이드성 연고를 지속적으로 바르게 되는 경우도 있다.

이러한 환자들은 고생은 고생대로 하고 치료는 치료대로 받지 못하는 불행한 사람들이다. 초기 악화 과정이 빠르고 심할수록 호전되는 양상도 빠르고 치료 기간도 짧은 것이 일반적이다. 그래서 환자 입장에서는 초기에 심하게 악화되는 것이 힘들고 고통스러울지라도 이런 상황을 많이 경험한 한의사 입장에서는 오히려 빨리 치료될 수 있다는 확신을 더 강하게 갖게 된다.

물론 이 시기가 환자에게는 너무 고통스럽기 때문에 이것이 오히려 긍정적인 현상이라는 사실을 믿기 어렵겠지만 믿고 따라오는 경우는 거의 빨리 회복이 된다.

문제는 이렇게 빨리 악화되는 사람이 아니라 오히려 천천히 악화되는 사람이다. 일반적으로 3개월 정도의 악화기간을 거친 이후에는 서서히 회복되기 시작해서 치료가 부드럽게 마무리가 되는데 3개월이 지나도 커다란 변화가 없고, 6개월이 지나도 커다란 변화가 없는 경우가 있다. 이러한 경우는 6개월 이상 지나서야 회복되기도 하고, 심하면 1년이 지나서 갑자기 완화되는 경우도 있다.

특히 치료를 시작해서 1년 정도까지 한번도 좋아지지 않고 악화되는 경우에는 환자나 의사 모두 힘들어지지만 그래도 끝까지 믿고 따라온 경우는 대부분 회복되었다.

그림 7-7의 환자는 최초 치료 시작 후 1년 1개월 동안 전혀 호전반응 없이 악화만 되었던 경우이다. 그러나 이후 급격하게 회복되기 시작해서 호전반응이 나타난 지 3개월 만에 치료가 종료되었다.

물론 이러한 경우가 흔하지는 않다. 인체란 워낙 복잡하고 예측할 수 없는 까닭에 겉으로 보기에 비슷한 증상을 보인다고 해서 치료 기간까지 똑같지는 않다.

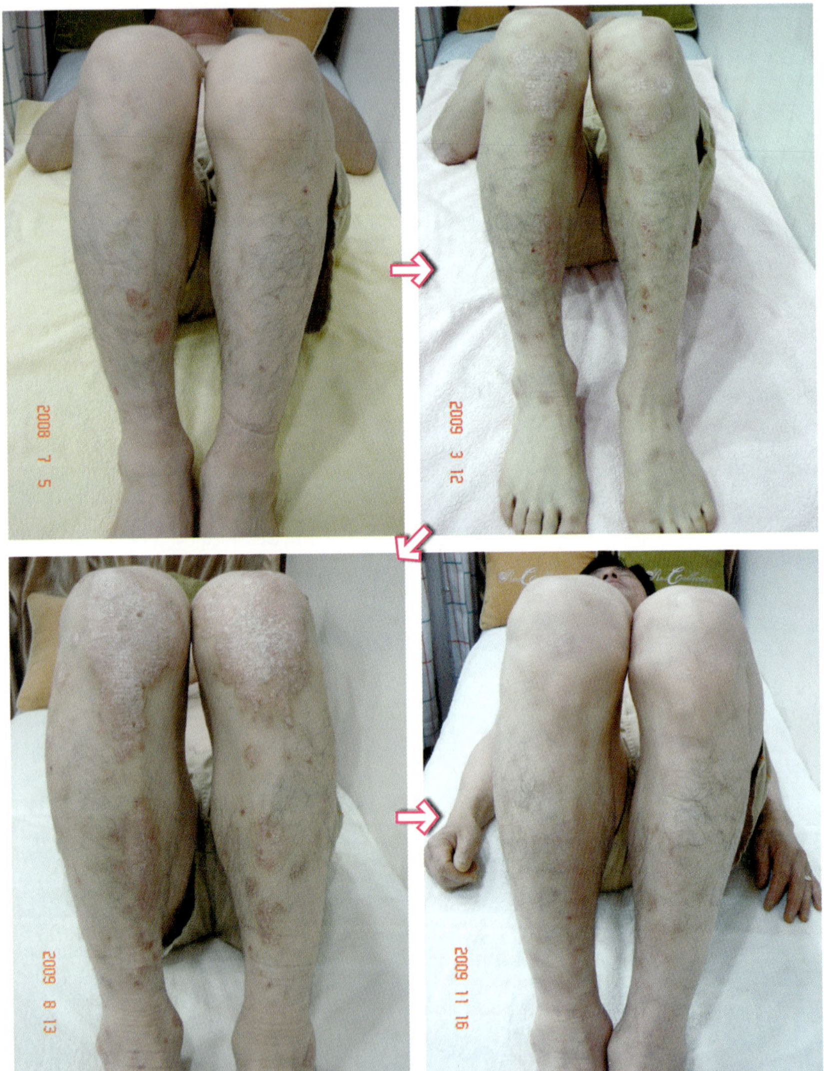

그림 7-7. 치료 기간이 긴 건선의 치료 경과

그래서 치료를 시작한 지 1년 혹은 그 이상이 지나서야 회복되는 특이한 경우도 분명히 존재한다. 이 경우 의사는 환자에게 치료될 수 있다는 확신을 주는 수밖에 없다.

한의학적 진단을 한 이후 치료의 방향이 맞다고 판단되면 비록 호전 반응이 나타나기까지 오래 걸리더라도 확신을 갖고 치료를 하는 것이다. 이때는 환자와 의사 사이의 '라포(rapport)'가 특히 중요하다. 라포란 환자와 의사 간의 일종의 '신뢰'로서 이러한 신뢰가 바탕이 되어야만 환자가 의사를 믿고 치료를 따라갈 수 있다.

의사는 환자의 질병을 꼭 낫게 하려는 의지를 갖고 있다는 것을 보여주고, 환자는 자신의 치료를 맡은 의사를 끝까지 믿고 따라가는 것이 필요하다.

이상에서 살펴본 바와 같이 초기 악화 과정이 심하고 급격한 경우 오히려 빨리 호전되려는 신호로 볼 수 있으며 실제 예후도 좋다. 반면 초기 악화 과정이 느리거나 오랫동안 계속 악화되는 경우는 예후가 불량하거나 치료 기간이 오래 걸릴 확률이 높다. 그러므로 비록 자신의 치료 과정이 그 당시에는 마음에 들지 않거나 치료를 해도 크게 변화된 것이 없다고 느낄지라도 끝까지 믿고 따라갈 필요가 있다.

차. 재발의 가능성

모든 건선 환자들이 치료를 종료할 때 하는 질문은 "이 병이 재발되지 않나요?"라는 것이다. 이 질문에 대하여 어느 누구도 재발이 된다 혹은 되지 않는다고 얘기할 수 없다.

건선은 재발에 있어서 감기와 같다. 감기에 걸린 후 완치되었다고 하더라도 한 계절에 두 번 혹은 세 번 걸릴 수도 있고 몇 년 동안은 아무 문제가 없다가 몸 관리를 잘못하거나 체력이 떨어지면 갑자기 걸릴 수 있다. 감기가 걸린 이후 다 치료가 되었다면 어느 누구도 의사에게 감기가 재발이 되지 않느냐고 묻지 않는다. 즉 감기가 재발이 되고 안 되고는 본인의 관리와 밀접하게 관련이 있다는 것을 알기 때문이다.

마찬가지로 건선이 치료되었다고 해서 완벽하게 재발되지 않는다고는 누구도 장담할 수 없다. 다만 관리를 잘하면 평생 재발이 되지 않은 채 살 수 있고 관리를 잘못하면 완치 후 1년 혹은 그 이내에도 재발할 수 있다. 건선이 감기와 다른 점은 감기의 양상은 급격하게 나빠지고 급격하게 좋아지지만, 건선은 천천히 나빠지고 천천히 좋아진다는 것이다.

그러므로 건선 환자는 완치가 되었다고 너무 자만하지 말고 평상시 건강관리를 잘하여 재발이 되지 않도록 힘써야 한다. 또한 재발이 되었다면 주저하지 말고 빠른 시일 내에 자신이 치료받은 한의원에 방문하여 치료 계획을 상담 받는 것이 좋다.

대부분의 건선 환자들은 재발에 대한 두려움이 강하다. 건선으로 인하여 고생을 너무도 오래한 탓에 조금만 몸에 붉은 반점이 나타나도 건선이 아닌가 한번쯤 의심해 본다. 그래서 건선이 재발되면 대부분 낙담하며 또다시 혼란스러워지기 시작한다. 그러나 건선은 언제라도 재발할 수 있다. 다만 스테로이드성 연고를 사용하지 않고 한의원에 빨리 방문하면 처음과는 달리 치료 기간이 아주 짧기 때문에 그리 걱정할 상황은 아니다.

건선 환자들은 건선이 처음 발병했을 때 무슨 병인지도 모르고 스테로이드성 연고만 바르면서 관리만 하다가 오랜 기간이 지나서야 한의원에 방문해서 치료를 받는 경우가 흔하다. 이렇게 한의원에 방문하는 대부분의 건선 환자들은 오랜 유병 기간을 거쳤기 때문에 치료 기간이 길어지게 된 것이다.

그러나 재발의 경우는 다르다. 건선이 재발되었을 경우 너무 심각하게 생각하지 말고 가급적 빠른 시간 내에 자신이 치료를 받았던 한의원으로 가면 된다. 그리고 그곳에서 다시 치료를 받게 된다면 처음과는 달리 빠른 시간 내에 건선은 다시 치료된다. 왜냐하면 이때는 건선이 새롭게 시작되어 생긴 지 얼마 되지 않았기 때문에 이제 막 건선이 나타난 환자의 몸 상태와 유사하기 때문이다.

즉 건선이 재발될 경우 이미 한 번 겪어본 터라 자신의 병이 건선인지 아닌지 빨리 판단을 하게 된다. 그리고 이번에는 아무런 치료를 받지 않거나 스테로이드성 연고를 사용하면서 병을 키우기 보다는 적극적으로 치료를 받으려고 한다. 그러므로 건선을 처음 앓는 환자에 비해 초기 대처가 빨라지고 이렇게 되면 유병 기간이 짧기 때문에 상대적으로 치료 기간도 짧게 된다.

건선의 재발은 대부분 해당 환자에게 건선이 처음에 생기게 했던 원인과 동일한 경우가 많다. 예를 들어 음식 문제로 인하여 건선이 처음 생겼던 사람은 건선이 재발할 때도 음식이 문제가 되는 경우가 많고, 체력적인 부분이 문제가 되어 건선이 처음 생겼던 사람은 체력이 약해지면 건선이 재발될 수 있다.

육류나 튀김같이 칼로리가 높고 기름진 음식을 많이 먹어서 건선이 생겼던 사람은 건선 치료 이후에 다시 이러한 음식 습관으로 돌아가기 쉽다. 비록 건선 치료 기간 도중에는 음식을 조절하더라도 치료가 종료된 이후에는 아무래도 마음이 느슨해지기 쉬워서 치료 기간 동안 금하던 술도 마시고 육류나 튀김류도 접하게 된다. 처음에는 혹시나 건선이 재발하면 어떻게 하나 하는 마음도 가지지만 한두 번 먹어도 피부에 이상이 없다면 이내 방심하게 되고 이러한 음식을 접할 기회가 점점 많아지게 된다.

이렇게 되면 내부적으로는 또다시 건선을 일으킬 수 있는 원인이 쌓이고 이러한 요소가 몸속에서 감당할 수 없는 상황이 되면 또다시 피부로 드러나게 된다. 만약 이 환자가 건선에 좋지 않은 음식을 자주 접한다면 상대적으로 빠른 시일 내에 재발될 확률이 높지만, 건선에 좋지 않은 음식을 적당히 통제한다면 상대적으로 재발 없이 살아갈 수도 있다.

어떤 건선 환자에게 처음 건선이 발병된 원인이 반복된 과로로 인한 체력 저하라면 이 사람은 체력적인 문제로 또다시 건선이 재발할 수 있다. 과로는 본인의 의지보다 주변의 환경 때문에 생겨나는 경우가 많다. 그래서 평상시 많이 과로를 했던 사람은 또다시 과로를 하면서 지낼 확률이 높다. 치료를 받으면서 어느 정도 정상적으로 회복되었던 체력은 과로를 하면 점차적으로 다시 떨어지게 된다. 만약 과로의 정도가 심하다면 상대적으로 빨리 건선이 재발할 수 있고, 과로의 정도가 약하다면 상대적으로 늦게 건선이 재발하거나 아니면 아예 재발되지 않고 평생 문제 없이 살 수도 있다.

건선은 대부분 환경과 생활 습관의 영향을 받아 생기는 병이다. 그러므로 자신의 환경과 습관이 적절하다면 건선이 치료된 이후에 전혀 재발의 걱정 없이 살 수 있지만 그렇지 않다면 건선이 치료된 이후에도 언젠가는 재발을 경험할 수 있다.

그러므로 건선의 재발 여부는 자신에게 달려 있다고 해도 과언이 아니다. 그러나 건선이 재발되었다고 해서 실망을 하거나 치료를 포기할 필요는 없다. 건선은 관리가 제대로 되지 않을 경우 언제든지 재발될 가능성을 갖고 있는 질환이므로 재발이 되면 되도록 빨리 치료받으면 된다.

만약 감기에 걸린 후 완치되었는데 1년 뒤에 다시 감기에 걸렸다고 해서 치료를 포기하는 경우는 없다. 어떻게 해서든지 빨리 감기 치료를 받아서 완치하고자 할 뿐이다. 건선도 이와 마찬가지이다. 재발이 된다고 하더라도 전혀 두려워할 필요 없다.

특히 재발이 되었다고 해서 미리 치료를 포기하는 사람이 있는데 이것만큼 안타까운 경우도 없다. 이런 경우 빨리 치료를 받으면 곧 회복되는데, 재발이 되었다고 해서 또다시 예전처럼 긴 기간 동안 치료를 받아야 할지 모른다는 지레짐작으로 치료를 포기하는 것은 너무나 불행한 일이다.

이렇게 재발로 인해 다시 한의원에서 치료를 시작하는 경우는 대부분 이전에 비해서 경과가 짧고 예후도 비교적 좋은 편이므로 조금이라도 의심의 여지가 있다면 주저하지 말고 빠른 시간 내에 한의원을 방문하는 것이 고통을 더는 길이다.

임상 치험례

47세의 박○○ 씨는 남자로 건선을 7년 동안 앓았다고 했다. 한의원에 방문하는 날까지도 스테로이드성 연고를 계속 사용했는데 피부를 자세히 관찰해 보니 연고 때문인지는 몰라도 그리 심해 보이지는 않았다.

여러 가지 검사를 해보고 진단을 해본 결과 체력적으로 크게 문제가 있는 것 같지는 않았다. 그래서 일반적인 방법을 사용해서 치료하기 시작했다.

그런데 중간에 문제가 발생했다. 아무리 치료해도 피부 증상이 악화되기만 하는 것이었다. 정확히 1년 1개월 동안 피부 증상이 단 한번도 호전되지 않고 악화되었다. 처음에 깨끗하던 피부가 나중에는 반팔, 반바지를 입을 수 없을 정도로 악화되었다. 환자도 힘들어하는 표정이 역력했다. 그래도 중간에 포기할 수는 없었다. 꼭 치료를 해볼 테니 믿고 따라와 달라고 했다.

무엇이 문제인지 특별히 드러나는 것이 없었다. 그렇다고 진단이 틀렸다고 판단되지는 않았다. 그래서 1년 1개월 동안 악화됨에도 불구하고 진단한 대로 치료를 계속했다.

치료를 시작한 지 1년 2개월이 지나자 환자의 눈빛이 달라졌다. 무언가 좋아지는 느낌이 있다는 것이었다. 그때부터 환자의 피부가 하루가 다르게 좋아졌다. 정말 믿을 수 없을 정도로 급격하게 좋아지기 시작했다.

그 후 약 2개월 뒤에 거짓말같이 피부가 깨끗해졌다. 그렇게 나빠지기만 하던 피부가 감쪽같이 좋아졌다는 것을 직접 치료한 나 자신마저도 믿을 수 없을 정도였다. 하지만 실제로 그 환자는 피부가 깨끗해졌고 무사히 치료를 종료할 수 있었다.

치료 기간이 길게 걸릴 수는 있지만, 건선은 진단만 올바르다면 치료가 안되는 질병이 아니라는 것을 알 수 있게 해준 환자였다. 1년이 넘는 기간 동안 전혀 치료가 되지 않았음에도 불구하고 불평하지 않고 믿어준 덕택에 소중한 경험을 얻을 수 있었다. 이 지면을 빌어 그 환자에게 감사하다는 인사를 전한다.

08 서양의학의 건선 치료

가. 스테로이드성 연고

현재 건선 환자들이 가장 많이, 그리고 가장 널리 애용하고 있는 것이 스테로이드성 연고이다. 처음 스테로이드성 연고를 사용할 때는 효과가 빠르고 감쪽같이 낫는 느낌이 들기 때문에 서양의학의 경우 대부분의 피부 치료에 스테로이드성 연고를 많이 사용하고 있다.

처음 스테로이드성 연고를 접하게 되면 이것만큼 효과가 확실한 약이 없다는 생각을 갖게 된다. 스테로이드성 연고는 대부분 바르고 얼마 지나지 않아 혹은 늦어도 며칠 이내에 언제 그랬냐는 듯 피부를 정상인과 거의 흡사하게 보이도록 만드는 경우가 대부분이기 때문이다. 그러나 이는 스테로이드성 연고가 가진 밝은 면만 보고 그 이면은 보지 못한 것으로 좋지 않은 결과를 가져오게 된다.

처음에 그렇게 감쪽같이 잘 듣던 연고는 어느덧 시간이 지나면서 더 이상 효과를 발휘하지 않게 될 뿐 아니라 아니 오히려 피부 증상이 점점 심해짐을 느끼게 된다. 그래서 기존에 다니던 피부과에 가서 이러한 증상을 얘기하면 다른 연고로 바꾸어준다. 그러면 또 다시 피부 증상이 완화되면서 낫는다는 느낌을 갖게 된다. 이전에 사용하던 약이 너무 약해서 효과가 없던 것으로 알고 이제는 다 나을 수 있다는 생각을 하게 되는 것이다. 그러나 이번에도 초기에는 잘 듣던 연고가 시간이 지날수록 잘 듣지 않으며 심지어는 처음보다 더 심해지는 것을 또 다시 느끼게 된다.

이러한 상황이 반복되면서 점점 피부가 회복될 수 있다는 자신감을 잃어가고 삶이 힘들어진다. 그 사이에 이미 시간은 건선이 발병하고나서 짧게는 1년 길게는 30년 이상이 지나 있다. 그 기간을 거치면서 점차 자신의 피부가 도저히 회복될 수 없는 불치의 병이라는 생각을 하고 그렇다면 차라리 연고 사용을 중단하는 것이 어떨까 하는 생각을 조심스럽게 행동으로 옮기게 된다.

그러면 이제는 증상이 엄청나게 악화되면서 이전에 겪어 보지 못했던 심한 가려움, 진물, 피부 악화와 같은 증상이 나타난다. 참아볼까 하는 생각도 하지만 너무 심해지는 피부를 보면서 잘못하면 죽을 수도 있겠다는 두려움이 엄습하면서 연고를 다시 바르게 된다.

그러나 피부 증상은 점점 더 심해지고 연고가 없으면 하루도 살 수 없는 날이 계속 되면서 평생 이런 피부를 가지고 살아야 하는 슬픔이 마음을 무겁게 한다. 다른 사람에게 피부를 보여줄 수도 없고 정상적인 사회생활도 불가능하니 살아도 사는 것이 아니라는 생각을 갖게 된다. 이러한 생각이 계속되면서 자신의 삶에 실망을 하다가 심한 경우는 자살까지도 생각하게 된다.

스테로이드성 연고는 실제로 건선을 치료하는 약이 아니다. 다만 증상이 밖으로 드러나지 않도록 조절만 해줄 따름이다. 이것은 오히려 장기간 사용할 경우 속에서 병을 키워서 나중에 건선이 더 심각하게 진행되는 계기를 마련하게 된다.

물론 스테로이드성 연고가 질병을 근본적으로 치료하지 못한다고 해서 이를 전혀 사용하지 말아야 한다는 것은 아니다. 간혹 운이 좋은 경우는 아주 초기 건선 증상에 스테로이드성 연고를 사용한 이후 몇 년간 전혀 발병하지 않고 지낼 수 있는 경우도 있다.

또한 스테로이드성 연고의 단기간 사용은 삶의 질을 높여준다. 예를 들어 사람들을 많이 상대해야 하는 상황에 처한 경우, 얼굴의 건선이 너무 흉해서 타인에게 나서기가 두려운 경우 등은 일시적으로 스테로이드성 연고를 사용하는 것이 사회 생활에 도움이 된다.

다만 스테로이드성 연고의 장기적인 사용은 별로 바람직하지 않다. 왜냐하면 장기간 사용할수록 부작용이 점점 더 심해지기 때문이다. 그러므로 서양의학에서는 건선을 완치가 되는 질환이 아니라고 한다. 그러나 한의학에서는 건선을 치료할 수 있기 때문에 스테로이드를 처음부터 사용하지 않거나, 사용하더라도 가급적 특별한 경우에만 잠시 사용하다가 중단할 것을 권유한다.

나. 면역억제제

서양의학은 건선의 원인을 밝히지는 못했지만 건선이 있는 피부의 증식 주기가 정상인에 비해 지나치게 짧다는 점이 중요한 역할을 한다는 것을 알고 있다. 바로 이러한 점 때문에 각질이 많이 생기고 피부가 붉게 된다는 것이다. 서양의학에서는 이것이 면역력이 과다 항진되어 나타나는 결과로 해석하고 건선을 완화시키는 데 면역억제제를 사용하기도 한다.

서양의학에서 면역억제제는 원칙적으로 장기이식과 같은 경우에 쓰인다. 인체에 외부 장기가 이식되면 정상적인 면역체계가 이식된 장기를 비자기(非自己)로 인식하고 공격하는 현상이 나타난다. 따라서 이를 막기 위해 일반적으로 면역억제제를 투여하는데 이때 흔히 상용되는 것이 사이폴엔(Cipol-N)이다.

건선 자체로만 봐서는 면역억제제를 사용하는 것이 일부 맞을 수도 있다. 피부의 이상 증식으로 인해서 건선이 생긴 것을 면역계가 과도하게 항진된 것으로 해석한 후 면역억제제를 투여하여 건선을 완화시킨다는 것이다.

그러나 여기에는 필연적인 부작용이 따른다. 건선 피부만을 목표로 하였으나 신체의 전반적인 면역력이 약해지고 악성종양이나 탈모, 무정자증 등 전반적인 면역력이 떨어질 때 나타나는 부작용이 생길 수 있다. 결국 빈대 잡으려다 초가삼간 태우는 격이 된다.

실제로 면역억제제를 사용했던 환자들은 치료 도중에도 감기에 자주 걸리는 등 면역력이 약화되었을 때 나타나는 문제가 종종 발생한다. 또한 치료 도중 많이 호전되더라도 감기에 걸리거나 조금만 체하면 피부가 다시 악화되는 경우도 많이 있다. 그래서 면역억제제를 사용했던 환자들은 그렇지 않았던 환자들보다 치료 기간이 더 길어지거나 치료 자체가 어려운 경우가 많이 있다.

특히 면역억제제를 사용했던 사람들은 면역력이 정상인에 비해 많이 떨어져 있는 경우가 많아서 다른 사람들과는 달리 면역력을 올리는 처방, 즉 처음부터 혹은 치료 도중에 보약을 복용해야 치료가 잘 되는 경우가 많다. 면역억제제를 사용했던 사람들은 대부분 체력적으로 많이 떨어져 있으며 환자도 스스로 체력에 문제가 있음을 호소한다. 그래서 치료 초기 혹은 치료 도중에 면역력을 올리는 처방을 복용하면 체력적으로 많이 회복됨을 느끼고 실제 피부도 동시에 좋아지는 경우가 많이 있다.

그러므로 면역억제제를 가급적 복용하지 않거나 아주 특별한 경우 단기간만 복용하는 것이 좋다.

다. 자외선치료

흔히 서양의학에서는 자외선치료를 받으면 건선이 완화되는 것으로 알려져 있으며 실제로도 대부분 건선 증상이 완화된다. 만약 자외선치료를 통해 건선이 완치된다면 이보다 더 좋은 치료법도 없을 것이다.

그러나 자외선 치료 역시 건선의 진정한 치료법은 아니다. 일시적으로는 건선이 드러나는 것을 완화시킬 수 있지만 이것 역시 치료를 종료하면 건선이 다시 드러나거나 일정한 시간이 흐른 뒤 건선이 새롭게 나타나는 경우가 많다. 물론 한동안 건선이 드러나지 않는다는 점에서 효과가 좋다고 볼 수도 있다.

그러나 여기에는 필연적으로 부작용이 따른다. 피부암, 검은점, 어지럼증, 피부 노화, 화상 등이 그것이다. 만약 건선 치료를 위하여 자외선 치료를 받았는데 피부암이 생겼다면 어찌 이것을 진정한 치료라 할 수 있겠는가? 물론 자외선 치료를 받는 모든 사람들이 피부암이 생기는 것은 아니지만 인위적으로 외부의 광선을 인체에 집약적으로 쬐게 한다면 부작용이 생길 것은 자명한 일이다.

그러므로 자외선 치료 또한 단기간의 치료 목적이나 특별한 경우를 제외하고 장기적으로 꾸준히 받는 것은 부작용을 고려할 때 그리 좋은 치료법이 아니다.

라. 타르제제

타르제제는 인설의 생성을 감소시키고 염증을 완화시키는 것으로 알려져 있다. 타르는 목재나 석탄 등을 건류(공기를 차단한 후에 고체로 된 유기물을 가열 및 분해해서 휘발분과 탄소질 잔류분으로 나누는 조작)해서 얻는 흑갈색 점액 물질로 흔히 콜타르라고 불리는 물질이 대표적이다.

크림, 연고, 두피 건선 완화제, 목욕용품 등에 타르를 함유한 것들이 있는데, 타르 용액에 전신 목욕을 하거나 이후에 자외선 치료를 겸하기도 한다. 이러한 타르제제는 상대적으로 부작용이 적은 편이기는 하다. 그러나 이 역시 여드름 같은 것이 나타나거나 피부 혹은 머리카락의 색이 변하는 등의 부작용이 있다.

이처럼 타르제제 역시 건선을 근본으로 치료하는 것이 아니고 보이는 부분을 일시적으로 완화시켜 주기 때문에 치료를 위한 보조제로 활용해 볼 수는 있으나 전적으로 여기에 의존해서 치료할 수 있는 것은 아니다.

마. 비타민-D 유도체

서양의학에서도 요즘에는 스테로이드 부작용이 많이 인식되어 있어서 가급적 이를 대체할 만한 약물을 많이 찾고 있다. 이러한 노력의 결과 스테로이드의 대안으로 찾은 것 중 현재 가장 많이 이용되는 것이 비타민-D 유도체이다.

비타민-D는 뼈 형성 및 칼슘 흡수를 돕는 것으로 알려져 있다. 그런데 최근 여러 연구를 통해 비타민-D가 호르몬 합성과 인슐린 분비,

혈압 조절, 혈중 칼슘 농도 조절, 암 억제 등에도 관여한다는 사실이 알려졌다.

비타민-D는 피부 각질 형성 세포의 증식을 억제하며 분화를 촉진한다. 그런데 이러한 비타민-D를 건선에 효과적으로 작용할 만큼 복용할 경우 혈액 중 칼슘 농도가 높아져 신장 기능의 장애를 초래할 수 있다. 때문에 칼슘 대사나 신장 기능에 상대적으로 영향을 덜 미치는 비타민-D 유도체를 만들었는데 이중 가장 대표적인 것이 칼시포트리올이다. 제품명은 '다이보넥스'로 대부분의 건선 환자들이 알고 있다.

최근에는 스테로이드의 부작용 때문에 그 사용을 두려워하거나 거부하는 사람들에게 비타민-D 유도체를 많이 사용하는 편이다. 스테로이드에 비해 부작용이 그리 많지 않은 것으로 알려져 있기 때문이다. 그러나 비타민-D 유도체도 과다하게 사용할 경우 혈중 칼슘 농도가 상승해서 권태감, 탈진감, 식욕부진, 구토, 복통, 근력 저하 등이 나타날 수 있다.

이러한 비타민-D 유도체는 상대적으로 효과가 좋은 사람도 있고 효과가 좋지 않은 사람도 있으며 효과가 느린 경우도 많다. 때문에 스테로이드성 연고와 혼합해서 사용하는 경우도 많은데 이 경우 역시 스테로이드를 사용하므로 이를 중단하면 부작용이 나타날 수밖에 없다.

바. 메토트렉세이트(methotrexate)

메토트렉세이트는 항암제로 유사분열을 억제하는 것으로 알려져 있다. 메토트렉세이트는 일반적으로 류머티스성 관절염에 많이 사용되는데 건선 치료에도 30년 이상 쓰이고 있는 약물이다. 특히 중증 건선에 주로 사용되는데 이 약물의 가장 큰 문제점은 간 손상이 크다는 점이다. 그러므로 메토트렉세이트를 복용하고 있는 환자는 꼭 간 생검을 통한 간검사를 하도록 권유받는다. 뿐만 아니라 메토트렉세이트는 우울증을 유발할 수도 있으며 골수의 기능을 억제할 수도 있기 때문에 사용에 신중을 기해야 한다.

사. 기타 치료

위에서 설명한 치료법 외에도 다양한 건선 치료법이 많이 있다. 수산화요소(Hydroxyurea)와 같은 항암제, 시클로스포린A, 레티노이드, 목욕 광화학요법(bath-PUVA) 등 건선을 치료하기 위한 다양한 방법이 많이 시도되고 있다.

아. 서양의학에는 치료 방법이 없다

현재 사용되고 있는 '치료'라는 말에는 크게 두 가지가 있다. 하나는 그 질병을 가져오는 원인을 완전히 없애서 치료 종료 후에도 그 상태가 유지 되도록 하는 것이며, 다른 하나는 증상만 일시적으로 없애는 것으로 근본 원인을 없애지는 못하기 때문에 치료를 종료하면 바로 혹은 빠른 시일 내에 다시 치료 이전과 같은 상태로 돌아가게 되는 것이다.

일반적으로 전자의 경우라야 치료라 할 수 있다. 그런데 서양의학에서는 현재까지 건선을 치료할 수 있는 방법이 없는 것으로 알려져 있다. 다만 서양의학에서 말하는 건선 치료라 함은 드러나는 증상을 일시적으로 완화시킴을 의미한다. 그러므로 치료를 중단하면 치료 이전과 같은 상태로 되돌아가거나 오히려 더 심해지는 경우도 생긴다. 이러한 결과가 생기는 이유는 건선의 원인을 보는 관점이 한의학과 다르기 때문이다.

서양의학에서는 건선을 피부 각질의 과다 증식에 의하여 생기는 것으로 보고 있는데 그 명확한 원인은 찾지 못했다. 만약 세균이나 바이러스가 원인이었다면 그에 맞는 치료법을 찾을 수 있었을 텐데 건선의 원인은 이러한 것과는 다른 것으로 알려져 있다. 또한 건선의 원인이 한 가지로만 국한된다면 여기에서도 해법을 찾을 수 있었을 텐데 아직까지 건선을 유발하는 하나의 특정한 원인으로 알려진 것도 없다.

그러므로 서양의학에서는 단지 건선이 피부로 드러나지 않도록 하는 대증요법(對症療法)을 사용할 수밖에 없는데 이것은 진정한 의미의 건선 치료법이 아니다. 그저 보이는 피부 증상을 단순히 완화시키는데 목적이 있을 뿐 약물 치료를 중단하면 다시 재발되기 때문이다. 결국 궁극적인 의미의 건선 치료법은 아직까지 서양의학에는 존재하지 않는다. 다만 건선이 드러나지 않도록 하는 기간이 보다 길면서 부작용이 덜한 약물을 찾아내는 것으로 발전하는 정도이다.

그러나 한의학에서는 건선의 원인이 명확히 알려져 있다. 크게는 열(熱)이 주요 원인이고 거기에서 세부적으로 들어가 보면 지나친 기능항진으로 인한 '실열', 과로로 인한 '허열', 열로 인해 이차적으로 나타나는 건조감 등 다양한 원인이 있다. 그러므로 원인을 제대로 분석하여 문제가 된 부분을 없애는 치료만 하면 피부는 자연적으로 회복된다.

즉 한의학에서는 건선을 단순한 피부의 문제가 아닌 내부의 문제로 보는 것이다. 이것이 서양의학과는 다른 관점인데 서양의학에서는 뜨

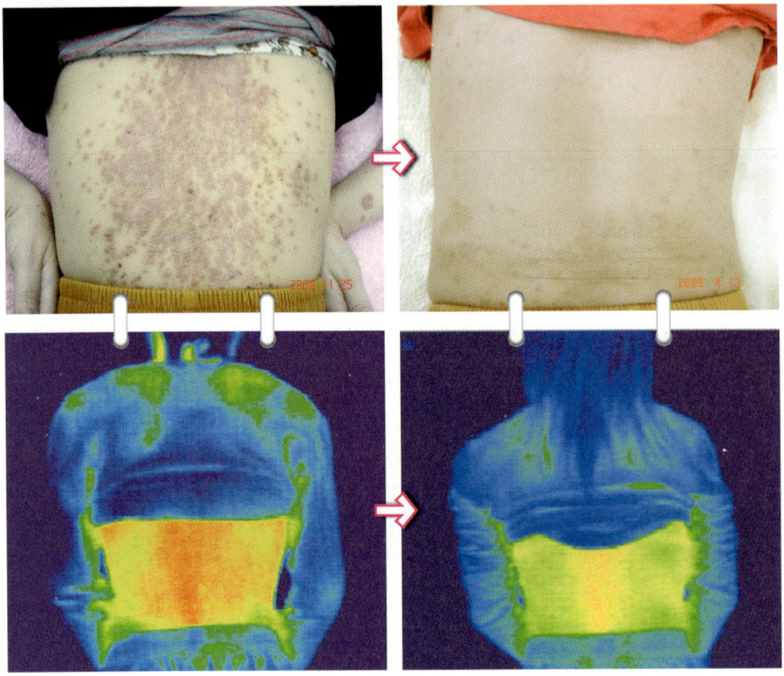

그림 8-1. 체열진단기를 통해 살펴본 치료 후의 변화

겁고 차가움 즉, 한열(寒熱)이라는 개념이 존재하지 않기 때문이다.

그러나 한의학은 '한열'이라는 개념을 병을 치료하는 데 있어서 아주 중요한 요소로 보기 때문에 건선을 치료할 수 있는 것이다. 실제 건선 환자의 피부를 만져보면 증상이 심할 때면 건선이 존재하는 피부가 주위 정상 피부의 온도보다 많은 경우 1℃ 이상 상승되어 있는 것을 볼 수 있는데 치료 도중에 그 온도 차가 점점 줄어들다가 거의 사라지면 피부가 회복되는 것을 볼 수 있다. 이는 건선 치료에 있어 열이 주요한 원인이 되고 그 열을 없애면 건선이 치료될 수 있다는 것을 의미한다.

그런데 피부의 열 특히 건선 피부에 나타나는 열은 그 원인이 피부에 있지 않다. 만약 건선 환자의 피부에 열이 나는 원인이 피부 자체에 있다면 피부의 열만 식히는 치료를 해도 완치가 될 것이다. 그러나 건선 환자에게 아무리 피부의 열을 떨어뜨리는 치료를 해도 일시적으로 피부 상태가 나아질 뿐 절대 완치가 되지 않는다.

결국 건선 피부의 원인은 몸속에 있다는 것을 알 수 있다. 그러므로 건선의 치료를 위해서는 몸속에 존재하는 과항진된 열을 제거해야만 하며 이를 통해서만 건선이 치료될 수 있는 것이다.

지금도 한의원에 방문하는 많은 환자들을 보면 대부분 피부과 의원이나 대학병원에서 치료를 받다가 중단하고 온 사람들이다. 그들이 하는 한결같은 얘기는 시간이 흐를수록 건선이 치료되지 않고 점점 악화되고 양약을 중단하면 더 심해진다는 것이다. 처음 치료를 받을 때에도 어차피 건선은 평생 치료가 되지 않으니 관리만 적당히 하면서 병을 가지고 살라는 말을 듣는다고 한다.

이처럼 무책임한 말이 어디 있단 말인가? 서양의학에서 치료가 안 되면 아무도 치료할 수 없다고 하는 것은 지나친 오만이다. 분명히 한의학에서는 건선을 치료할 수 있고 실제 치료가 잘 되어서 정상적인 생활을 하고 있는 사람들이 얼마든지 있다.

자신의 영역에서 치료가 불가능할 경우는 서양의학에서는 불가능하다고 해야지 건선이 평생 치료가 되지 않는 불치병이라고 얘기하는 것은 환자의 치료 의지를 앗아감은 물론 치료가 되지도 않는 환자를 붙들고 평생 스테로이드의 고통 속에서 고생만 시키는 결과를 초래한다.

애초에 건선이라는 질환 자체가 현재까지의 서양의학에서는 완치라는 것이 불가능하고, 스테로이드성 연고나 기타 치료는 일시적으로 건선을 호전시켜서 원만한 사회 생활에 도움을 줄 수 있으나 장기간 사용하는 것은 좋지 않다는 사실을 환자들에게 인지시켜 주었다면 많은 환자들이 그렇게 먼 길을 돌아와서 치료받지는 않았을 것이다. 그러나 '건선은 평생 불치'라는 말에 많은 건선 환자들이 아무런 치료도 받지 않고 미리 포기한 채 평생을 고통속에서 살아가거나 낫지도 않는 스테로이드성 연고만을 사용하면서 점점 더 피부를 악화시키고 있다.

물론 서양의학에서 사용하는 스테로이드성 연고나 그밖의 다른 치료들이 전적으로 나쁘기만 하다는 것은 아니다. 다만 환자에게 서양의학적 시술로 치료가 가능한 부분과 불가능한 부분을 명확히 인지시켜야 한다는 것이며, 대부분의 서양의학적 치료가 완치는 시킬 수 없지만 일시적으로 완화시킬 수 있는 방법들이라는 사실을 분명히 알려줘야 한다는 것이다. 그리고 서양의학에서는 치료가 잘 안되지만 한의학에서는 치료가 될 수 있다는 사실도 은폐해서는 안된다. 그래야만 건선 환자들이 평생 피부로 인하여 겪는 고통을 조금이라도 덜 수 있다.

한방 · 양방을 떠나서 의사는 누구나 환자의 병을 치료하길 원한다. 건선에 있어서도 마찬가지이다. 우리나라에는 한의학이라는 아주 훌륭한 의학이 있다. 대부분의 의사들이 한의학을 잘 모르면서 함부로 무시하고 효과가 없는 의학인 것처럼 폄하하고 있지만 한의학은 치료의학이고 효과가 뛰어나다.

일부 의사들은 한의학하면 그저 알 수 없는 풀뿌리만 달여 먹이고 몸보신이나 시켜 일시적으로 기분만 좋게 만드는 의학이고, 여기에는 단지 약을 복용해서 몸이 좋아진 것 같은 착각에 빠지게 하는 플라시보 효과만 존재하는 것으로 오해하고 있는 경우도 있다. 그러나 한의학은 분명한 치료의학이다. 물론 보약이라는 부분도 치료의 일부분으로 존재하고 중요한 영역에 속한다. 하지만 한의학은 일반인들이 알고 있는 이상으로 다양한 질병의 치료에 탁월한 효과를 발휘한다.

그 중에서도 건선은 피부를 통해 드러나는 질환이다. 그러므로 치료가 되는지 안되는지에 관하여 거짓말을 할 수 없다. 왜냐하면 치료

시 항상 환자의 환부를 촬영하므로 치료가 되는지 안되는지를 제3자가 분명히 구분할 수 있기 때문이다. 건선 환자를 치료해보면 대부분 명백하게 피부 증상이 호전되며 궁극적으로 정상 피부로 회복된다.

만일 한의학적인 치료가 건선을 일시적으로 완화시키는 정도의 것이었다면 치료를 중단한 후 바로 반동현상(Rebounding)이 나타났을 것이다. 그러나 제대로 치료를 마친 사람이라면 그런 경우가 발생하지 않는다.

일부 의사들 중에는 한약에 들어 있는 스테로이드 성분이 피부를 좋게 하기 때문에 한약으로 건선을 치료한다는 것은 말이 안되는 이야기라고 하는 사람도 있다. 그러나 정말로 한약에 건선을 치료할 만한 스테로이드가 들어 있다면 복용을 중단한 후 바로 반동현상이 나타나면서 피부 증상이 악화되어야 할 것이다. 그러나 한약으로 치료가 된 경우 약 복용을 중단해도 반동현상은 나타나지 않는다.

스테로이드의 효과는 약 3개월 이내에 대부분 사라지면서 원래의 피부 상태로 악화되는 것이 일반적이다. 그러나 한약으로 치료해서 3개월 이내에 원래 상태로 악화되는 경우는 보지 못했다. 이는 한약에 스테로이드가 들어 있어서 피부를 좋게 한다는 근거 없는 얘기들이 허황된 것임을 보여준다.

더욱이 이런 주장은 한약으로 건선을 치료할 때 대부분의 환자들이 겪는 초기 악화 과정을 설명하지 못한다. 건선을 치료하다 보면 대부분 초기에 약간의 악화 과정을 거치게 된다. 물론 스테로이드성 연고를 사용했던 사람은 개인에 따라 차이가 있지만 더 심각한 악화 과정을 겪는 경우도 있다.

이렇게 한약으로 건선을 치료하기 시작할 때 대부분이 초기에는 악화되다가 서서히 회복되어 가는 양상을 보인다. 바로 이러한 변화 양상이 일부 의사들이 주장하는 '한약에 스테로이드가 들어 있다'는 주장이 잘못되었음을 입증하는 근거가 된다. 만약 스테로이드가 들어 있었다면 그러한 초기 악화 과정을 겪을 리가 없다. 간혹 환자들 중에 "한약에 스테로이드가 들어 있지 않나요?"라는 질문을 하는 경우가 있는데 정말로 답답하기도 하고 억울하기도 하다는 생각이 많이 든다.

건선 환자를 치료할 때 증상이 아주 심한 경우는 1년 이상 한약을 처방하기도 한다. 만약 한약에 양약과 동일한 스테로이드가 들어 있다면 이 과정 중에 반드시 얼굴이 달덩이처럼 변하는 '문 페이스', 어깨나 목부위가 튀어나오는 '버팔로 험프', 식욕 증가 등과 같은 스테로이드 부작용이 나타났을 것이다. 그러나 아무리 긴 기간 동안 치료를 하더라도 이러한 부작용은 나타나지 않는다.

만약 한의사가 서양의학에서 말하는 스테로이드를 한약에 첨가하게 된다면 이는 면허를 취소당할 만큼 심각한 위법행위이다. 어느 누가 그렇게 큰 위험을 감수해가며 위법행위를 하겠는가? 또한 스테로이드의 폐해를 잘 알고 있는 한의사가 장기적인 면에서 효과가 없는 스테로이드를 왜 사용하겠는가? 모두가 알다시피 스테로이드 효과는 일시적일 뿐이므로 치료를 중단한 후 다시 악화되고 재발된 환자들의 불만 때문에 병원 문을 닫아야 할 경우도 생길 것이다.

한의사는 양약을 다루는 사람이 아니다. 그러므로 한약에 양약을 첨가할 만큼 그렇게 부도덕하지도, 어리석지도 않다. 만약 어떤 환자에게 양약이 꼭 필요하다고 판단될 때는 가까운 피부과나 관련 질환을 보는 곳에 가서 진단을 받은 후 처방받은 약을 사용하라고 권유한다. 그러므로 한약에 스테로이드를 첨가해서 건선이 좋아졌다는 주장은 아무런 근거도 없는 얘기이므로 전혀 고려의 대상이 아니다.

서양의학적인 기준으로 본다면 먹는 약 중에서 건선 피부를 완화시키는 치료법은 스테로이드밖에 없을 것이다(물론 현재는 다른 치료법이 나와 있을 수도 있다). 그러나 한약도 먹는 약이라고 해서 스테로이드라고 판단한다면 이것은 아주 무지하고 오만한 주장이다.

자신들의 이론 내에서 스테로이드 외에 다른 해답을 구하지 못했다는 이유로 한의학에서도 스테로이드를 사용해서 일시적으로 피부에 효과를 나타낼 것이라고 무책임하게 주장하는 것은 다른 학문에 대한 무조건적인 배타심과 무지로 얼룩진 견해이며 의사로서, 학자로서의 자존심과 양심에 비춰볼 때 올바른 행동이라 할 수 없다.

임상 치험례

24세의 강○○ 씨는 여자로 건선을 앓은 지 4년 정도 되었다. 한의원에 방문하는 전날까지 스테로이드성 연고를 사용하였는데 겉으로 봐서 그리 심한것 같지는 않았다. 이 환자의 경우 소화장애가 있어서 먼저 소화기를 다스리는 치료를 시작했다.

다음번 방문 시 소화장애는 호전되었는데 피부가 몹시 악화되어 있었다. 건선이 거의 없던 부위인 배, 등을 포함해서 다리까지 심해져 있었다. 약 10일 만에 일어난 일이라 환자도 당황스러워 하는 것 같았다.

그런데 그로부터 약 20일 뒤에는 더 당황스러운 일이 일어났다. 얼굴을 제외한 온몸이 건선으로 뒤덮인 것이다. 환자 본인도 당황스러운 기색이 역력했다. 그러나 진단과 처방은 문제가 없었다고 판단되었으므로 일단 환자를 안심시키고 계속 치료를 하기로 했다.

그 후 약 1개월이 지나자 이번에는 거짓말처럼 회복되기 시작했다. 그러자 이번에는 너무 빨리 회복되어 환자가 놀란 눈빛이었다. 이 환자는 이후 무난하게 치료되어 약 3개월 뒤에는 거의 정상으로 회복되었다.

치료가 거의 끝날 무렵 그 동안에 있었던 얘기를 해주었다. 치료를 시작한 지 1개월 반이 지났을 때 추석 명절이 있었다. 서울에서 혼자 살고 있던 환자는 추석 때 고향에 갔는데 부모님이 피부를 보더니 엉엉 우셨다고 한다. 그래서 환자도 같이 울면서 많은 힘들어했는데 지금은 피부가 깨끗해서 너무 좋다고 하였다.

내색을 하지 않았지만 악화되는 기간 동안 아마도 마음이 굉장히 힘들었으리라 생각한다. 성한 피부가 거의 없었으니 어쩌면 당연한 일이었을지도 모른다.

지금도 가끔 생각나는 이 환자는 가장 빨리, 가장 많이 악화되고, 가장 빨리 좋아졌던 환자였다. 앞으로도 좋은 피부를 가지고 평생 잘살기를 기원한다.

09 스테로이드란?

가. 스테로이드의 정의

스테로이드란 여섯 개의 탄소 원자로 이루어진 환상 구조와, 다섯 개의 탄소 원자로 이루어진 환상 구조를 기본 골격으로 하는 유기 화합물을 통틀어 이르는 말이다.

또한 스테로이드는 알레르기 반응이 일어나는 부위로 염증 세포가 유도되는 것과 이들의 활성화를 억제하는 등의 역할을 하며 인공적으로 합성하여 사용하기도 한다. 스테로이드 유도체에는 호르몬 작용을 비롯하여 생체 내에서 중요한 역할을 하는 콜레스테롤 · 담즙산 · 호르몬 등을 포함한다.

나. 건선 피부에 있어서 스테로이드의 역할

스테로이드는 건선, 아토피 등과 같이 붉고 건조한 피부를 일시적으로 깨끗하게 하고 호전된 것처럼 보이도록 하는 역할을 한다. 그래서 스테로이드가 처음 나왔을 때는 마치 만병통치약인 것처럼 취급받는 시절도 있었다. 그러나 시간이 흐를수록 스테로이드가 장점만 있는 것이 아니라 오히려 심각한 부작용을 초래할 수 있다는 사실이 알려지면서부터 스테로이드를 바라보는 관점이 달라지기 시작했다.

스테로이드가 피부에 도포되면 피부의 열기가 밖으로 나가는 것을 막는 역할을 한다. 즉 몸속에 있는 열기를 발산하기 위하여 빨갛게 된 피부에 스테로이드 연고를 바르면 열기가 발산되는 것을 막는 작용을 하며 빨갛던 피부가 마치 정상으로 회복된 것 같은 느낌이 들게 하는 것이다.

우리 몸에서 피부에 빨간 반점과 같은 것이 생기는 기전은 다음과 같다.

일단 우리 몸에 과도한 열이 발생하면 피부에 붉은 기운이 나타나게 된다. 붉은 기운이 나타나는 부위는 사람마다 달라서 일정하지 않다. 머리에만 나타나거나 손바닥, 발바닥에만 나타나는가 하면 전신에 나타나기도 한다. 이렇게 우리 몸의 내부에서 과도하게 생성된 열을 발산시키는 과정에서 피부가 빨갛게 되는 것이다.

그런데 스테로이드는 이러한 열을 밖으로 내보내지 못하게 한다. 즉 자연스럽게 열이 밖으로 빠져나가는 기전을 방해하는 것이다. 스테로이드를 바른 부위의 피부는 그 영향을 받아 일시적으로 열을 감추게 된다. 그래서 피부가 마치 정상인 것처럼 보이는 것이다.

스테로이드의 약효가 가장 많은 효과를 보이는 영역은 염증이다. 염증을 한의학적으로 해석하면 '열(熱)'이 많이 존재하는 상태이다. 일반적인 염증은 체온을 상승시킨다. 물론 한의학적으로 봤을 때도 이러한 부분은 '실열(實熱)'로 실제 체온을 상승시킬 수 있다. 이렇게 염증으로 체온이 올라간 경우 스테로이드는 염증이 생긴 부분, 즉 열이 나는 부분의 열을 끄는 역할을 한다. 불이 활활 타오르는 곳에 소화기를 사용해서 불을 끄는 것과 같은 것이다.

그러나 화재가 났을 때 불의 규모에 따라 소화기만으로도 해결할 수 있는 경우가 있고 소방차가 와야 해결할 수 있는 경우가 있다. 일반적인 단순한 염증은 스테로이드로도 해결이 가능하다. 즉 소화기만으로도 해결할 수 있는 아주 작은 경우이다. 하지만 건선은 소방차가 와야 해결할 수 있는 경우이다. 그런데 지금 서양의학에서 건선에 사용할 수 있는 도구는 소화기밖에 없다. 그래서 소화기로 일단 급한 불길을 잡아보려 하지만 처음에는 약간 잡히는 듯하다가도 근본적인 불길이 남은 채로 화력이 계속 공급되기 때문에 점점 더 강력한 소화기, 즉 보다 강력한 등급의 스테로이드를 사용하게 된다. 그러나 아무리 용량이 크고 강력한 소화기라도 소화기는 소화기일 따름이다.

결국 소화기로는 불을 끄지 못하고 그저 불씨가 더이상 커지지 않기를 바라기만 하는 형국이 된다. 불이 커지는 원인은 해결하지 못한 채 뻗어나오는 작은 불길만 잡으려 애쓰는 것이다.

하지만 한의학적인 치료는 다르다. 불씨를 사라지게 하는 것이다. 불을 보는 것이 아니라 그 불이 어디서 왔는가를 찾아서 지속적으로 불길을 일으키는 원인을 제거하는 것이다. 이 경우 당장 활활 타오르는 불길을 잡는 것이 목표가 아니기 때문에 처음에는 속도가 느릴뿐 아니라 심지어는 일시적으로 피부 증상이 악화되는 것처럼 보이기도 하지만 결국은 불길이 잡히고 화재도 진압하는 것이다.

이와 같이 스테로이드는 일시적으로 피부의 증상을 완화시키는 역할을 하므로 특별한 날이나 대중 앞에 많이 나서는 사람이 피부에 문제가 있을 경우 도움이 될 수 있다. 이렇게 단기적인 스테로이드 사용은 삶의 질을 높일 수 있다는 점에서 의미가 있다. 그러나 그 효과가 지속되는 시간이 길지 않아 반복해서 사용해야 하는 단점이 있으며 장기간 사용 시 심각한 부작용을 야기할 수 있다는 것을 항상 유념해야 한다.

다. 스테로이드의 종류 및 등급

스테로이드는 보통 가장 강한 1등급에서부터 가장 약한 5등급까지로 나눌 수 있다. 종류는 수십 가지가 되므로 일일이 다 나열할 수는 없지만 대체로 심한 건선 환자의 경우는 대부분 1등급 스테로이드를 사용하는 경우가 많다. 특히 많이 쓰는 1등급 스테로이드로는 더모베이트, 네리소나 등이 있으며 우리가 흔히 사용하는 복합 마데카솔의 경우는 5등급으로 상대적으로 순한 스테로이드이다.

지금 스테로이드성 연고를 사용하고 있다면 본인이 사용하는 스테로이드성 연고의 등급을 확인해 보는 것도 필요하다. 피부 증상이 그렇게 심하지 않은데 1등급을 사용하고 있다면 나중에 스테로이드를 끊은 뒤에 후유증이 심할 수도 있다.

만일 어떤 피부과 의원에서 처방받은 연고가 너무나 빠른 효과를 보인다면 처음부터 너무 강력한 스테로이드성 연고를 처방한 것은 아닌지 의심해 볼 필요가 있다. 일부 피부과 의원의 경우 치료 효과를 빨리 보이고자 처음부터 지나치게 강력한 스테로이드를 처방하는 곳이 있기 때문이다. 이러한 경우 처음에는 좋을지 모르지만 시간이 지나면서 병이 악화되면 더이상 손쓸 방법이 없다. 가장 강한 등급의 스테로이드를 사용해도 피부가 악화된다면 서양의학에서는 더 이상 어떻게 할 방법이 없는 것이다.

그러나 이러한 피부과 의원이 있다고 하더라도 의사만 탓할 수도 없다. 물론 아주 간혹 빠른 효과를 보고자 처음부터 의도적으로 강력한 스테로이드를 사용하는 곳도 있다. 하지만 대부분의 환자들이 그것이 적합한 강도의 약인지, 강한 약일수록 어떤 부작용을 내포하고 있는지에 대해서는 무관심한 채로 그저 병이 빨리 낫기만을 바라는 경우도 많다. 때문에 의사의 입장에서 그렇게 과도한 수준의 처방을 원하지 않을지라도 환자의 요구에 맞춰 강한 스테로이드를 처방하는 경우도 있다.

그러므로 여기에서 중요한 것은 의사와 환자의 잘잘못을 가리기에 앞서 스테로이드가 어떤 성질을 지니고 있으며 어떠한 역할을 하는지에 대하여 모두가 잘 알아야 할 필요가 있다는 점이다. 비록 빨리 치료되지 않는다고 하더라도 가급적 초기 치료나 증상이 심하지 않는 경우에는 등급이 낮은 스테로이드를 사용하는 것이 의사나 환자 모두를 위해 합리적인 선택이 될 것이다.

스테로이드성 연고의 등급을 알아야 하는 이유는 자신이 어느 등

표 9-1. 스테로이드 연고와 등급

이름(한글)	이름(영문)	등급
건풍 암시노나티드 연고	Amicinonide	2(강함)
나나솔	Nanasol	5(순함)
나네신 연고	Nanesin	1(매우 강함)
나리코트 크림	Naricort	3(보통)
네리소나 0.3(보통)% 연고	Nerisona	1(매우 강함)
더마톱	Dermatop	4(약함)
더모베이트	Dermovate	1(매우 강함)
데타손	Dethasonw	2(강함)
덱사덤 크림	Dexsaderm	2(강함)
도모호론	Domo-horn	1(매우 강함)
디오덤 크림	Dioderm	1(매우 강함)

디프라 크림	Difra	1(매우 강함)
디프로겐타 크림	Diprogenta	2(강함)
라벤다 크림	Lavenda	2(강함)
라소니드 크림	Rasonide	3(보통)
라이덱스 크림	Lidex	2(강함)
락티케어 HC 로션	Lacticare-HC	5(순함)
로카살렌 연고	Locasalen	4(약함)
리도멕스	Lidomex	5(순함)
리베카 크림	Ribeca	2(강함)
믹스겐 크림	Mixgen	2(강함)
바스피드	Vaspit	5(순함)
박탈-지 크림	Bactal_G	3(보통)
베로신 연고	Verosin	1(매우 강함)
베베크림	Bebe	3(보통)
베타덤 지 크림	Betterderm-G	2(강함)
베타디엔 연고	Betadien	1(매우 강함)
베타베이트	Betavate	1(매우 강함)
베타크로지 크림	Betacloge	2(강함)
보송 크림	Bosong	5(순함)
복합 마데카솔 연고	Madecassol comp	5(순함)
복합 세니아 연고	Cenia comp	5(순함)
복합 티코신 연고	Ticosin comp	5(순함)
비스덤 크림	Visderm	2(강함)
새로겐타 / 세로겐타-에이 크림	Saerogenta / Saerogenta-A	2(강함)
스칸지 크림	Scan-G	2(강함)
스타손-지 크림	Stasone-G	2(강함)
스테로신 지 크림	Sterocin-G	2(강함)
스테롤비 로션	Sterol-B	4(약함)
스테이벤 액	Staven	1(매우 강함)
스테파론	Staparon	2(강함)
스펙터 크림	Spector	3(보통)
시노겐 크림	Cinogen	2(강함)
시르나 엠씨 / 사르나 에취씨 로션	Sarna MC/Sarna HC	5(순함)
쎄레스톤 지 크림	Celestone-G	2(강함)
아드반탄 연고	Advantan	3(보통)
아디다스 크림	Adidas	2(강함)
아리코트 크림	Aricort	2(강함)

아몰지 크림	Amol–G	2(강함)
아미솔 크림	Amisol	4(약함)
아코졸 연고/아코졸–지 크림	Akozol/Akozol–G	3(보통)
에로신	Elocyn	3(보통)
에스코 연고	Esco	3(보통)
에스파손	Esperson	2(강함)
에코론–지 크림	Ecolon–G	3(보통)
에코암시론 크림	Ecoamcilon	3(보통)
엑스엘–완 겔	XL–1	2(강함)
엔딕스–지 크림	Endix–G	3(보통)
울트라란 연고	Ultralan	2(강함)
웨스트코트 크림	Westcort	4(약함)
유모베이트	Eumovate	4(약함)
제미코트 연고 0.1%	Gemicort	3(보통)
진로 히드로코르티손 연고	Hydrocortisone	5(순함)
캄비손 연고	Cambison	5(순함)
큐티베이트 크림	Cutivate	3(보통)
크로네틴 연고	Clonetin	1(매우 강함)
타미코트 크림	Tamicort	2(강함)
테라코트릴 외용연고	Terracortril	5(순함)
토피프람 연고	Topifram	2(강함)
토필라 크림	Topilar	2(강함)
트리덤 크림	Triderm	2(강함)
트리코트 크림	Tricort	3(보통)
파나덤 크림	Panaderm	2(강함)
푸란콜	Plancol	4(약함)
푸레디 연고	Predi	5(순함)
푸레마이신–디 연고	Premycin–D	5(순함)
푸로킨 연고	Prokin	1(매우 강함)
하이드 로션	Hyde	4(약함)
하이드코트 크림	Hydcort	4(약함)
할로그 크림	Halog	1(매우 강함)
할시콤 크림	Halcicomb	1(매우 강함)
홀트 크림	Holt	2(강함)
후루모트 에프 연고	Flumort F	2(강함)
후루모트 크림	Flumort	2(강함)
후시코트 크림	Fucicort	2(강함)

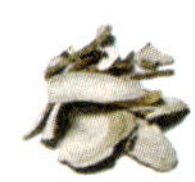

급의 연고를 사용하고 있는지를 알아야 이를 얼마간 사용해야 할지, 그리고 연고 사용을 중단했을 때 어떤 결과가 나타날지 대략 예측할 수 있기 때문이다.

만약 증상이 그리 심하지 않은데 너무 강력한 스테로이드를 사용하고 있다면 서서히 등급을 낮춰서 자신의 증상에 알맞은 등급의 스테로이드를 사용해야만 부작용을 최소화할 수 있다.

라. 스테로이드의 부작용

스테로이드를 장기간 사용하면 각종 부작용을 일으키는데 그 정도도 스테로이드를 얼마 동안 사용했으며 어느 등급의 스테로이드를 사용했는지에 따라 다르다. 물론 일률적으로 규정짓기는 어렵지만 오랜 기간 동안 강한 등급의 스테로이드를 바르면 거의 모든 사람에게 부작용이 나타난다.

가장 흔한 스테로이드 부작용은 피부가 얇아지는 것이다. 스테로이드성 연고를 지속적으로 피부에 바르면 점점 피부 두께가 얇아져서 정맥 혈관이 다 보일 정도가 된다. 스테로이드 사용 초기에는 아무런 문제 없이 그저 피부가 좋아지는 느낌이 들다가 어느날 문득 스테로이드를 바른 부분과 그렇지 않은 부분을 비교하면 스테로이드를 바른 부분의 피부가 지나치게 얇아져 있다는 느낌을 갖게 된다. 특히 정맥 혈관이나 모세혈관이 노출되어 외관상으로도 좋지 않은 느낌을 준다.

얼굴의 경우 가느다란 모세혈관이 피부에 드러나면서 얼굴이 붉게 달아오르는 안면홍조 증상이 나타나기도 한다. 이렇게 되면 마치 여성의 갱년기증상처럼 쉽게 얼굴이 붉어지거나 때로는 술을 마신 사람으

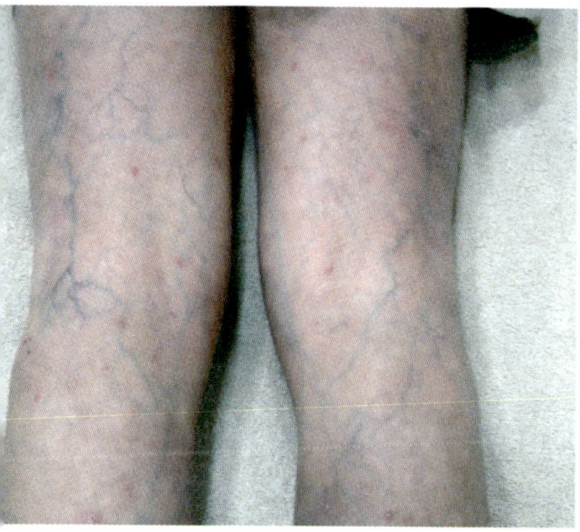

그림 9-1. 스테로이드 부작용으로 생긴 얇은 피부

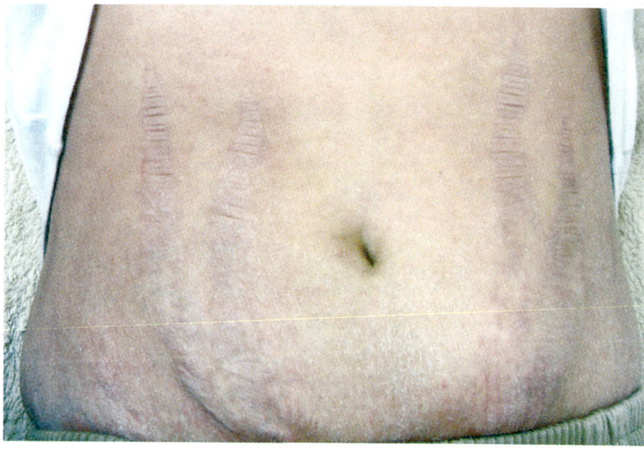

그림 9-2. 스테로이드 부작용으로 생긴 튼살

로 오해받는 경우도 있으며 심하면 사회생활이 불가능할 정도로 악화되기도 한다.

이렇게 얇아진 피부는 조금만 긁히거나 스쳐도 살갗이 찢어져서 상처가 생긴다. 피부가 마치 얇은 종이 같아서 살짝 문지르기만 해도 종이가 찢어지듯이 살갗이 갈라진다.

특히 나이가 든 사람일수록 이러한 현상이 더 심해서 늘 주의를 하지 않으면 피부가 계속 찢어지는 현상이 나타나 항상 거즈를 대고 지내야 할 수도 있다.

스테로이드성 연고를 오래 사용한 경우 피부가 얇아져 있으므로 심하게 부딪히지 않더라도 온몸에 멍이 드는 현상이 나타난다. 그래서 스테로이드성 연고를 오래 사용한 많은 사람들의 피부는 여기저기 멍자국으로 얼룩지게 된다. 심한 경우는 피부가 거의 정상색을 잃고 마치 죽어 있는 듯한 느낌을 주기도 한다. 그러므로 스테로이드성 연고의 장기간 사용은 가급적 자제하는 것이 좋다.

스테로이드를 오래 사용하면 흔히 '튼살'이라고 말하는 팽창선조도 나타나게 된다. 팽창선조는 서양의학적으로 볼 때 부신피질호르몬의 증가와 관련이 있고, 스테로이드는 부신피질호르몬의 일종이니 이러한 부작용이 나타나는 것은 당연하다고도 볼 수 있다. 이렇게 스테로이드성 연고 사용으로 튼살이 생기면 심한 경우 외관상 보기 흉할뿐 아니라 일단 생긴 뒤에는 회복되기까지 시간이 오래 걸리거나 경우에 따라 원래의 상태를 회복하기 어려운 사례가 많으므로 사전에 주의해야 한다.

너무 강한 혹은 장기간의 스테로이드 사용으로 인한 또다른 부작용을 살펴보면, 얼굴이 보름달 모양으로 둥글게 변하는 '문 페이스(moon face)'현상이 나타나고, 목 뒤에 지방이 축적되어 물소 모양의 혹이 생기는 '버팔로 험프(buffalo hump)'가 있으며 이를 통칭하여 '쿠싱증후군(Cushing's syndrome)'이라고 한다. 이러한 쿠싱증후군은 스테로이드 부작용의 대표적인 경우로 흔하게 나타날 수 있으므로 가급적 스테로이드 사용을 중단하거나, 용량을 줄이거나, 강도를 낮추는 것이 좋다.

또한 스테로이드를 장기간 사용하면 복부는 점점 비만이 되고 팔다리 근육은 가늘어지는 중심성 비만 현상이 나타나기도 하며, 혈압이나 혈당이 상승하여 고혈압과 당뇨병의 원인이 되기도 한다.

스테로이드의 또다른 부작용으로 피부가 지나치게 건조한 경향을 띠어 보습제를 지속적으로 사용해야 하는 경우가 생기기도 한다.

또한 1등급의 스테로이드를 2주간 매일 사용하면 전신 흡수가 나타날 수 있으며 면역력 저하, 녹내장, 골다공증, 대퇴골두무혈성괴사, 위염, 위궤양 등도 스테로이드가 유발하는 부작용이다.

물론 모든 약은 부작용이 존재할 수 있다. 스테로이드성 연고도 단기간 사용하고 낮은 등급을 선택하면 삶의 질을 높일 수 있고 부작용도 최소화할 수 있다. 그러나 낮은 등급의 스테로이드를 사용하면 효과가 미미한 경우가 많기 때문에 결국 높은 등급의 스테로이드를 사용하게 되고 이를 한번 사용하기 시작하면 다른 치료법이 생기지 않는 한 계속 사용할 수밖에 없다. 스테로이드 사용을 중단하면 피부 증상이 엄청나게 악화되는 반동현상을 겪기 때문이다. 이와 같이 스테로이드는 한 번 사용하면 마치 마약처럼 중단하기 어렵다.

이상에서 살펴본 바와 같이 스테로이드를 무분별하게 장기간 사용하면 부작용으로 인한 많은 문제가 야기될 수 있다. 그러므로 스테로이드의 사용은 꼭 필요할 경우에만 신중하게 짧은 기간 동안만 사용하여야 한다.

마. 스테로이드 사용을 갑자기 중지하면?

스테로이드를 피부에 바르면 피부 밖으로 나오는 열을 안으로 다시 집어넣는 역할을 한다. 그래서 붉은 피부가 정상적인 색으로 돌아오는 것처럼 느껴지고 마치 피부가 다 나은 것 같은 착각에 빠지게 된다. 그 효과는 매우 신속하여 다른 어떤 양약도 쫓아갈 수 없을 정도이다. 특히 등급이 강할수록 그 효과가 아주 빨라서 정말 신비한 명약이라는 느낌이 들 정도이다. 그러나 스테로이드는 진정한 치료약이 아니다. 다만 보이는 부분을 감춰서 겉으로 드러나지 않게만 할 따름이다.

만약 스테로이드가 진정한 치료약이라면 사용을 중단해도 동일한 정도의 피부상태가 유지되어야 할 것이다. 그러나 스테로이드를 끊으면 얼마 지나지 않아 스테로이드를 쓰기 이전과 같이 심한 상태로 돌아가거나 오히려 더 악화되기도 한다. 이처럼 다시 악화되는 기간은 스테로이드를 사용한 기간, 개인적인 차이에 따라 짧게는 1~2주에서부터 길게는 3개월 이상에 이르기까지 편차가 다양하지만 대부분 스테로이드를 끊으면 원상 복귀된다는 점에서는 일치한다. 이를 일반적으로 '반동현상(Rebounding)'이라고 한다.

이러한 반동현상이 나타나는 이유는 스테로이드가 건선에 있어서는 치료약이 아니기 때문이다. 즉 스테로이드는 일시적으로 피부에 작용하여 피부를 통해 열이 빠져나오지 못하도록 억지로 누르는 역할만 하는 것이다.

피부가 빨갛다는 것은 피부의 온도가 높다는 것을 의미한다. 피부는 화상이나 외상에 의해 온도가 높아질 수 있는데, 이렇게 특별한 외부적 요소가 없음에도 불구하고 피부 온도가 높아져 있다면 이는 몸속의 온도가 높아서 생긴 것이다. 즉 쉽게 얘기하면 피부가 붉게 익은 것이다.

피부가 붉게 나타나는 이유는 내 몸속의 온도가 높아져서인데 스테로이드는 이러한 열이 배출되지 못하도록 인위적으로 막는 역할을 한다. 그런데 시간이 흐를수록 스테로이드의 억제효과가 떨어지게 된다. 왜냐하면 바깥으로 빠져나가려는 열을 억지로 나오지 못하게 막은 결과 시간이 흐를수록 빠져나오지 못한 열이 내부에 많아져서 같은 정도로 눌러서는 더 이상 막을 수 없기 때문이다. 그러므로 약한 등급의 스테로이드는 점점 효과가 떨어지게 된다. 이렇게 되면 자연스럽게 더 강한 스테로이드를 사용하게 되고 결국 가장 강력한 스테로이드 연고를 사용함에도 불구하고 자꾸만 피부 증상이 더 심해지는 것이다.

이렇게 되는 이유는 압력밥솥과 같은 원리로 설명할 수 있다. 일반 밥솥은 밥을 하는 도중 수증기가 밖으로 빠져나가기 때문에 밥솥 안에 압력이 차지 않는다. 그러나 압력밥솥은 수증기가 밖으로 빠져나가지 못하므로 밥이 다 되기 전까지는 밥솥의 압력이 계속 상승하게 된다. 스테로이드는 마치 압력밥솥의 압력을 올리는 것과 같은 역할을 하게 된다. 자연스럽게 몸 밖으로 빠져나갈 열기를 인위적으로 나가지 못하게 하여 겉보기에는 멀쩡하지만 실제로는 그 열기가 사라지는 것이 아니고 압력밥솥처럼 내 몸속에서 지속적으로 증가하게 된다.

스테로이드성 연고의 사용을 중단한다는 것은 압력밥솥의 추를 열어 수증기를 빼는 것과 같다. 압력밥솥의 추를 열면 그동안 압력밥솥 안에 꽉 차있던 열기가 한꺼번에 빠져나간다. 그러면 수증기가 나오면서 그 주위는 일시적으로 아주 높은 온도로 올라간다.

이와 마찬가지로 스테로이드를 끊으면 갑자기 피부 증상이 악화되며 얼굴이 붓거나 피부가 뜨거워지거나 심하면 진물까지 나오는 상황으로 변하게 된다. 피부 열기의 발산을 인위적으로 막던 스테로이드의 효과가 사라지면서 압력밥솥의 수증기가 갑자기 빠져나오듯이 열기가 밖으로 빠져나오면서 피부가 붉게 변하는 현상이 나타나는 것이다.

대부분 건선으로 한의원에 방문하는 환자는 스테로이드성 연고를 사용하는 도중에 오는 경우가 많다. 그리고 한의원 치료를 시작하면서 한의원의 권유 혹은 본인의 선택으로 대부분 바로 스테로이드성 연고 사용을 중단하게 된다.

만약 이때 스테로이드성 연고를 바로 끊고 한약 복용을 시작하면 대부분 피부 증상이 악화되어 엄청난 고생을 하는 경우가 종종 생기는데 스테로이드성 연고를 오래 바른 사람의 경우는 평균 3개월에서 심하면 6개월 정도까지도 피부 증상이 악화될 수 있다.

만약 치료받는 한의원에서 스테로이드성 연고 사용을 중단하면 3개월 정도까지는 피부 상태가 악화될 수 있다는 내용을 미리 듣지 않았다면 환자 입장에서는 한약 때문에 피부가 악화된 것으로 오해할 소지가 있다. 스테로이드성 연고 사용을 중단함과 동시에 한약을 복용했는데 3개월이 지나도록 피부가 좋아지지 않는 경우 한약이 부작용을 일으켰다고 생각하여 한약을 끊었더니 이후에 서서히 피부가 좋아졌다고 하는

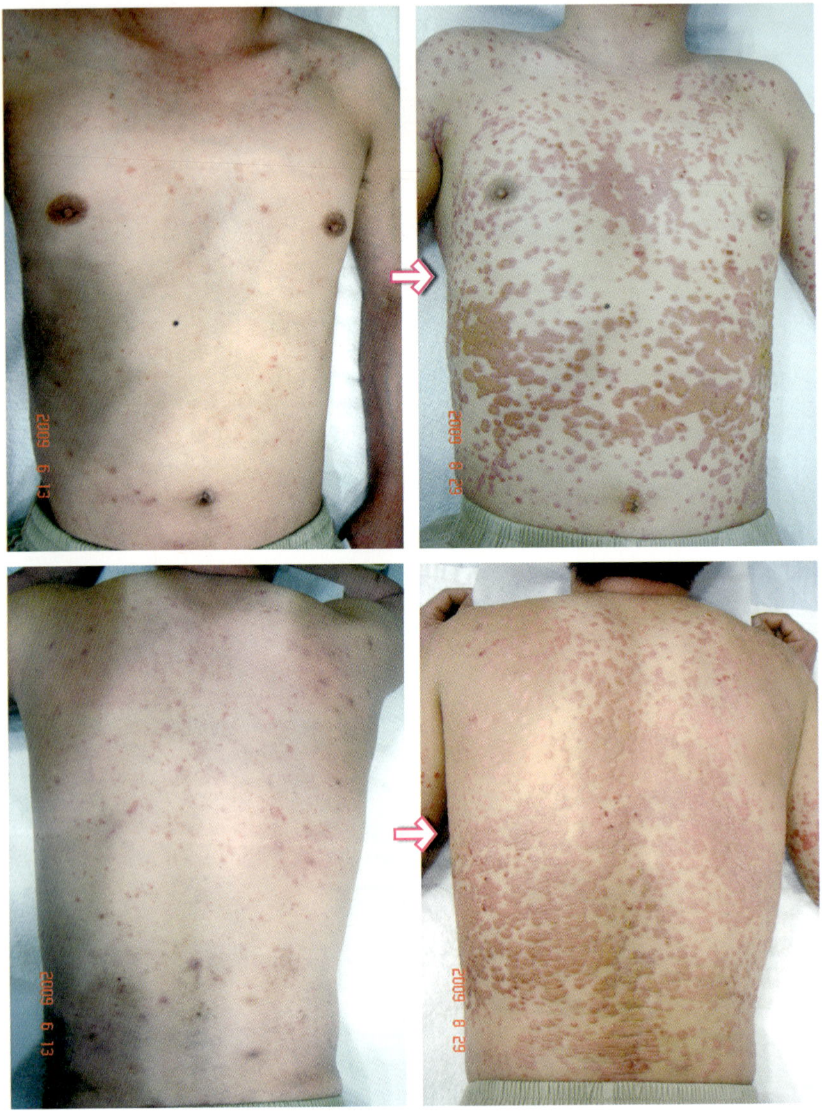

그림 9-3. 스테로이드 중단으로 급격히 악화되는 건선

사람들이 생긴다.

그러나 이것은 잘못된 생각이다. 스테로이드 사용을 중단하면 한약을 복용하든 하지 않든 3개월 정도는 피부 증상이 악화될 가능성이 얼마든지 있다. 그러므로 기존에 스테로이드를 사용하던 환자의 경우 한의학적인 치료를 시작하면서 갑자기 스테로이드를 끊으면 3개월 내외의 피부 증상 악화는 각오해야 한다. 물론 운이 좋아서 고생을 많이 하지 않고 쉽게 지나가거나 전혀 반동현상이 없을 수도 있지만 대부분은 반동현상을 겪는다고 보는 것이 좋다.

반동현상을 심하게 겪을 경우 스테로이드성 연고를 사용하던 때의 피부 상태와는 비교할 수 없을 정도로 심하게 악화되는 경우도 있다. 하루하루 피부의 붉은 기운이 점점 심해지고, 전혀 없던 가려움이 생기면서 밤마다 잠을 이루기 어렵게 되기도 한다.

특히 가려움은 삶의 질을 떨어뜨리는 중요한 요소이다. 가려움이 심해지면서 다른 사람 앞에서 몸을 긁는 모습에 부담을 느끼게 될뿐 아니라 밤에 생기는 가려움은 잠을 잘 수 없게 만들어 심한 경우 하루에 1시간도 잘 수 없는 경우도 생긴다.

그래서 대부분은 피부도 피부지만 가려움 때문에 다시 중단했던 스테로이드를 사용한다. 그러나 스테로이드를 중단하면 어차피 한번은 이러한 과정을 겪는다. 이를 잘 견뎌내면 스테로이드의 약효가 다 사라지면서 실제 자신의 피부 상태가 드러난다. 그것이 자신의 진짜 피부인 것이다. 스테로이드를 바른 기간 동안은 가짜 피부로 살아온 것이다.

이 기간 동안 건선 환자는 자살의 충동을 느낄 정도로 참기 어렵다고 호소하기도 한다. 실제 스테로이드를 중단한 이후의 환자 피부를 보면 너무나 힘들어서 정상 생활이 불가능할 것이라 판단되는 사람들이 많다. 만약 자신의 피부가 하루가 다르게 악화되면서 온몸이 가려워서 잠을 못자고 새벽에 해가 뜰 때쯤에야 잠이 든다면 어떤 기분이겠는가? 피부 상태가 계속 악화되면서 이런 생활이 하루 이틀도 아니고 끝없이 지속될 듯이 매일 반복된다면 그때 느끼는 고통은 아무도 이해할 수 없을 것이다. 아무리 많은 환자를 보았더라도, 그리고 그 환자의 고통을 잘 이해할 수 있다 생각할지라도 당사자가 겪는 고통 모두를 이해할 수는 없다. 다만 그러한 과정을 많이 지켜봤던 사람으로서 위안과 희망을 주는 것 외에는 할 수 있는 일이 없다. 어차피 이 과정은 한번은 거쳐야만 하는 것이기 때문이다.

그러나 끝나지 않을 것 같던 지긋지긋한 싸움도 어느 순간부터 더 이상 심해지지 않는 느낌이 들기 시작한다. 그리고 가려움이 줄어들면서 수면을 취할 수 있는 시간이 조금씩 늘어나게 된다. 이 시기가 되면 일단 어려운 고비는 넘긴 것으로 봐도 좋다. 이제 자신의 진짜 피부 상태가 드러났기 때문이다. 이처럼 가려움이 거의 사라지고 피부 증상이 악화되기를 멈추는 순간이 바로 스테로이드 사용 중단으로 인한 반동현상이 끝나고 진짜 피부가 드러나는 시기이다.

이렇게 정확한 자신의 피부 상태를 확인했다면 이제는 빨리 치료를 받는 것이 좋다. 이 상황에서 아무런 조치도 취하지 않고 음식에 대한 주의도 하지 않는다면 계속 동일한 피부 상태가 유지되거나 서서히 악화될 가능성이 많다.

그래도 스테로이드 사용을 중단한 것은 최소한 피부가 스테로이드 부작용에서 벗어났다는 것을 의미한다. 만약 스테로이드를 계속 사용한다면 이후 많은 부작용을 겪게 될 텐데 이를 중단함으로써 당장 피부는 악화될지라도 몸이 나빠지는 것은 막을 수 있게 된 것이다.

스테로이드를 끊었을 때 나타나는 이러한 반동현상을 알고 있는 사람이라면, 3개월 내외의 악화기간이 한약을 복용했기 때문이라거나, 그래서 한약으로 건선을 치료하는 것이 불가능하다는 등의 말은 하지 않았을 것이다. 즉 스테로이드성 연고를 사용하다가 중단한 경우는 대부분 이러한 과정을 겪고 지나간다.

물론 스테로이드성 연고를 전혀 사용하지 않은 사람이라도 한약으로 건선 치료를 시작한 초기에 일부는 악화될 수 있다. 그러나 그 정도가 이전보다 약간 악화되는 수준이며, 견디기 힘들다거나 치료 이전에 비해 심하게 악화되어 일상 생활이 불가능할 정도로 진행되지는 않는다. 물론 전혀 악화되지 않고 바로 좋아지는 경우도 많이 있다.

그러므로 한의원에서 치료를 시작하는 사람이라면 처음에 피부 증상이 악화된다고 해서 너무 걱정하지 말고 자신의 피부를 치료하는 한의원을 믿고 끝까지 따라가는 것이 필요하다.

바. 스테로이드는 건선 치료제가 아니다

대부분 피부질환이 있는 사람들은 거의 스테로이드를 사용해본 경험이 있을 것이다. 물론 본인이 스테로이드라는 것을 알고 쓴 경우도 있고 전혀 모른 상태에서 피부과 의사가 처방해 주니까 그냥 써 본 경우도 있을 것이다.

결론적으로 얘기하면 스테로이드는 건선 치료제가 아니다. 만약 치료제라면 평생 동안 다시 스테로이드를 써야 하는 일이 없거나 최소한 스테로이드 사용 후 한동안은 쓰지 않더라도 피부 증상의 악화가 없어야 할 것이다.

그러나 건선으로 피부과 의원을 찾아가면 이 병에는 치료약이 없으니 대신 평생 이 약을 사용하라고 하거나 아예 아무런 얘기 없이 그냥 처방해 주는 약을 사용하라고만 한다. 이렇게 해서 스테로이드성 연고를 계속 바르게 된다. 그러나 시간이 지날수록 피부가 회복될 기미는 보이지 않고 조금씩 심해지면서 스테로이드의 강도는 점점 더 강해지고 나중에는 전혀 피부가 좋아지지 않으면서 오히려 더 나빠지는 상태에까지 이르게 된다.

결국 오랜 시간이 지나서야 지금까지 자신이 사용했던 약은 치료제가 아니라 단지 보이는 증상을 완화시키도록 한 것에 불과하다는 것을 알고 아울러 이 약을 사용함으로 인해서 부작용도 함께 얻었다는 것을 깨닫게 된다.

그러나 이미 많은 시간이 흘러 몸은 스테로이드의 과다 사용으로 약도 듣지 않고 피부는 얇아져 있고 건선은 점점 더 확인된다. 그제야 여러 자료를 뒤져가면서 스테로이드에 대한 정보를 확인하고 결국 지금까지 사용한 약은 내 피부를 치료한 것이 아니라는 사실을 알고난 이후에야 상황이 종료된다. 처음에 찾아간 피부과 의원에서 아무런 얘기도 하지 않고 그냥 약만 처방해줘 오랜 기간 동안 사용했던 경우, 왜 그것으로는 치료가 되지 않는 질환이라는 것을 미리 알려주지 않았느냐는 배신감을 느끼기도 한다.

결국 스테로이드는 건선을 치료한 것이 아니라 단지 보이는 부분만을 감추는 역할만을 했던 것이다. 그렇다면 과연 건선은 불치병인가?

서양의학적인 입장에서 본다면 건선은 불치병이 맞다. 그 쪽에서는 아직까지 건선에 대한 특별한 치료약이 발견되지 않았다. 그래서 건선은 불치병이고 평생 관리를 하면서 지내야 하는 질환이라고 이야기한다.

그러나 한의학에서는 이전부터 건선에 대한 치료가 행해져 왔으며 지금도 실제로 많이 치료하고 있다. 물론 한의학에서도 건선 치료가 쉬운 것은 아니다. 그러나 꾸준히 치료하면 건선은 분명히 치료되는 질환이다. 다만 다른 질병에 비하여 치료 기간이 길다는 점이 다를 뿐 치료가 안되는 것은 아니다.

때로는 스테로이드로 치료가 된 것처럼 보일 때도 있다. 어떤 경우는 스테로이드를 사용한 이후 피부 증상이 완화되어 이후 사용을 중단했음에도 불구하고 피부 증상이 더 악화되지 않고 사라졌다고 얘기하는 사람도 있다. 이 경우는 대부분 강력한 스테로이드 사용으로 인하여 피부에 드러나는 열들을 아주 깊은 곳으로 숨어들게 만들었기 때문이거나 일시적으로 피부에만 열이 몰려 있는, 심하지 않은 상태에서 스테로이드가 피부 증상이 드러나지 않을 정도로 열을 식혔기 때문이다.

그러나 대부분의 건선은 스테로이드로는 치료되지 않는다. 스테로이드를 사용하면 피부가 호전되는 것처럼 보이다가 중단하면 다시 피부 증상이 악화되기를 반복할 따름이다. 그러므로 스테로이드는 치료제가 아니다. 다만 증상을 일시적으로 완화시켜주는 약일 따름이다.

물론 치료제가 아니라고 해서 스테로이드가 무조건 나쁘다는 것은 아니다. 다만 스테로이드가 치료제라고 오해하고 있다가는 오히려 장기간의 사용으로 인한 부작용으로 피해를 볼 수 있기 때문에 스테로이드에 관하여 정확하게 알고 사용하라는 것이다.

한의학적인 치료는 스테로이드를 사용해서 일시적으로 피부의 증상을 감추는 것과는 완전히 다르다. 즉 치료를 하는 도중에만 피부가 좋아지고 종료하면 다시 나빠지는 것이 아니라 치료를 종료한 이후에도 깨끗한 피부가 지속적으로 유지된다.

한의학적인 치료를 통해 완치된 경우 이후에 아주 기본적인 관리만 잘한다면 건선은 재발하지 않는다. 물론 관리가 잘되지 않으면 재발할 가능성이 있지만, 치료 종료 이후 단기간 내에 재발되는 경우는 거의 없으며, 재발이 되더라도 빨리 치료를 받으면 처음 치료받던 때와는 달리 짧은 기간 내에 큰 불편없이 치료된다.

결과적으로 건선의 치료법은 현재까지 알려진 바로는 한의학적인 치료밖에 없다.

사. 갑자기 피부 증상이 완화된다면 스테로이드를 의심

건선이 발병하면 대부분 가까운 피부과 의원을 찾게 된다. 물론 이때는 건선이라는 질병이 있는지도 모르고 그저 단순한 피부질환이려니 해서 피부과를 가는 것이다. 피부과에 가면 처음에는 단순한 피부질환으로 보다가 시간이 지나면서 회복이 되지 않으면 조직검사라는 것을 하게 되고 이 검사 결과 건선이 확진되면 피부과 의사는 완전히 치료되는 질환이 아니니 평생 연고를 바르고 유지만 하면서 살아가라고 한다.

대부분의 환자는 '평생 치료되지 않는 질환'이라는 얘기를 들으면 너무나 낙담하여 혹시나 하는 마음에 좀더 유명하다는 피부과 의원을 찾는다. 그래서 유명하다고 하는 피부과 혹은 약국을 찾아가 약을 먹거나 바르는 즉시 피부 증상이 말끔해짐을 느낀다. 그러면 처음에는 '역시 유명한 곳은 다르다'라는 생각을 하게 된다. 그러나 신기한 효과에 기분이 좋은 것도 잠시, 시간이 지날수록 피부 증상이 이전과 같이 악화됨을 느끼게 된다. 그때서야 자신이 바른 연고가 스테로이드성 연고라는 것을 알고 특히 그 중에서도 가장 강력한 스테로이드라는 것과 함께 자신의 피부가 치료될 수 없다는 사실을 알고는 더없는 실망감에 빠지게 된다.

피부에 나타난 붉은 반점과 같은 증상들을 사라지게 하는 양약 중에서 현재까지는 스테로이드만큼 확실한 것은 없다. 다만 그 효과가 일시적일 뿐 아니라 각종 부작용 때문에 장기간 사용하는 것은 심각한 문제가 있다.

그래서 피부과 의원이나 약국에서 처방한 연고를 사용할 때 너무 갑자기 호전된다면 혹 강력한 스테로이드 성분이 함유된 것이 아닌지 한번쯤 의심해 볼 필요가 있다.

특히 의약분업이 실시되기 이전에는 유명한 피부과와 약국이 있어서 그곳에 가면 건선이 씻은 듯이 사라진다는 소문을 듣고 찾아가는 사람들이 많았다. 이러한 곳에서는 원내나 약국에서 직접 제조한 약을 환자에게 주며 바르라고 한다. 이 약을 사용한 환자는 자신의 피부 증상이 급격하게 좋아짐을 느끼고 계속 사용하지만 다 나았나 싶어서 사용을 중단하면 바로 악화되어 다시 연고를 사용하고, 또 나았나 싶어서 사용을 중단하면 다시 악화되어 연고를 사용하다 중단하기를 계속 반복한다고 하는 사람들이 많았다.

물론 이러한 경우 중 일부는 피부가 완전히 좋아져서 오랫동안 건선이 나타나지 않았다고 하는 사람들도 있다. 하지만 대다수는 재발되어 계속 연고를 사용해야 하거나 연고의 효과에 실망해서 아예 치료를 포기한 경우가 많다.

유명한 피부과나 약국을 방문하여 연고를 사용했을 때 환자의 입장에서는 울긋불긋하던 피부가 갑자기 깨끗해지기 때문에 처음에는 대단히 치료가 잘 된 것으로 착각하게 된다. 그러나 사용하던 약을 끊으면 다시 악화되기를 반복하는데 시간이 지날수록 그 연고로 치료가 되기보다는 증상의 일시적 완화에 그칠 뿐이라는 것을 깨닫게 된다.

하지만 대부분의 건선 환자들은 피부과 치료 외에 다른 치료법이 있다는 것을 모른다. 특히 피부과에서 "건선은 평생 안고 살아가야 하는 불치병"이라고 얘기하므로 어디에 가서도 내 피부는 고칠 수 없다고 생각한다. 그래서 유명한 피부과나 약국에서 약을 타서 바르다가 도저히 회복이 안되면 치료를 중단하거나 부작용을 감수하고서라도 평생 연고를 사용하게 된다.

마음이 약한 사람의 경우는 다른 사람을 만나길 꺼려하거나 배우자를 만날 엄두도 못내고 혼자 살거나 심지어 자신의 신병을 비관해서 자살을 하는 경우도 있다. 또한 자식에게 유전될까봐 아이 낳기를 꺼려하고, 아이를 낳는다고 하더라도 아이에게 혹시 자신과 같은 건선이 나타나지 않을지 전전긍긍하는 모습도 보인다.

그러나 이 세상에는 서양의학만 있는 것이 아니다. 서양의학에서 불치라고 판단한다고 해서 모든 병이 불치인 것은 아니다. 우리나라는 전 세계에서도 한의학이 가장 우수한 나라로, 안전하고도 효과적인 한의학을 통해 건선을 고칠 수 있는 방법이 얼마든지 있다. 스테로이드라는 것을 사용하지 않아도, 다른 양약을 전혀 사용하지 않아도 건선을 완치시킬 방법이 있다.

어차피 피부과 의원에서도 건선을 완치시킬 방법이 없다고 얘기하는데 스테로이드만 사용해서 무엇을 얻을 수 있을까?

대부분의 피부과 의원에서는 한약으로 건선이 치료되었다는 얘기를 들으면 말도 안되는 소리라고 아예 무시하거나 한약도 스테로이드일 것이라고 얘기하는 경우가 많다.

하지만 어차피 서양의학에서는 건선에 대한 해결책이 현재까지는 존재하지 않는다. 그렇다면 한의학적인 방법을 통해 건선 환자의 고통을 덜어주는 것이 가능한 유일한 방법이 아닐까 생각한다.

서양의학적인 입장에서 볼 때 한의학이 자신들의 논리로 이해할 수 없을지라도 환자를 치료할 수 있는 효과가 실재한다면, 한의학을 인정하고 서로 협력해 나아가야 할 것이다.

그러므로 주변에 건선 환자가 있을 때 한번쯤 한의학적인 도움을 받아볼 수 있도록 정보를 준다면 건선 환자에게는 평생의 고통을 덜어낼 수 있는 좋은 기회가 되리라 생각한다.

아. 왜 스테로이드를 쓰면 안되는가?

스테로이드는 피부 발진이나 구진(丘疹)에 즉각적인 효과가 있으며 잘만 사용하면 아주 좋은 역할을 한다. 특히 결혼식과 같이 중요한 행사를 앞두고 있는 경우라면 스테로이드만큼 좋은 약도 없다. 아무리 스테로이드가 부작용이 많다고 하더라도 결혼식을 전후해서 잠시 사용하는 것은 그리 나쁘지 않다고 본다. 오히려 이때는 한의원에서 건선 치료를 받고 있는 환자라 할지라도 스테로이드 사용을 권유한다.

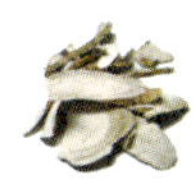

한의학적인 치료를 하고 한약을 사용한다고 해서 무조건 서양의학을 배척하는 것은 환자의 입장에서 볼 때 좋은 방법은 아니라고 본다. 비록 스테로이드가 부작용이 많고 장기적인 사용에 문제가 있는 약이기는 하나 결혼식과 같은 중요한 행사에서 잠시 사용한다면 오히려 건선 환자의 삶의 질을 높일 수 있다. 어느 누가 결혼식 당일 자신의 건선 피부를 남에게 보이고 싶겠는가? 이러한 때 스테로이드가 없었다면 건선 환자는 대부분 결혼식도 올리지 못한 채 그저 아쉬워하며 일생을 살아갈 사람도 많을 것이다.

단기간에 자신의 피부를 타인에게 노출시켜야 하는 경우는 스테로이드를 사용해서 피부 증상을 감추는 것도 필요하다. 그리고 중요한 일이 끝나면 그때부터 스테로이드 사용을 중단하고 한의학적인 치료를 받아도 된다. 물론 이 경우에도 약간의 악화는 있겠지만 장기적으로 스테로이드를 사용한 경우가 아니라면 그리 심하게 악화되지는 않는다.

그러나 스테로이드의 유혹에서 빠져나오지 못하면 결국 스테로이드는 치료에 전혀 도움을 주지 못하면서 우리 몸에 부작용과 심각한 후유증만 남기게 된다. 스테로이드는 일시적으로 사용하면 몸에 큰 문제를 일으키지 않지만 장기간 사용하면 앞에서 언급한 부작용을 일으키므로 가급적 빨리 사용을 중단하는 것이 좋다.

즉 스테로이드의 가장 큰 문제점은 근본적인 치료가 되는 것이 아니라 눈에 보이는 증상만 완화시킨다는 것과 지속적으로 사용했을 때 생기는 부작용이 너무나 크다는 것이다. 그러므로 증상이 너무 심하거나 일시적으로 피부 증상을 감출 필요가 있을 경우에만 잠시 사용하는 것은 권유할 만하나 스테로이드 사용은 결국은 피부를 망가뜨리는 길이므로 장기적으로 사용하는 것은 좋지 않다.

자. 스테로이드, 안 써도 죽지 않는다

스테로이드를 사용하던 사람이 이를 끊었을 때 어떤 현상이 나타나는지는 한번 경험해 본 사람은 잘 알고 있다. 그렇기 때문에 스테로이드를 끊어서 조금이라도 피부에 이상이 생기면 무슨 큰일이라도 난 것처럼 바로 스테로이드를 사용하게 된다.

스테로이드를 꾸준히 사용하다가 중단하면 서서히 악화되다가 약 3개월 즈음에 최고점에 이르게 된다. 이때는 온몸의 피부가 화끈거리고 따가운 느낌이 들기도 하고 가려움이 너무 심해서 온몸을 긁다가 밤을 새기도 한다. 밤새도록 긁다보니 몸 구석구석 심하게 긁은 부분에는 피가 맺히기도 하고 진물이 난 부분이 너무 쓰라려서 옷이 피부에 닿는 것조차 힘든 경우도 있다. 또한 심박수가 빨라지기도 하는데 피부 증상이 최고로 악화되었을 때는 심박수가 1분에 120회 정도까지 오르기도 한다.

이러한 현상을 한번이라도 경험한 사람은 도저히 스테로이드를 중단할 수 없다. 이러한 상황이 다 지나간 뒤에 건선 피부가 좋아진다면 다행이지만 악화된 상태가 그대로 지속된다면 구태여 스테로이드를 중단해서 생기는 고통을 감당할 자신이 없기 때문이다. 차라리 부작용이 있더라도 스테로이드를 꾸준히 사용하는 것이 우선은 마음이 편하다고 생각하는 사람도 있다.

그러나 그럴 때일수록 스테로이드를 바로 끊는 것이 좋다. 어차피 평생 스테로이드를 사용하면서 부작용을 감당할 자신이 없다면 하루라도 빨리 스테로이드 사용을 중단하는 것이 좋다. 그러나 신체의 노출 부위 특히 얼굴에 건선이 있는 사람은 이러한 결론을 선뜻 내리기가 쉽지 않다.

그러나 얼굴이나 손등과 같이 다른 사람에게 노출이 되는 부위에 건선이 있는 사람이라면 당장에는 견디기 힘들겠지만 스테로이드 사용을 중단하고 가급적 빨리 한의학적인 치료를 받기를 권한다. 만약 스테로이드 사용 후 나타나는 문제가 두렵다면 약간 치료 기간이 더 걸리더라도 신체가 노출되는 부위에만 한동안 스테로이드를 함께 사용하면서 치료하는 방법도 있다. 이 경우 스테로이드를 사용하면서 치료한 부분은 스테로이드를 전혀 사용하지 않는 부위에 비해 치료 기간이 2~3배 정도 더 걸릴 수 있다는 것을 미리 염두에 두어야 한다.

일례로 환자의 요청에 의해서 얼굴 부위는 스테로이드를 사용하고 나머지 부위는 전혀 사용하지 않은 상태에서 동시에 치료를 진행한 적이 있었다. 그런데 3개월이 지나 얼굴을 제외한 모든 부분은 거의 회복되었으나 얼굴 부위는 스테로이드를 끊자마자 처음과 마찬가지로 붉은 피부로 변하는 것이었다. 결국 어쩔 수 없이 얼굴 부위에도 스테로이드 사용을 중지하고 치료를 계속해서 완치한 경우도 있었다. 결국 스테로이드는 빨리 끊는 것이 치료에 더 도움이 된다는 것이 증명된 셈이다.

스테로이드성 연고는 단기간의 미용적 효과를 보는 것 이외에는 치료에 전혀 도움이 되지 않는다. 물론 아주 간혹 스테로이드성 연고를 사용한 후 건선이 사라졌다고 얘기하는 사람들이 있다. 그러나 이러한 사람들도 머지않아 다시 재발이 되기 때문에 궁극적으로 스테로이드는 건선의 증상 완화에는 도움이 될지 모르지만 치료에는 아무런 의미가 없다고 할 수 있다.

차. 스테로이드 독은 최소 3개월

스테로이드는 사용한 기간 및 강도에 비례하여 우리 몸에 많은 영향을 끼치게 된다. 따라서 낮은 등급보다는 높은 등급의 스테로이드를 사용한 사람이, 짧은 기간 보다는 오랜 기간 동안 스테로이드를 사용한 사람이 스테로이드 사용을 중지한 이후에 훨씬 많은 고통을 겪게 된다.

바꿔 말하면 일반적으로 스테로이드를 사용한 기간이 짧거나 낮은 등급의 스테로이드를 사용한 사람일수록 스테로이드 사용을 중지한 이후에 겪는 반동현상이 약하다. 이런 경우는 대개 건선이 있는 부위가 약간 증가하거나 가벼운 가려움이 생기거나 새로운 부위에 약한 건선이 조금 생기는 정도의 경험을 한다.

그러나 스테로이드를 오래 사용하거나 높은 등급의 스테로이드를 사용한 사람은 스테로이드 사용을 중지하자마자 심한 반동현상을 겪는다. 이때는 갑자기 온몸의 가려움이 증가하거나 이를 너무 심하게 긁을 경우 진물이 나오기도 하며 스테로이드를 끊기 전에 비해서 피부 증상이 너무나 악화되어 일상 생활이 불가능한 경우가 생기기도 한다.

그런데 이러한 악화는 짧은 기간 동안 갑자기 나타났다가 빠른 시일 내에 사라지는 경우도 있지만 심하면 3~6개월 정도까지 서서히 악화되는 경우도 있다. 이 기간이 건선 환자들에게는 가장 악몽같은 시간이 된다. 하룻밤을 자고 나면 점점 더 늘어나는 건선 피부에 마음이 아프고, 밤마다 참을 수 없는 가려움으로 잠을 자기도 어려우며 온몸이 붉게 변해서 다른 사람이 차마 눈뜨고 볼 수 없을 정도로 심해지기도 한다.

이 경우 본인은 물론 가족들도 눈물을 흘리면서 왜 이런 피부병이 생겼나 서러워하기도 한다. 건선 환자들이 겪는 고통은 상상을 초월할 정도이다. 결혼 상대자에게 밝히지 못해서 결혼을 포기하기도 하고 결혼한 부부조차도 배우자에게 자신의 피부를 보여주기 싫어한다. 학교에서는 피부 때문에 왕따를 당하기도 쉽고, 직장 생활에 심각한 장애를 불러오기도 하며, 심한 경우 자살에 이르기도 한다.

이렇듯 스테로이드의 부작용은 극심하여 일찍 끊으면 일찍 끊을수록 좋다. 그리고 한의학을 통해 빨리 치료를 받는다면 이러한 엄청난 고통에서 회복될 수 있다.

그러므로 스테로이드를 중단해서 생기는 3개월 내외의 악화기간을 너무 두려워하지 말고 당당하게 끊어서 빨리 회복되도록 노력해야 한다. 3개월이 무서워서 평생을 건선이라는 피부병에 갇혀 정상적인 생활을 하지 못한 채 살아가기에는 인생이 너무나 길다.

일단 스테로이드 사용을 중단한 이후 3개월 정도의 악화 기간을 거치고 나면 이후에는 갑자기 심해지거나 하는 현상이 더 이상 나타나지는 않는다. 물론 음식을 가리지 않으면 서서히 피부 증상이 더 이상 악화될 수도 있고 과로한 이후 더 심해지거나 감기에 걸린 후 더 나빠질 가능성은 얼마든지 있다. 그러나 특별한 경우가 아니라면 치료가 종료될 당시의 상태가 그대로 유지되는 것이 일반적이다.

그러므로 스테로이드를 사용했던 건선 환자는 스테로이드 중단에 대해서 너무 걱정하지 말고 약간의 고생을 감수하더라도 빨리 스테로이드 사용을 중단하는 것이 좋다.

카. 한약 치료와 스테로이드의 병행

한약과 스테로이드는 그 약리 기전이 완전히 상반된다. 한약은 내부로부터 생긴 열을 외부로 발산하는 치료가 주가 되고, 스테로이드는 외부로 발산하는 열을 내부로 다시 집어넣는 역할이 주가 된다. 그러므로 한약과 스테로이드를 동시에 사용하면 이것도 저것도 아닌 어정쩡한 치료가 될 가능성이 많다.

일부는 한약과 스테로이드를 병행하다가 서서히 스테로이드를 끊는 방법을 권하기도 한다. 하지만 한약 복용 중에도 스테로이드를 사용하면 궁극적으로는 치료 기간이 늘어나는 문제점이 발생하게 된다. 그렇지 않아도 건선은 치료 기간이 길기 때문에 환자들이 불편하게 생각하고 지루해하는데, 여기에 치료 기간이 더 늘어나면 환자들은 힘들고 고통스러워할 것이다.

그러나 이러한 경우에도 예외는 있다. 얼굴이나 손등과 같이 다른 사람에게 직접적으로 보이는 부위가 심할 경우는 약간의 융통성을 발휘할 필요가 있다.

특히 초기 피부 증상이 악화될 때 얼굴 부분이 심해지면 대부분 심한 스트레스를 받아서 대인 관계를 기피하거나 우울증까지 생길 수 있다. 이때는 먼저 여성용 화장품인 파운데이션이나 비비크림, 자외선 차단제 등 얼굴 색상과 비슷한 화장품류를 사용해서 일단 붉은 피부가 외부로 잘 드러나지 않도록 할 필요가 있다. 만약 이러한 제품으로도 해결이 안된다면 이때 스테로이드를 사용하는 것이 바람직하다. 즉 스테로이드를 사용하되 사용 간격을 조금씩 늘려가는 것이다. 예를 들어 처음에는 스테로이드를 1일 1회 정도 사용했다면 화장품 사용을 병행하면서 2일 혹은 3일에 1회로 조금씩 늘려가는 것이다. 이렇게 하는 사이에 한약이 몸속에서 작용하면 치료가 되면서 어느새 스테로이드를 사용하지 않아도 얼굴에 문제가 없게 된다.

그러나 얼굴이나 손등과 같이 드러나는 부위에 건선이 나타나면 스테로이드를 완전히 끊고 반동현상을 다 겪은 후 치료를 시작하거나, 잠시 힘들더라도 한약 치료를 시행함과 동시에 바로 스테로이드를 끊어서 한약과 스테로이드를 가급적 병행하지 않는 편이 좋다.

임상 치험례

49세의 채○○ 환자는 남자 환자로서 지금까지도 가장 기억에 남는 건선 환자이다.

건선을 앓은 지 30년이 넘었는데 최초 치료 이후부터 완치까지 꼬박 2년이 넘게 걸려서 필자가 치료한 한의원에서 가장 오랫동안 치료받은 환자였다.

이 환자는 최초 치료 이후부터 1년 2개월 정도까지 거의 회복되지 않았으며 오히려 점점 더 피부 증상이 심해졌다. 멀리 지방에서 한번도 빼먹지 않고 보름에 한 번씩 진찰을 받고 처방을 받기 위해서 올라왔는데 그때마다 너무나 미안했다. 그런데 환자의 노력에 하늘도 감동했는지 1년 3개월째부터 피부 증상이 호전되기 시작했다.

그 이후 꾸준히 회복되어 거의 마무리가 되어 갔는데 또 악화되기 시작하는 것이었다. 물론 아주 많이 심해지지는 않았지만 부위가 얼굴과 머리라서 신경이 많이 쓰이는 모양이었다. 그러나 이후 약 1개월이 지난 뒤 다시 좋아지기 시작해서 거의 정상 수준의 피부를 회복했다.

이 환자는 2년이 넘는 기간 동안 약을 하루도 거르지 않고 복용한 환자로 그 엄청난 정성에 감동받아 꼭 완치시켜야겠다는 마음을 더 강하게 가지게 해준 환자였다.

환자 본인이 필자를 믿으면서 끝까지 치료해 달라고 했을 때 믿어준 환자가 한편으로 고맙기도 했고 다른 한편으로는 치료가 잘 안되면 어떻게 할까하는 부담도 생겼는데, 결국 치료가 되었다.

이 환자가 기억에 오래 남는 이유는 어렵게 어렵게 치료가 되었기 때문이기도 하지만 환자의 치료 의지가 너무 강해서 의사로 하여금 강한 치료 의지를 불러일으켰기 때문이었다.

이 환자는 필자에게 소중한 경험과 굳은 치료 의지를 갖게 해줘서 너무나 고맙게 생각한다. 이제는 늘 깨끗한 피부를 갖고 살아가기를 멀리서 기원하는 바이다.

10 한의학의 건선 치료 과정

가. 초기에 악화된다

건선 치료를 시작하는 환자들에게 항상 하는 이야기가 있다.

"처음에는 현재 상태보다 더 악화될 수 있습니다."

이 말은 스테로이드를 사용하였든 하지 않았든 모두에게 적용된다. 스테로이드를 사용한 경우라면 악화되는 기간이 좀더 길어질 수 있고, 사용하지 않았다면 악화되는 기간이 상대적으로 짧다는 것이 다를 뿐이다.

악화되는 양상은 개인차가 너무나 다양해서 일률적으로 말하기 힘들다. 약하게는 가볍게 더 올라오거나 약간 붉어지는 수준에서부터 심하면 밤잠을 이룰 수 없을 정도로 가렵거나 진물이 나는 수준까지 개인에 따라 천차만별이다.

악화되는 기간도 다양하게 나타난다. 빠르게는 2~3일 정도만 약간 심하게 돋는 듯하다가 사라지는 경우도 있고 심한 경우는 6개월 이상 악화되는 경우도 있다.

악화되는 횟수가 2회 이상인 경우도 존재한다. 특히 나이가 많거나 초기 증상이 심했던 경우, 면역억제제를 장기간 사용했던 경우는 2회 혹은 3회 이상의 악화와 호전을 반복하기도 한다. 처음에 악화되었다가 완화되는 경우 대부분은 큰 무리 없이 계속 좋아져서 치료가 종료되지만 특이한 경우는 처음에 좋아졌다가 다시 원래 상태로 악화되기도 한다. 그러다가 약 6개월 내외의 기간 동안 피부 상태가 아무런 변화없이 그대로 유지되거나 지속적으로 악화만 되다가 어느 순간부터 좋아져서 다시 회복되는 경우도 있다. 이렇게 2회 이상 피부 증상이 악화되는 사람은 아주 드문데 젊은 사람보다는 나이가 든 사람에게 많으며, 증상이 약했던 사람보다는 심한 사람에게 더 많고, 체력이 좋은 사람보다는 약한 사람에게 더 많이 나타난다.

다만 이렇게 호전과 악화를 반복하는 경우에도 최장 치료 기간을 2년 정도로 잡으면 거의 대부분 치료가 될 수 있다. 그러나 대부분은 그 이전에 치료를 포기하고 만다. 처음에는 꼭 치료하리라 마음먹었던 사람들도 시간이 지나면서 의지력이 약해지고 하루 2번 정도 약을 복용하는 것조차 힘들어지면 '여기서는 치료가 안되는가 보다' 하고 치료를 중단하게 된다. 그러나 끝까지 포기하지 않고 따라온 사람은 거의 대부분 치료가 된다.

말이 2년이지 2년 동안 매일 아침, 저녁으로 한약을 복용한다는 것은 굉장한 인내심이 필요하다. 시간이 지날수록 약을 복용한다는 것 자체도 스트레스가 되기 쉽다. 그러나 건선의 치료는 자신과의 싸움이다. 이것은 그만큼 건선이라는 병의 뿌리가 단단하고 끈질기다는 것이다. 심지어 거의 다 회복되었다고 판단했던 환자가 약간의 치료 방법의 변형만으로도 서서히 악화되는 경우도 있다.

물론 치료 기간이 2년 정도 걸린다는 것은 아주 특수한 경우이기

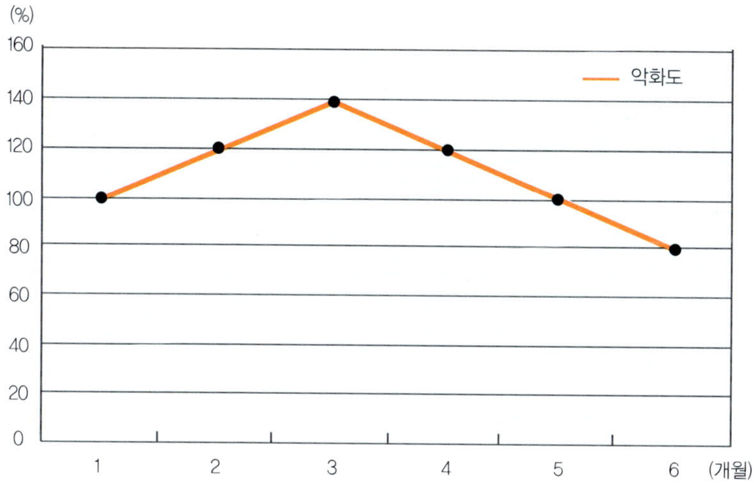

그림 10-1. 스테로이드 중단 시 일반적인 피부 악화도

때문에 대부분은 여기에 해당되지 않는다. 건선 환자의 치료 기간은 짧게는 3개월에서부터 길게는 2년에 이르기까지 아주 다양하다. 자기가 어느 기간에 해당되어 얼마나 빠른 시간 내에 회복될지는 판단하기 어려운 경우가 많다. 다만 나이가 어릴수록, 유병 기간이 짧을수록, 증상이 약할수록 빨리 치료되고, 나이가 많을수록, 유병 기간이 길수록, 증상이 심할수록 늦게 치료되는 것이 일반적이다.

그러므로 처음 시작부터 최장 2년 정도까지도 치료 기간이 걸릴 수 있다는 것을 염두에 두고 서서히 자신의 피부가 호전되는 것을 관찰한다면 크게 실망하지 않으면서 긴 치료 기간을 감당할 수 있는 여유가 생길 것이다.

아래 그림들은 시간이 지남에 따라 건선 환자들이 어떻게 회복되어 가는 가를 환자군별로 특성을 추려내어 정리한 것이다. 어떤 환자는 그림 10-2처럼 처음부터 꾸준히 좋아지는 경우도 있고, 그림 10-3처럼 호전과 악화를 반복하면서 좋아지는 경우도 있고, 그림 10-4처럼

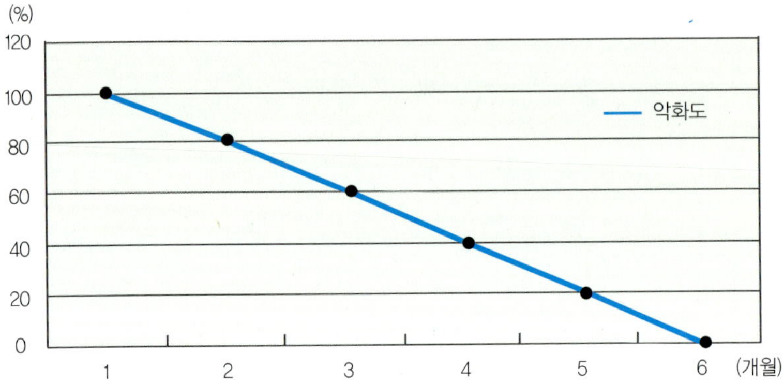

그림 10-2. 꾸준히 낫는 경우

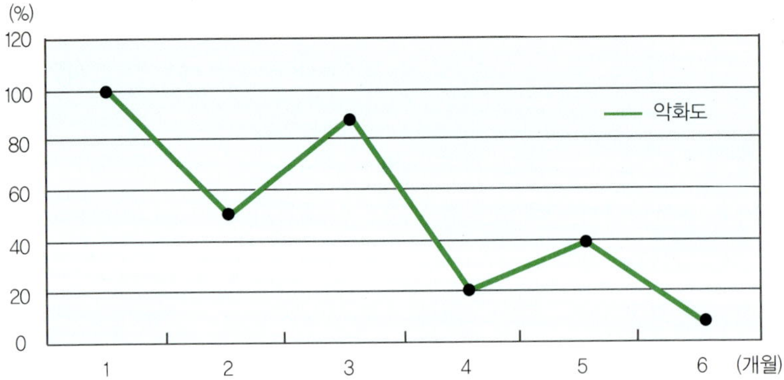

그림 10-3. 호전과 악화를 거듭하다 낫는 경우

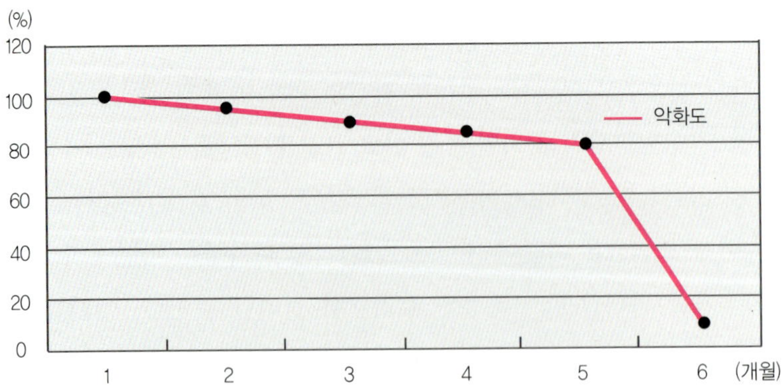

그림 10-4. 초기엔 반응이 느리다가 갑자기 낫는 경우

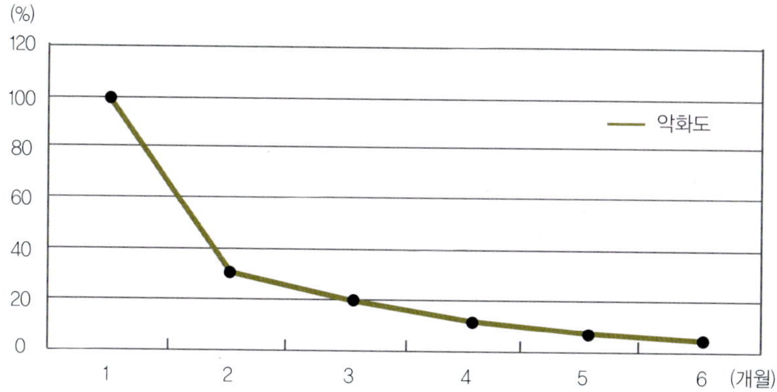

그림 10-5. 급한 호전 후 나중엔 서서히 낫는 경우

처음에는 별 반응이 없다가 갑자기 좋아지는 경우도 있고, 그림 10-5처럼 처음에 급격하게 좋아지다가 서서히 완화되면서 좋아지는 경우도 있다.

위의 그림에서 제시한 것은 대부분 스테로이드성 연고를 전혀 사용하지 않는 사람들의 피부에 일반적으로 나타나는 현상을 정리한 것이다. 따라서 스테로이드성 연고를 사용했던 사람은 대부분 초기에 3~6개월 정도 악화되는 기간을 먼저 거친 이후에 그림 10-2~5 중 하나와 유사한 형태로 회복되는 것이 일반적이다. 그러므로 건선 환자들은 중간에 악화된다고 해서 너무 실망할 필요는 없다. 대부분의 환자들은 치료 도중에 일부 악화가 되면 굉장히 실망하며 치료 의지를 상실하는 경우가 많은데 처음에 가장 심했던 증상에 비해 훨씬 미약하게 악화됨에도 불구하고 상당히 심각하게 받아들이는 경우가 많다. 그러므로 아래와 같은 치료 양상을 이해한다면 치료 도중에 악화되거나 치료 기간이 상대적으로 오래 걸린다 하더라도 그리 실망하지 않을 것이다.

나. 치료도중 건선 부위가 넓어진다

건선의 전형적인 호전 과정은 건선의 부위가 넓어지는 것부터 시작한다. 처음엔 아무 반응이 없던 붉은 피부가 조금씩 넓어지기 시작하면 치료에 반응하기 시작한다는 뜻이다.

그러다가 주위의 건선들과 합쳐지기 시작한다. 이렇게 되면 마치 작은 세력들이 모여서 큰 세력을 형성한 것처럼 보인다. 그러면서 두껍던 살이 점점 얇아지기 시작하고 진한 붉은색에서 연한 분홍색으로 변하면서 점점 새살이 나는데 이것이 전형적으로 좋아지는 과정이다.

이 과정을 잘 이해하지 못하는 사람들은 건선 부위가 넓어지면 굉장히 두려워한다. 없어져도 시원치 않을 상황에 더 넓어진다는 것을

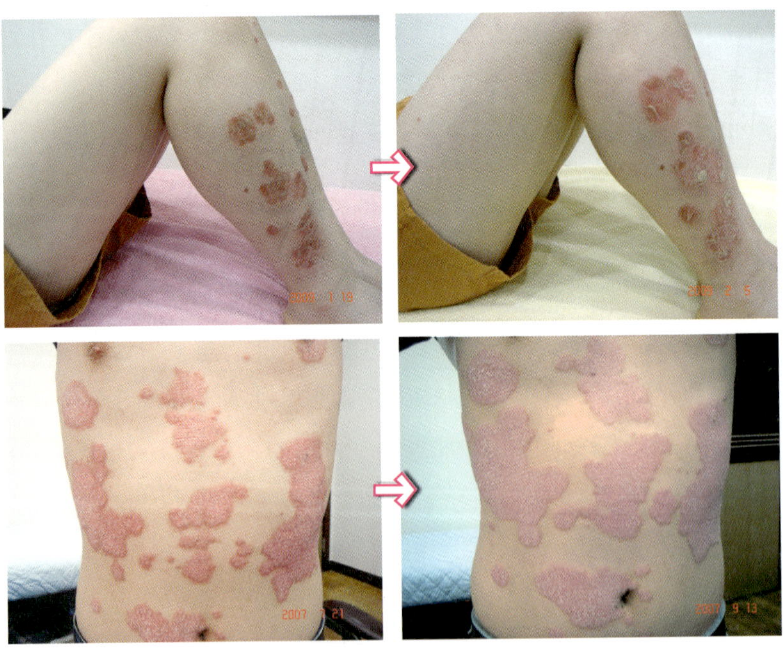

그림 10-6. 얇아지면서 확산되는 건선

받아들이지 못하는 것이다. 그러나 대부분의 건선은 이런 과정을 거쳐 가면서 호전된다. 특히 두껍던 피부가 얇아지면서 확산되는 과정은 전형적인 호전 과정으로 전혀 걱정할 필요가 없다.

넓어지면서 확산되는 과정은 마치 호떡을 굽는 것과 유사하다. 호떡 장수가 호떡을 구울 때 밀가루 반죽을 보면 처음에는 그렇게 얇지 않다. 반죽 덩어리를 떼어낸 이후 프라이팬에 반죽을 올려 놓고 압착을 시켜서 넓고 얇게 만들어서 호떡이 완성된다. 이때 호떡 반죽의 절대적인 양은 변하지 않았지만 호떡이 압착되면서 넓게 퍼지기 때문에 처음 반죽 모양에 비해 훨씬 크게 보이는 것이다.

호전될 때 건선이 확산되는 과정도 이와 유사하다. 건선 피부가 확산되면서 얇아지는 현상은 건선의 절대적인 양이 증가하지 않으면서 단지 겉으로 보이는 면적만 넓어지는 것이다.

그러므로 이러한 현상이 나타나는 것은 일단 회복되어 가는 신호라고 볼 수 있다. 건선의 치료 기간은 건선의 두께와 많은 연관이 있기 때문에 두께가 얇을수록 상대적인 치료 기간이 짧다.

따라서 건선 치료 도중에 건선의 부위가 넓어지는 것에 대해서는 전혀 걱정하지 않아도 되며 오히려 곧 회복되어 가리라는 기대를 가져도 좋다.

다. 얇은 부분부터 사라진다

건선 환자들의 피부를 보면 건선이 생긴 부위가 두꺼운 부분이 있고 얇은 부분이 있다. 두꺼운 부위는 상대적으로 건선이 심하다는 것을 의미하고 얇은 부위는 상대적으로 건선이 심하지 않다는 것을 의미

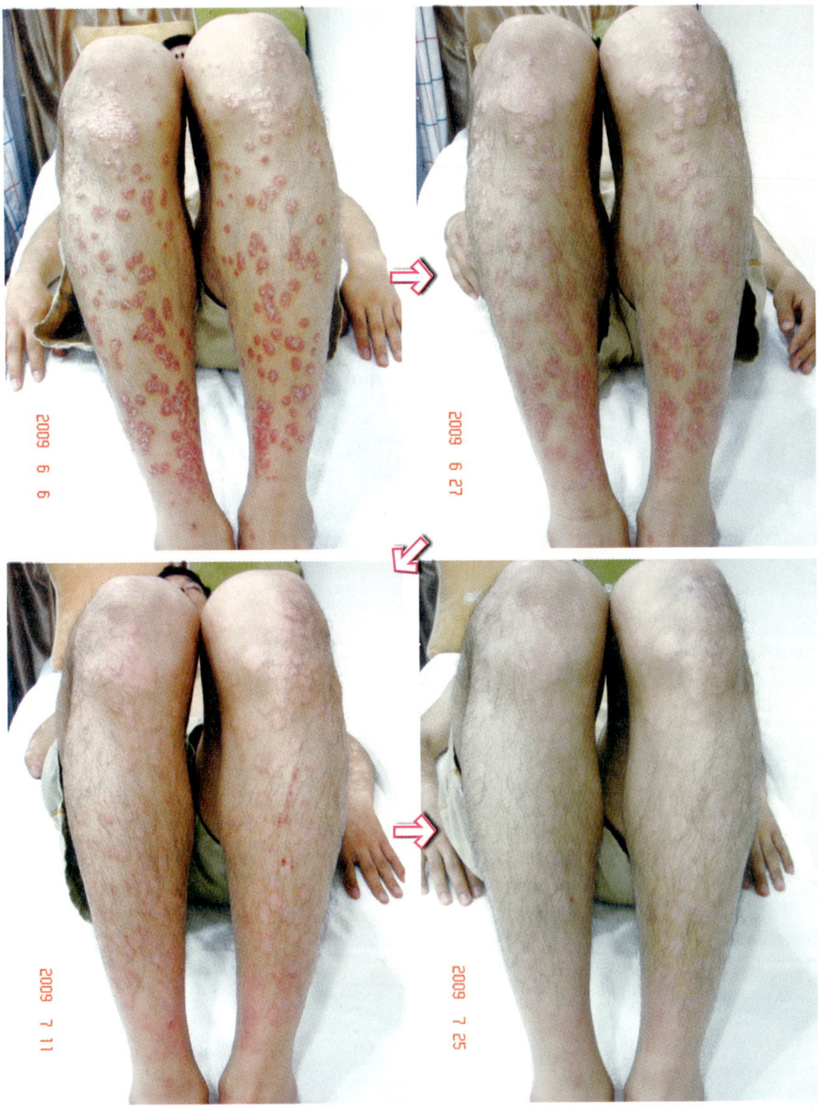

그림 10-7. 얇은 부분부터 사라지는 건선

한다.

그러므로 치료 기간에도 차이가 존재한다. 치료가 진행되면서 먼저 얇은 부위가 사라지고 나중에 두꺼운 부위가 사라지는 것이 일반적이다. 따라서 두꺼운 부위는 치료 기간이 상대적으로 길고 얇은 부위는 상대적으로 짧다.

두꺼운 부위는 건선이 있는 부위가 탈락하고 새로운 피부가 나타나기까지 상대적으로 많은 시간이 걸릴 수밖에 없다. 또한 건선이 두꺼운 부위는 오랜 시간이 지나더라도 전혀 반응하지 않고 그대로 남아 있는 경우도 많다. 그러나 일단 얇아지는 반응이 나타나기 시작하면 한꺼번에 사라지는 경우도 많다.

그러므로 두꺼운 부위에 대해서는 처음부터 너무 성급한 기대를 하기 보다 기다려 보는 것이 필요하다. 얇은 부분이 사라지기 시작하면 두꺼운 부분도 시간을 두고 사라질 것으로 기대하면 된다. 특히 얇은 부분과 두꺼운 부분의 두께 차가 아주 많이 난다면 얇은 부분이 사라지고 나서도 한참 시간이 지난 후에야 두꺼운 부분이 좋아지는 경우도 많다. 아무튼 일단 얇은 부분이 사라지기 시작했다면 시간이 걸리더라도 두꺼운 부분도 사라질 것이므로 혹시 회복되지 않는 것이 아닐까 하는 의구심은 가질 필요가 없다.

라. 주로 몸통부터 좋아진다

모든 건선 피부 두께가 동일하다는 전제하에서 보편적으로 몸통부터 좋아진다. 쉽게 보면 심장에서 가까운 부위부터 먼저 좋아지고 심장에서 먼 부위로 갈수록 천천히 좋아진다는 것이다. 물론 모든 건선 환자들이 동일한 과정을 밟는 것은 아니지만 대략 80% 정도는 몸통부터 좋아지고 나머지는 머리부터 좋아지거나 다리부터 좋아진다.

그러므로 건선 환자는 몸통의 피부가 어떤 식으로 변하는지 눈여겨볼 필요가 있다. 만약 다른 부분은 그대로일지라도 몸통에 새살이 돋아나거나 건선이 있는 부위가 얇아지면서 주위의 건선과 합쳐지는 현상이 나타난다면 이미 호전 반응은 시작되었고 머지않아 눈에 띄는 변화가 나타날 것을 의미한다.

물론 일부는 머리부터 혹은 다리부터 좋아지는 경우도 있다. 특히 몸통 부위가 다른 부위에 비해 많이 심한 경우는 대부분 다른 부위부터 좋아진다. 그렇기 때문에 언제, 어디서부터, 어떻게 좋아질지는 명

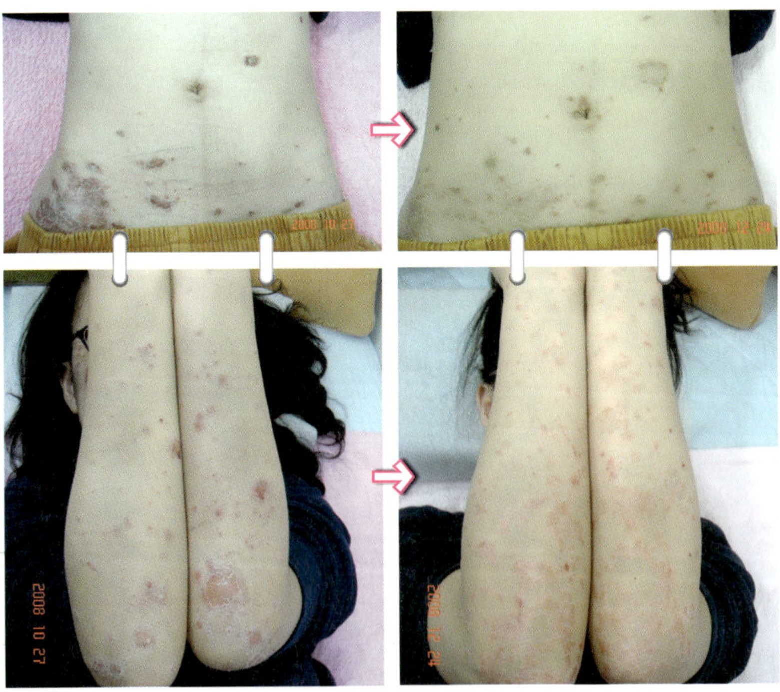

그림 10-8. 몸통부터 좋아지는 건선

확하게 예측하기 힘들다. 하지만 대체적으로 많은 환자들이 몸통 부위부터 좋아진다. 그러므로 몸통 부위의 변화는 언제쯤 좋아질 것인지에 대한 지표가 될 수 있다.

마. 검은색이나 흰색으로 변한 피부는 오래 간다

건선이 있는 부위가 치료가 된 이후에 붉었던 피부가 검거나 희게 변하는 경우가 있다. 이는 기존의 피부 증상이 너무 심해서 피부가 화상을 입은 것과 마찬가지인 상태였기 때문에 붉은색이 사라지더라도 검거나 희게 흔적이 남는 것이다.

이런 부위가 완전히 없어지기까지는 상당히 많은 시간이 소요되므

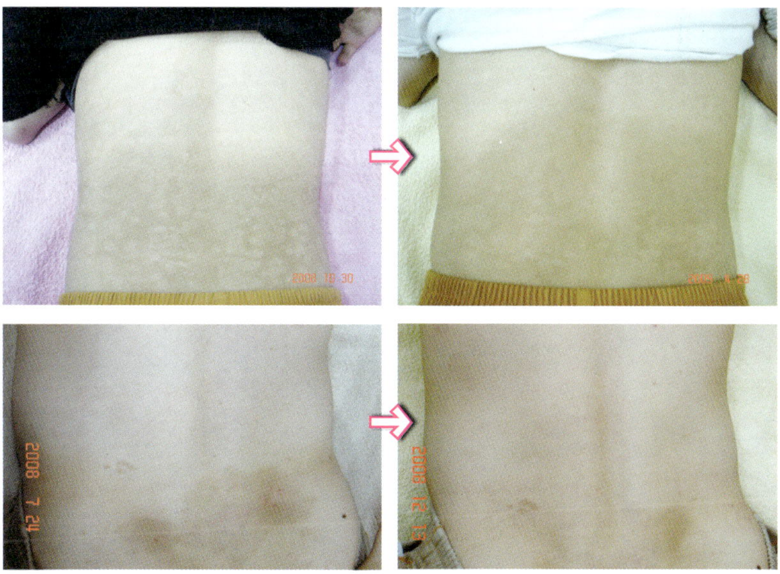

그림 10-9. 붉은 반점이 사라진 후 자국이 남는 건선

로 만일 다른 부위의 붉은 기운이 다 없어진 상태라면 굳이 치료를 계속 받지 않고 경과를 관찰해 보는 것도 괜찮다.

정상 피부와 건선 피부의 온도 차가 심했던 경우에 대부분 그림 10-9와 같이 흔적이 남는다. 온도 차가 심할 때는 1℃ 이상 되기도 하는데 이런 경우에는 심한 오한을 느낄 수 있으며 맥박 수가 120회 정도까지 되는 경우도 있다. 이런 과정을 겪으면 지나친 기능 항진으로 피부가 까맣게 탄 것과 같은 증상을 보이며 나중에 검거나 흰 자국이 생긴다.

대부분 건선이 완치가 되기 이전에 검은 자국이나 흰 자국이 남기 시작하는데 다른 부분의 치료가 다 끝나갈 무렵에는 이렇게 색깔이 변했던 피부도 많이 정상으로 회복된다. 심한 자국이 남았던 경우도 약 1년 정도 지나면 대부분 구분하지 못할 정도로 정상에 가까워지는 경우가 많다.

건선 환자들 중에는 이런 자국이 일종의 흉터처럼 평생 남아 있지 않을까 걱정하기도 하는데 그러한 경우는 없으니 안심해도 된다.

바. 테두리가 남고 중심부터 사라지거나, 테두리부터 흐려지면서 사라진다

건선이 사라질 때는 크게 2가지 양상을 보인다. 하나는 건선 부위의 중심부터 새살이 돋으면서 사라지는 것이고, 다른 하나는 건선의 테두리부터 흐려지면서 크기가 점차 줄어드는 것이다.

자신이 어떤 양상으로 좋아질지는 알 수 없다. 대부분 확률은 1 : 1 정도로 절반은 테두리부터 좋아지고 절반은 중심부부터 좋아진다.

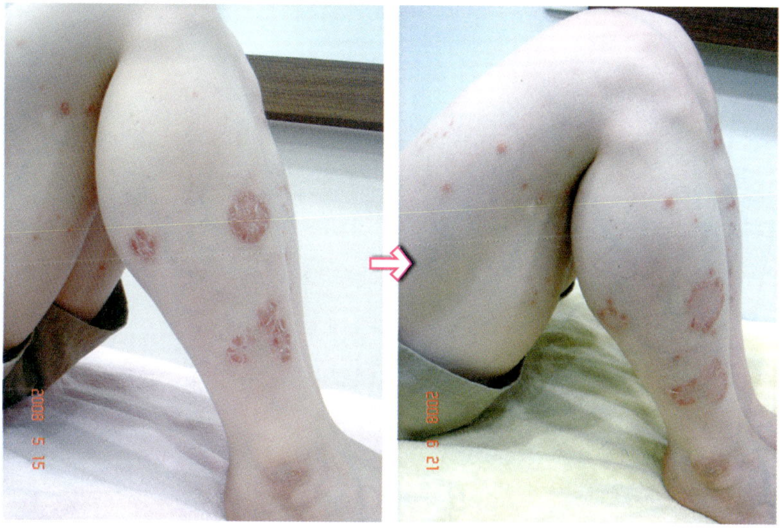

그림 10-10. 중심부터 좋아지는 건선

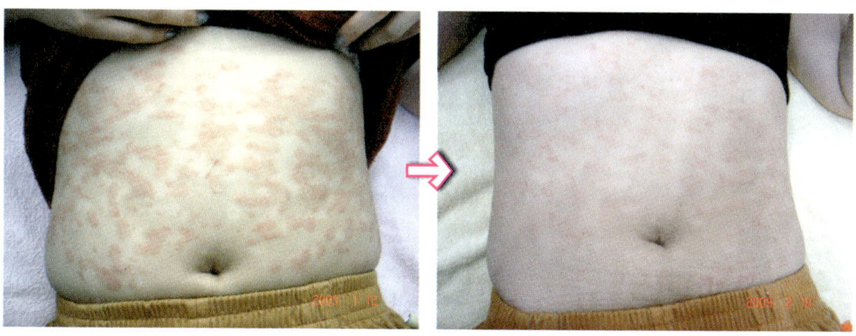

그림 10-11. 테두리부터 좋아지는 건선

외관상으로는 테두리부터 좋아지는 경우가 정신적 고통이 덜하다. 테두리부터 좋아지면 건선이 치료되는 만큼 피부가 회복되어 가는 것을 뚜렷이 인지하게 되고 타인이 보기에도 좋아진 피부를 확연하게 느낄 수 있다.

그러나 중심부부터 좋아지면서 테두리가 남아 있는 경우는 기존에 있던 부위가 그대로 남아 있는 듯해서 실제 호전된 정도에 비해 좋아졌다는 것을 확연하게 느끼지 못하는 경우가 많다.

이렇게 건선이 회복되는 양상은 약간씩 다르게 나타나기도 하지만 궁극적인 치료 기간에 있어서는 차이가 없다. 단지 테두리부터 좋아질 경우 치료 종료시까지 환자가 느끼는 기분이 더 좋을 따름이다.

사. 외용제는 피부에 수분을 공급할 수 있는 것이 좋다

건선 치료에 있어서 대부분은 외용제를 먼저 생각한다. 일반인들의 사고로 봤을 때 건선은 피부병이니까 외용제를 사용하면 되는 것으로 생각할 수 있다. 물론 외용제가 건선 치료에 전혀 도움이 되지 않는 것은 아니다. 다만 외용제만 사용해서는 건선을 완전히 치료할 수 없다. 왜냐하면 건선은 피부병이 아니라 몸속의 문제로 생긴 속병이기 때문이다.

그래도 외용제를 사용하는 것이 사용하지 않는 것보다는 치료에 도움을 줄 수 있다. 물론 스테로이드는 예외로 한다.

외용제 중 가장 쉽게 사용할 수 있는 것이 일반적인 로션이다. 슈퍼마켓과 같이 일반 시중에서 판매하는 것 중에서 적당한 것을 사서 바르면 된다. 일부 건선이나 아토피에 좋은 기능성 제품이라고 해서 비싼 가격에 판매되기도 하나 그 제품이 정말로 그 비용만큼 효능이 뛰어난지는 의문이다. 다만 기능성 제품이 다른 제품보다 자신에게 맞는다고 판단되면 사용해 보는 것도 괜찮다. 일부 예민한 피부를 지닌 사람들이라면 외용제와 같은 작은 변화에도 피부가 민감하게 반응하여 의외로 좋은 결과를 얻을 수도 있기 때문이다.

외용제는 피부에 막을 형성하여 수분이 유지될 수 있도록 하는 보습 효과가 좋은 것이 적합하다. 그러나 완벽하게 만족할 만한 제품을 찾기란 매우 어려운 일이며, 자신의 취향과 피부 상태에 따라 상대적으로 적합한 것을 선택할 따름이다.

보습력이 뛰어난 제품은 피부를 촉촉한 상태로 오래 유지할 수 있으나 상대적으로 끈적거림이 심하여 활동에 불편한 점이 있다. 반면에 일반 화장품처럼 피부에 바르기도 쉽고 끈적거리지 않는 제품은 사용에는 편리하나 상대적으로 보습력이 떨어지는 단점이 있다. 이는 단지 보습이라는 하나의 기준에서만 평가한 것으로 제품 자체가 지니고 있는 다른 효과는 별개로 한 것이다.

만약 보습 효과도 뛰어나고 끈적거림도 심하지 않은 제품이 있다면 그러한 제품을 사용하는 것도 괜찮다. 그러나 합성 계면활성제를 많이 사용한 제품은 피해야 한다. 이런 제품은 처음에는 피부 보습력을 도와주는 것처럼 느낄 수 있으나 지나치게 많이 사용하면 오히려 피부의 수분을 빼앗아가서 피부 증상을 악화시킬 수 있기 때문이다.

피부 증상이 심한 경우는 외용제를 아무리 발라도 계속 피부가 건조해지는 느낌을 갖게 된다. 결국 몸속에서 계속 열이 올라와서 피부가 마르는 것이므로 피부를 촉촉하게 하는 것은 일시적인 효과일 뿐 근본적인 치료 방법이 될 수 없다는 의미이다.

또한 건선 전문 한의원에서는 각자의 증상에 맞는 외용제를 개발하여 처방하는 경우도 있다. 그러나 어디까지나 외용제는 보조적인 용도로 사용하는 것이므로 너무 많은 기대는 하지 않는 편이 좋다.

물론 외용제의 사용만으로도 빨리 회복되는 경우가 간혹 있다. 그러나 이러한 소수의 사례만 가지고 외용제가 모두에게 효과가 있다고 말하기는 어렵다. 대개의 경우 외용제를 사용하는 편이 그렇지 않을 때보다는 나을 수 있지만 지나치게 외용제에 의존하다가는 오히려 중요한 근본 치료를 소홀히 할 가능성이 있으므로 외용제는 자신에게 필요한 치료효과 +α라는 개념 정도로 접근하는 것이 좋다.

임상 치험례

38세의 김○○ 씨는 남자로 20년간 건선을 앓아왔으며 가슴과 등을 포함해서 온몸에 작은 물방울 모양의 건선이 있었다. 원래는 그리 심하지 않았는데 최근 감기에 걸린 후 갑자기 심해졌다고 하는 것으로 보아 이 환자의 경우 건선이 몸속에 잠복해 있다가 감기로 인해서 밖으로 많이 드러난 것 같았다.

건선 환자가 감기에 걸린 후 기존에 있던 건선이 심해지거나 처음으로 건선이 나타나면 대부분 당황하게 된다. 특히 스테로이드성 연고를 지속적으로 바르면서 관리를 해오던 사람이 감기에 걸린 후 갑자기 건선이 심해지면 하늘이 무너지는 듯한 불안감을 느끼게 된다. 그래서 이처럼 심해진 뒤에 한의원을 찾는 경우가 많다.

이 환자도 20년간 스테로이드성 연고로 관리만 하다가 갑자기 악화되면서 불안감을 느끼고 한의원에 방문한 경우였다. 문제는 한의원에 방문하기 전까지 스테로이드성 연고를 20년간 지속적으로 바른 경우여서 치료를 시작한 이후 반동현상이 얼마나 클지 판단하기 어려운 상황이라는 점이었다. 그 후 약 3개월 동안 치료하면서 서서히 좋아지다가 4개월째에 갑자기 악화되는 것이었다.

건선을 오랜 기간 앓은 사람은 많이 좋아지다가도 갑자기 악화되는 경우가 있는데 이때가 가장 당황스럽다. 조사를 해보아도 특별한 원인을 찾지 못하여 더 혼란스러운 경우도 있다.

그러나 이후 이 환자는 조금씩 꾸준히 치료되었다. 비록 중간에 다시 약간의 악화 과정은 있었지만 생각보다는 심하게 악화되지 않았고 아주 빠른 속도는 아닐지라도 무난하게 호전되어 치료를 시작한 지 약 9개월 만에 치료를 종료할 수 있었다.

다만 중간에 약간씩 악화될 때가 있었는데 이 경우 대부분 음주를 과다하게 했거나 야근이 잦아서 피로감을 느끼고 있던 때였다. 결국 술과 과로는 언제든지 건선을 악화시킬 수 있다는 사실을 확인하게 해준 환자였다.

11 건선 환자의 생활 주의

가. 소화가 잘 되어야 한다

음식을 잘 소화시키는 기능은 건선 환자에게 필수적으로 요구되는 사항이다. 물론 소화력이 선천적으로 떨어지는 경우도 문제이지만 그렇지 않더라도 음식을 먹고 체하지 않는 것이 우선적으로 중요하다.

만약 음식을 먹고 체하면 몸속에서 열이 발생되어 건선을 악화시킬 수 있어서 심한 경우 몸 전체가 건선으로 뒤덮이는 현상이 나타나기도 한다. 그러므로 건선 환자의 경우 잘 체하지 않도록 신경을 쓰는 것이 중요하다.

체하지 않기 위한 방법은 의외로 간단하다. 모든 음식을 꼭꼭 씹어 먹는 것이다. 대부분 잘 체하는 사람들은 음식을 급하게 먹는 경향이 있는데 음식을 천천히 씹어 먹는 것만으로도 체하는 것을 방지할 수 있다.

만약 음식을 꼭꼭 씹어 먹음에도 불구하고 잘 체한다면 음식을 먹는 도중에 물이나 국물 종류를 불필요하게 많이 먹지는 않는지 살펴볼 필요가 있다. 음식을 먹으면서 물이나 국물류를 지나치게 많이 먹으면 자연스럽게 씹는 횟수가 줄어들 것이고 이렇게 되면 잘 씹히지 않은 음식들이 위장으로 많이 넘어가서 소화에 부담을 준다. 이러한 현상이 반복되면 자주 체할 수 있다.

이러한 상황을 방지하고 싶다면 젓가락으로 밥을 먹는 것이 좋다. 젓가락으로 밥을 먹으면 국물 종류를 먹을 수 없어서 음식을 많이 씹지 않으면 목구멍으로 잘 넘어가지 않으므로 자연스럽게 꼭꼭 씹게 된다.

간혹 식습관도 좋고 관리를 잘하는데도 건선이 잘 낫지 않는 경우가 있다. 이때는 스스로의 관리만으로 소화력을 좋게 만드는 데 한계가 있다. 이 경우는 어쩔 수 없이 치료를 통해 소화기 기능을 정상으로 만들어야 한다.

기초 치료가 선행되지 않으면 치료가 잘 되지 않을 뿐 아니라 거의 치료가 다 되었다가도 다시 악화되는 경우가 생길 수 있다. 그러므로 피부 치료에 있어서 소화력은 일차적으로 고려해야 할 대상이다.

어떤 때는 소화력만 좋게 만들어줘도 피부가 좋아지는 사람들이 있다. 이러한 사람들은 장기간에 걸친 소화력의 문제로 인해 피부에 증상이 나타난 경우이다. 그래서 이렇게 회복되는 사람은 소화기가 좋아지면서 쉽게 체하는 현상도 줄어들고 체력도 회복되며 피부가 좋아지니 모든 면에서 너무 좋아졌다는 말을 한다. 즉 건선이라는 질환이 피부에 있는 건선 자체로만 볼 것이 아니라 우리 신체의 어느 한 부분에 이상이 있기 때문이라는 것을 인식한다면 그토록 외용제에만 집착해서 피부를 치료해야 된다는 생각에서 벗어날 수 있을 것이다.

나. 대변은 매일 보는 것이 좋다

건선 환자의 생활 습관 중에서 가장 중요한 것이 대변을 매일 보는 것이다. 환자 중 일부는 2~3일 이상에 한 번씩 대변을 보거나 심한 경우 1주일 정도에 한 번씩 대변을 보는 사람들이 있는데 이 경우는 대변만 잘 보게 해도 건선이 많이 호전된다.

대변을 잘 못보면 빠져나가지 못한 변이 대장에 정체해 있으면서 열이 발생하고 이 열은 그대로 피부로 전해져서 피부 증상을 악화시킨다. 그러므로 모든 피부질환은 일단 대변을 잘 보는지가 관건이 된다.

대변을 잘 보는 것이 얼마나 중요한지는 아이들을 보면 알 수 있다. 만약 어린 아기가 대변을 매일 보지 못하면 점점 몸속에 열이 올라 경기를 하거나 피부 트러블이 생길 수 있다. 아이들이 체해도 대변을 못 보면서 고열이 날 수 있는데 이때는 관장을 해서 대변을 보게 만들어 주면 어느새 열이 내리고 피부 증상도 시간이 지나면서 많이 완화되는 것을 알 수 있다.

건선 환자 중에서는 간혹 대변을 3일 이상에 한 번 보거나 심하면 일주일에 1회 정도만 보는 사람도 있다. 이러한 사람은 일차적으로 대변을 잘 보도록 조정해야 한다. 대변만 잘 봐도 피부 증상이 완화되는 경우가 많기 때문이다. 즉 대변을 보지 못하면서 생긴 열과 독소가 피부 증상을 악화시켰기 때문에 대변만 좋아져도 피부는 많이 회복되는 것이다.

물론 대변만 좋아진다고 해서 피부 문제가 모두 해결되는 것은 아니다. 그러나 대변에 문제가 있는 경우 이것이 해결되지 않으면 피부 증상이 쉽게 좋아지지 않는 경우가 많기 때문에 대변에 문제가 있는 사람은 일차적으로 대변 문제를 해결한 후에 다른 치료를 하는 것이 좋다.

인간의 몸은 하루에 한 번 대변을 봐야 정상적으로 몸이 유지될 수 있도록 만들어져 있다. 그러므로 하루에 한 번이 아닌 2일 이상의 기간에 한 번 정도 대변을 본다면 먼저 대변을 잘 볼 수 있도록 하는 것이 건선 치료에 있어서 우선적으로 살펴야 할 점이다.

물론 이와는 반대로 대변을 하루에 최소 2회 이상, 심하면 4회나 그 이상 보는 경우도 있다. 만약 이러한 사람에게 대변을 더 잘 보도록 하는 치료를 한다면 이 사람은 피부 증상이 더 악화될 수 있다. 따라서 이 경우는 오히려 대변을 덜 보도록 해야 한다.

이러한 사람들은 대부분 추위를 잘 타거나 손발이 차거나 소변도 자주 보는 등 한의학적인 진단 기준으로 볼 때 허증(虛證)의 양상이 많이 나타난다. 그러나 이러한 경우에도 대변에 문제가 없는 것으로 판단해서 아무런 조치를 취하지 않는다면 치료가 어려울 수 있다. 그러므로 이러한 사람은 대변과 함께 기타의 다른 증상들을 참고하여 가급적 하루에 1회 정도 대변을 볼 수 있도록 치료를 한 뒤 다른 부분을 치료하거나 다른 부분이 치료가 되면서 하루에 한 번 정도 대변을 볼 수 있을 정도로 바뀌게 해야 한다.

건선 환자는 대변을 너무 자주 봐도 안되고 너무 드물게 봐도 안된다. 하루 한 번 정도의 기준에 맞게 대변을 보는 것이 중요하다. 물론 이러한 원칙은 건선 환자뿐 아니라 건강한 사람들도 마찬가지이다. 하지만 건선 환자는 피부가 배변 상황에 상대적으로 민감하게 반응할 수 있으므로 이 부분에 더 신경을 쓰고 관리해야만 피부가 빨리 좋아질 수 있다.

서양의학적인 관점에서 본다면 대변은 건선 증상과 아무런 연관이 없을 수도 있다. 대변의 양상이 피부와 밀접한 관련이 있다는 것은 한의학에서 보면 당연한 사실이지만 서양의학의 입장에서 볼 때는 전혀 상관 없는 것처럼 보일 것이다. 하지만 이러한 점이 한의학의 장점이라 생각한다. 피부를 단지 피부만의 문제로 보지 않고 내부의 장기와 연관되어 있기 때문에 그 부분의 문제를 해결하는 것이 중요하다는 관점은 한의학이 지닌 독특한 장점이다.

그렇기 때문에 한의사는 피부질환을 볼 때 피부만을 보는 것이 아니라 섭생을 비롯한 다른 여러 가지 변수를 참고하고 내부적인 관점에서 접근하여 잘못된 부분을 치료한다.

이러한 점 때문에 아직까지 서양의학에서는 건선을 치료할 수 없지만 한의학은 건선을 치료할 수 있는 것이다. 그러므로 건선은 피부만의 문제로 접근해서는 절대로 치료될 수 없으며, 반드시 신체의 전반적인 상황을 고려해서 치료해야 한다.

다. 나쁜 음식은 건선을 악화시킨다

건선 환자에 있어서 아무리 강조해도 지나치지 않는 것이 음식에 대한 주의이다. 건선이 나타났다는 것은 우리 몸속에 열이 과다하게 항진되어 있다는 뜻이다. 이렇게 된 원인은 대부분 열이 많은 음식을 먹어서 체내에 오랜 기간 열이 축적되었기 때문이다.

나쁜 음식이라고 표현하는 것은 단지 건선에 나쁘다는 의미이지 그 음식 자체가 나쁘다는 의미는 아니다. 다만 건선 환자는 이미 몸속에 열을 과다하게 지니고 있으므로 열을 더 축적시키는 음식의 섭취를 삼가는 것이 좋다.

그 대표적인 예가 육류이다. 모든 육류는 야채와 같은 식물성에 비

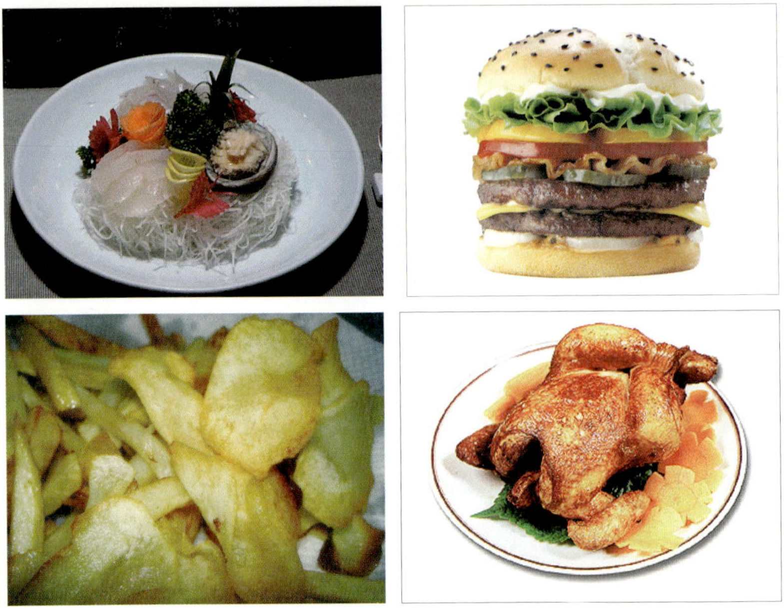

그림 11-1. 건선에 악영향을 주는 음식들

해 칼로리가 높다. 칼로리가 높다는 것은 열을 많이 발생시킬 수 있다는 것을 의미하는데 그렇지 않아도 내부에 열이 많은 사람이 이러한 음식을 섭취하면 지속적인 내부 열의 증가로 피부 증상을 악화시킬 수 있다. 그러므로 육류, 회, 해물, 튀김, 인스턴트식품 등은 일차적으로 건선에 악영향을 줄 수 있다.

건선 환자는 몸속에 화산과 같은 것이 존재하고 있다고 보아도 된다. 작게 생각하면 가스레인지의 화력이 가장 강한 상태로 계속 불타고 있는 상태와 같다. 그런데 여기에 기름을 부으면 어떠한 현상이 나타날 것인가? 불이 활활 타는 곳에 기름을 부으면 갑자기 불길이 확 살아 오르면서 더 강하게 불타오를 것이다. 이와 마찬가지로 건선 환자가 기름진 음식을 먹으면 갑자기 불길이 거세져서 피부가 더 빨갛게 변하게 된다. 그러므로 건선 환자는 기름진 음식의 섭취를 피하는 것이 좋다.

또한 인스턴트식품은 대부분 열량이 높다. 이것은 한의학적으로 볼 때 일시적으로 양기를 증가시키는 성질이 있다는 것을 의미한다. 그러므로 인스턴트음식을 섭취하면 역시 열기가 많은 피부에 또다시 열을 공급하는 역할을 하므로 건선을 악화시킬 수 있다. 그러므로 건선 환자는 가급적 인스턴트식품을 멀리하거나 완전히 금하는 것이 치료에 도움이 된다.

건선의 주요 원인은 열(熱)과 건조(乾燥)함이다. 따라서 열을 약화시키고 건조감을 없애주는 음식은 건선을 완화시킨다. 여기에 가장 좋은 음식이 호두나 잣과 같은 견과류이다. 이러한 견과류는 자체에 피부를 촉촉하게 만들 수 있는 성분을 갖고 있어서 건선을 완화시킬 수 있다. 또한 수박, 버섯과 같이 수분을 많이 함유하고 있는 음식은 피부에 진액을 공급해서 상대적으로 건조함을 많이 완화시켜줄 수 있다. 그러므로 건선 환자들은 촉촉한 음식을 섭취해서 피부의 건조함을 조금이라도 완화시켜주는 것이 좋다.

물론 여기에도 예외는 있다. 매일같이 설사를 하는 사람이 지나치게 많은 견과류를 섭취하면 변이 더 묽어지고 변보는 횟수가 늘어나서 증상의 호전이 오히려 더 어려워질 수 있다. 그러므로 견과류는 변이 묽은 사람보다는 변비가 있거나 변이 딱딱한 사람들에게 필요하다.

비록 우리가 매일같이 접하는 음식이라도 질병이 있을 때는 가려먹지 않으면 이를 악화시킬 수 있다. 반대로 도움이 되는 좋은 음식을 잘 먹으면 질병을 완화시킬 수도 있다. 그러므로 음식은 우리의 삶을 유지해줄 뿐 아니라 질병을 생겨나게 할 수도, 없앨 수도 있다. 특히 피부질환에 있어서 음식의 중요성은 말할 필요도 없다. 그러므로 피부질환이 있는 사람은 항상 음식의 섭취에 신경을 써서 자신의 현재 증상에 악영향을 주는 음식이라면 당장 중단하는 것이 좋다.

라. 술 · 담배

술과 담배는 많은 성인이 즐겨 찾는 기호식품으로 모든 만성병의 원인이 되기도 한다. 물론 건선에 있어서도 술과 담배는 나쁜 영향을 끼친다.

술은 그 자체가 양기(陽氣)를 많이 지닌 것으로, 술을 마시면 일시적으로 몸속에 있는 양기를 피부로 끌어올리게 된다. 양기란 쉽게 말하면 따뜻한 기운으로 원래 열이 많은 부위에 열을 가중시켜 건선이 악화되도록 한다. 술을 마신 다음날이면 피부가 더 빨갛게 변하고 새로운 건선이 많이 생긴다고 하는 환자들이 있다. 이를 통해서도 술은 피부 증상을 더 악화시킴을 알 수 있다.

특히 알코올 도수가 높은 술, 예를 들어 양주와 같은 종류의 술들은 다른 술에 비하여 피부 증상을 더 악화시킬 수 있다. 그러므로 건선 환자는 가급적 술의 섭취를 피하고 부득이한 경우는 알코올 도수가 낮은 술을 약간만 섭취하는 것이 건선의 악화를 막고 빨리 치료하는 길이다.

일반인들도 과음을 하면 다음날 얼굴이 벌겋게 되며 술기운이 남아 있는 경우가 있다. 이것은 술의 양기가 몸속에서 아직 빠져나가지 않은 탓이다. 그래서 한의학에서는 주독(酒毒)을 빨리 없애려면 땀을 많이 흘리고 소변을 많이 보라고 한다. 물론 이렇게 하는 이유는 술의 양기를 배출하는 목적 외에 다른 뜻도 있지만 건선 환자의 입장에서 볼 때도 마찬가지로 술의 양기를 빨리 배출하는 것이 좋기 때문에 부득이하게 술을 마신 다음날에는 땀을 많이 흘리고 물을 많이 마셔서 소변을 자주 보는 것이 좋다.

일반인들도 주독이 해소되기 전에는 피부가 약간 붉게 변하며 얼굴이 화끈거리는 경우가 많은데 건선 환자는 술을 마신 다음날 피부가 바로 영향을 받아서 건선이 있는 부위가 더 빨갛게 변하며 가려움이 증가하거나 없던 가려움이 생기는 경우가 있다.

이렇게 술이 끼치는 영향은 피부에 바로 나타난다. 비록 술을 자주 마셨는데 당장은 피부에 아무런 문제가 나타나지 않는다 하더라도 결국 일정한 시간이 지난 후에는 문제가 생길 가능성이 높다.

그러므로 건강한 피부, 깨끗한 피부를 갖기 위해서는 특히 술을 조심할 필요가 있으며 가급적 과음을 피해서 피부의 악화를 방지하는 것이 좋다.

담배는 불이 붙은 풀의 연기를 마시는 것이다. 담배에 불을 붙이고 연기를 들이마시면 스트레스가 해소될지 모르지만 건선 환자에게는 아주 나쁜 영향을 끼친다.

담배를 피운다는 것은 담배가 타면서 생기는 뜨거운 성질의 연기를 마시는 것이다. 즉 보이지는 않지만 우리가 흡입하는 담배 연기는 건조하면서도 뜨거운 성질을 지니고 있다.

건선 환자의 주된 병인이 몸속의 열과 건조함 때문인데 이렇게 두 가지 해로운 성질을 동시에 지닌 것을 흡입한다면 당연히 건선 피부에는 나쁜 영향을 끼칠 수밖에 없다.

한의학적으로 볼 때 폐(肺)는 피부와 연결되어 있다. 만약 폐가 건조해 진다면 피부 역시 건조해진다. 건선 환자는 이미 피부가 건조해서 문제가 생겼는데 여기에 뜨겁고 건조한 담배연기까지 더해지면 피부가 더욱 건조해져서 증상을 악화시킬 수 있다. 그러므로 건선 환자는 일단 담배를 끊은 후 치료를 시작하는 것이 훨씬 효율적이다.

마. 과로는 건선을 악화시킨다

어떤 환자의 경우 치료가 잘 되다가 갑자기 악화되는 경우가 있다. 그래서 특별한 일이 없었느냐고 물어보면 최근 회사에서 야근을 많이 해서 잠을 많이 못 잤다고 하는 경우가 있다. 매일 야근을 하면서 하루에 2~3시간 정도만 잤다고 하는데 이러한 경우는 대부분 피부 증상이 악화된다.

과로는 우리 몸의 체액을 많이 소모시킨다. 우리 몸의 체액이 소모되어 일시적으로 그 양이 줄어들면 상대적으로 몸속의 열이 증가한다. 물론 이것은 열의 실질적인 증가가 아닌 상대적인 증가이기 때문에 일반적으로 생각하는 열과는 다른 개념이다. 이렇게 열이 증가하면 피부에 존재하는 열도 증가하므로 건선이 악화된다.

과로로 인하여 악화된 피부 증상은 피로가 충분히 회복되면 빠르게 정상화되기 시작한다. 그러므로 일시적으로 과로를 한 이후 피부 증상이 악화되었다면 너무 걱정하지 말고 충분한 휴식을 취하는 것이 좋다. 그러면 감소되었던 체액이 대부분 정상으로 회복되면서 피부 증상이 호전된다.

만약 충분한 휴식을 취했음에도 불구하고 피부 증상이 호전되지 않는다면 이는 너무나 무리를 했던 탓에 체액이 다시 회복되지 못하고 계속 모자란 상태가 지속되고 있다는 것을 뜻한다. 그러므로 이러한 경우에는 체력 회복을 위한 한약을 복용해서 정상적인 체액을 회복한 다음 건선을 치료하는 편이 훨씬 치료가 잘된다.

과로는 또한 피부 면역력을 급격히 떨어뜨린다. 이 경우 피부가 외부 환경에 대하여 정상적으로 방어할 수 있는 능력이 떨어져서 피부증상이 악화될 수 있다. 즉 정상적인 상태였다면 피부 발진이나 구진이 나타나지 않을 상황임에도 불구하고 과로한 이후에는 이러한 피부 증상이 나타날 수 있다. 이와 같이 과로는 피부에 악영향을 끼친다.

바. 건선과 임신의 상관 관계

건선 환자 중에서 임신을 준비하는 경우가 있는데 이는 전적으로 여자 환자들에게 문제가 된다. 결혼한 여성의 경우 대부분이 임신을 계획하는데 이때 가장 두려운 것은 피부의 문제이다.

건선 환자가 임신을 했을 때 피부가 어떻게 변할지는 누구도 알 수 없다. 임신할 경우 건선이 완화된다고 한다면 모두들 아무런 걱정 없이 아기를 가질 것이다. 그러나 실제로는 임신을 한 이후에 피부 증상이 호전된 사람이 있는가 하면 더 악화되는 사람도 있으니 임신 이후에 피부가 어떻게 변할 것인가에 대해서는 예측이 불가능하다.

건선 환자는 이러한 상황이 두려운 것이다. 대부분의 건선 환자가 임신을 하면 모든 약을 중단한다. 그러면 대개 건선이 악화되는 경우가 많다. 참을 수 있을 정도로 일정수준만 악화된다면 임신이 전혀 문제가 되지 않을 텐데 임신이 된 이후에 본인이 참을 수 없을 만큼 건선이 악화되면 부득이하게 인공유산까지 해야 하는 상황이 될 수 있다.

임신이 건선 환자의 피부에 어떤 영향을 미치는지에 대해서는 아직 명확하게 증명된 것이 없다. 그러므로 건선 환자가 임신을 했을 때 피부 증상이 악화될지 아니면 호전될지는 누구도 알 수 없다.

따라서 건선 환자가 임신을 하고자 한다면 가급적 건선 치료를 끝낸 이후로 계획을 세울 것을 권한다. 만약 건선이 치료되지 않은 상황에서 임신이 된 이후에 피부 증상이 심하게 악화된다면 대부분 인공유산을 선택할 것이고 이는 뱃속에 있는 아이의 생명을 없애는 것으로만 끝나는 것이 아니라 환자 자신의 정신적 충격 또한 상당하게 받기 때문이다. 자신 때문에 어쩔 수 없이 한 생명을 사라지게 했다는 충격은 두고두고 가슴에 남을 수밖에 없다.

그러므로 건선 환자는 가급적 건선 치료를 종료한 후 임신을 하는 것이 본인의 육체적 · 정신적 건강을 위해서 더 좋다.

사. 합성 계면활성제

건선 환자들은 대부분 피부 건조감을 많이 느끼기 때문에 항상 보습문제에 민감하다. 그래서 샤워도 자주하고 보습력이 뛰어나다는 비누나 바디클렌저 등을 자주 찾게되며 특히 일반적인 제품보다는 가격이 비싸더라도 건선에 뛰어나다고 광고하는 제품을 사용하게 된다. 심한 경우 제품 하나에 10만 원이 넘을 때도 있다. 과연 이 정도의 돈을 투자해서 산 제품이 정말 그 값어치를 하는 것일까?

사람에 따라서는 정말로 돈을 투자한 만큼 효과가 있다고 생각할 수도 있고 일반 제품과 큰 차이가 없다고 생각할 수도 있을 것이다. 사실 중요한 것은 비싼 제품이든 그렇지 않은 제품이든 모두 합성 계면활성제를 포함하고 있다는 사실이다. 이것은 바디클렌저뿐 아니라 화장품에도 해당되는 사실이다.

즉 우리가 사용하는 보습제들은 거의 모든 제품이 계면활성제를 함유하고 있다. 물론 일반적인 화장품도 마찬가지이다.

보습력이 좋다는 제품을 사용하면 처음에는 촉촉한 느낌이 아주 좋고 정말로 보습력이 뛰어난 것처럼 느끼게 된다. 그런데 어느 정도 이상 사용하다 보면 똑같은 양을 사용함에도 불구하고 보습력이 전과 같지 않다는 느낌을 받는다. 그래서 양을 늘려 사용해야만 전과 동일한 보습 효과를 느낄 수 있다.

이것은 제품에 들어 있는 합성 계면활성제 때문이다. 합성 계면활성제의 성능은 화장품이나 바디클렌저 등의 제형을 묽게 혹은 굳게 조정하는 데 중요한 역할을 한다. 이 합성 계면활성제를 적당량 사용하면 피부의 보습력을 높이고 매끄러운 느낌을 준다. 그러나 너무 자주 사용하면 오히려 피부의 수분을 빼앗는 역할을 하게 된다. 그래서 많이 사용하면 할수록 처음 사용량보다 많은 양을 사용해야 이전과 같은 보습 효과를 느낄 수 있다. 물론 사람마다 각자 다르고 사용한 기간에 따라 다르겠지만 너무 자주 사용하는 것은 사용하지 않느니만 못할 수 있다.

그러므로 합성 계면활성제가 들어 있는 제품을 사용할 때는 피부가 금방 마른다고 해서 너무 자주 사용하지 말고 적당량을 일정한 간격을 두고 사용하는 것이 좋다.

또한 건선 환자들이 샤워를 할 때에는 일주일에 1~2회 정도만 비누나 바디클렌저 등을 사용하고 나머지는 가볍게 물로만 샤워를 해서 몸속의 수분을 빼앗기지 않도록 하는 것이 좋다.

아. 치료를 빨리 시작해야 한다

앞서 이야기했듯이 모든 질병의 치료 기간은 병을 앓아온 기간인 유병 기간과 비례하는 경향을 지닌다. 그러므로 어떤 병이든 빨리 치료하는 것이 좋은데 그 중에서도 건선은 빨리 치료받는 것이 좋다.

건선은 피부에 이상이 나타나는 질환으로 일단 건선이 발병하면 이것이 피부에 남아 있는 한 삶의 만족도가 크게 떨어진다. 건선이 나타났다고 해서 당장 생명에 지장이 있는 것은 아니나 대인 관계에 심각한 영향을 끼칠 수 있으며 심한 경우 자살까지 생각하게 될 정도로 건선은 무서운 질환이다.

건선은 호전과 악화를 반복하면서 잘 사라지지 않으며 계절에 따라 변화하면서 끈질기게 사람을 괴롭힌다. 그러므로 건선은 삶의 만족도를 높이기 위하여 빨리 치료를 시작하는 것이 좋다. 더욱이 유병 기간에 따라 건선의 치료 기간 차이가 많이 나므로 일단 건선이 발병한 사람이라면 가급적 빨리 한의원에 방문해서 치료받는 것이 좋다.

건선을 빨리 치료받으면 일단 스테로이드에서 자유롭게 된다. 건선 환자의 대부분은 한의원에 방문하기 전 피부과 의원이나 대학병원에서 스테로이드를 사용한 치료를 받고 오는 경우가 대부분인데 이러한 경우 건선이 회복되지 않으면서 유병 기간만 늘어나는 문제가 발생한다. 즉 스테로이드는 단기간의 피부 증상 완화가 목적일 경우에는 효과가 있지만 장기적인 사용은 오히려 근본적인 치료를 어렵게 만들 수 있으므로 빨리 한의학적인 치료를 통해서 회복하는 것이 좋다.

그러므로 일단 건선이 발생했다면 양약을 사용해서 병을 키우기 보다는 하루라도 빨리 한의원에 방문해서 상담을 받은 후 치료를 받는 것이 건선에서 빨리 벗어나는 길이다.

임상 치험례

27세의 최○○ 씨는 남자 환자로 건선을 앓은 지 4년이 된 사람이었다. 염색약을 사용한 이후 갑자기 두피부터 건선이 시작되더니 서서히 온몸에 퍼지기 시작했다는 것이었다. 머리부터 발끝까지 골고루 건선이 분포되어 있었는데 특히 엉덩이와 허벅지 부분이 가장 심해서 다른 부위에 비해 색도 더 빨갛고 두께도 두꺼운 편이었다.

그런데 보통 27세의 나이에 유병 기간이 4년 정도인 사람은 대략 3개월 정도면 효과가 나타나기 시작하는 것이 일반적인데 효과는커녕 더 악화되기만 하는 것이었다. 4개월이 지나도 처음 상태보다 악화되어 환자가 초조해 했다.

그러나 특별한 문제가 없었고 단지 피부 두께가 두꺼워서 치료 효과가 서서히 나타나는 것이라 판단되어 조금만 더 기다리라고 하면서 환자를 안심시켰다.

치료 시작 후 6개월이 지났을 때 어느날 갑자기 피부가 좋아졌다. 처음 상태에 비하여 약 80% 이상 회복된 것이다. 이전에는 전혀 반응도 안하고 좋아질 것 같지 않던 피부가 갑자기 너무 많이 좋아져서 깜짝 놀랐다. 이후 환자는 커다란 문제없이 계속 회복되어 2개월 정도 지나 치료를 종료했다.

건선 치료를 시작해서 반응이 올 때까지의 과정이 너무나 긴 환자는 마음이 초조해하거나 쉽게 포기하는 경우도 있다. 그러나 건선은 처음에 치료 반응이 나타나기까지 시간이 오래 걸리더라도 일단 좋아지기 시작하면 꾸준히 호전되어 정상적

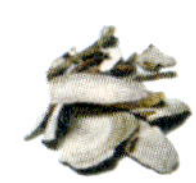

인 피부를 회복할 수 있다.

그러므로 중간에 회복이 더디고 잘 낫지 않는다고 생각되더라도 일단 자신이 믿고 간 한의원을 끝까지 신뢰한다면 반드시 좋은 결과가 있으리라 확신한다.

12 건선에 관한 오해와 바람직한 섭생

가. 감기에 걸리지 않아야 한다?

건선 환자들이 가장 흔하게 듣는 말 중 하나가 감기에 걸리지 않아야 한다는 것이다. 그러나 감기에 걸리고 싶어서 걸리는 사람은 아무도 없다. 물론 감기에 걸리지 않도록 생활에 조심을 하는 것은 좋지만 그렇게 하더라도 감기에 걸린다면 이것은 자신의 힘으로 어쩔 수 없는 것이다. 이렇게 건선의 최초 발병이 감기 때문인 경우도 많으므로 대부분은 감기가 건선을 발생시키는 원인인 것으로 알고 있다.

그러나 실제로 감기가 건선을 유발하는 것은 아니다. 감기에 걸렸을 때 건선이 새로 나타나거나 심해지는 것은 단지 피부로 증상이 드러난 것일 뿐, 건선이 나타날 소인은 이미 지니고 있던 경우가 대부분이다.

감기란 한의학적으로 보면 찬 기운에 감촉되는 것이다. 즉 평상시에는 우리 몸속으로 들어오지 못하던 찬 기운이 들어와서 문제를 일으키는 것이다. 그러므로 찬 기운이 몸속에 들어오면 우리 몸은 찬 기운이 더 이상 들어오지 못하도록 내부의 따뜻한 기운들이 피부 쪽으로 몰리게 된다. 만약 이 사람이 건선 환자가 아니라면 큰 문제가 되지 않으나 건선 환자이거나 잠재적으로 건선이 나타날 수 있는 환자라면 피부에 열기가 가중되면서 기존에 건선이 있던 피부가 더 빨갛게 되거나 건선이 없던 부위에 새로 생겨나기도 한다.

이와 비슷한 경우는 건선 환자가 아니라도 느낄 수 있다. 감기를 심하게 앓을 경우 온몸에 열꽃이 피는 경우가 있다. 이러한 현상은 우리의 몸속에서 열이 급격하게 피부로 몰리기 때문에 나타난다.

결국 건선은 감기에 걸리면 악화되거나 새롭게 생기기도 하지만 이것이 절대적인 건선의 양이 증가하는 것은 아니라는 것이다. 다만 이러한 현상은 눈에 보이는 부분이 악화될 따름이므로 치료 도중에 이러한 증상이 나타나더라도 건선이 완치될 때까지의 총 치료 기간에는 크게 영향을 끼치지 않는다.

그러나 아무리 절대적인 건선의 양이 증가하는 것이 아니라 하더라도 우리는 외적으로 보이는 부분에 민감하다. 즉 자신이 가지고 있는 건선의 양이 100인데 피부에 드러나는 것이 0이라면 이 사람의 삶의 만족도는 아주 높을 것이다. 하지만 자신이 가지고 있는 건선의 양이 100인데 80 정도가 피부에 드러난다면 그 사람의 삶의 질은 엄청나게 떨어질 것이다.

그러므로 감기가 건선을 악화시키는 것은 아닐지라도 감기를 통해서 피부 증상이 더 심해지거나 새롭게 나타나면 삶의 질이 떨어지므로 빨리 치료를 받는 것이 좋다. 그러면 이러한 현상은 대부분 얼마 지나지 않아 다시 완화되므로 너무 심각하게 생각할 필요가 없다.

나. 샤워를 자주 하면 안된다?

건선 환자들은 샤워를 자주 하는 것을 좋아한다. 몸이 많이 건조하고 비늘과 같은 인설이 많이 생기다 보니 이러한 인설을 빨리 제거하고 조금이라도 더 피부의 촉촉함을 느끼고 싶어서 샤워를 많이 하게 된다.

인설이 너무 심한 사람은 욕조에 따뜻한 물을 받고 한참 동안 몸을 불린 후 때 벗기듯이 인설을 벗겨내면 몸이 가벼워지고 피부도 얇아지기 때문에 한동안 정신적인 위안을 삼게 된다. 그러나 그것도 잠시, 심한 경우는 반나절도 가지 못해서 또다시 인설이 쌓이고 피부가 두꺼워지는 모습에 다시 실망감만 더하게 된다. 그래서 건선 환자들은 샤워를 자주하면 오히려 더 피부가 건조해지거나 악화되는 것으로 알고 있다.

그러나 샤워를 자주하면 안되는 것이 아니라 비누라든가 기타 비누와 유사하게 거품이 나는 바디클렌저류를 자주 사용하면 안되는 것이다.

앞에서 설명했듯이 우리가 일반적으로 사용하는 바디클렌저류는 대부분 합성 계면활성제로 만들어진다. 그런데 이러한 것들은 처음에는 피부의 보습력을 높이는 듯 보이지만 자주 사용하면 오히려 피부의 수분을 앗아가므로 바디클렌저류는 가급적 1주일에 1~2회 이내로 사용하는 것이 좋다. 물론 바디클렌저류를 사용하지 않는다면 매일 샤워를 해도 문제가 되지 않는다.

다. 스트레스를 받으면 안된다?

현대인의 최고의 적 스트레스. 적당한 스트레스는 삶에 활력을 주는 요소로 건강에 문제를 일으키지 않는다. 오히려 아무런 스트레스가 없다면 인생이 무의미해지고 아무런 긴장도 없이 그저 술에 술탄 듯, 물에 물탄 듯한 삶을 살아갈 것이다. 이러한 삶은 누구에게라도 의미가 없을 것이다.

하지만 현대를 살아가는 사람들 대부분은 과도한 스트레스를 받으면서 살아간다. 아침 일찍부터 저녁 늦게까지 하루하루 직장 생활에서 살아남기 위하여 전쟁을 치르듯이 살아간다.

성인만이 아니다. 어린이들 역시 초등학교에 입학하기 전부터 수많은 학원에 다니면서 경쟁을 알게 되고 초등학교에 들어가서도 경쟁은 끊임없이 이어진다. 이미 초등학교 고학년이 되면 특목고에 들어가기 위한 조기 교육을 받고 자라며, 중학교에 가서는 대부분 특목고에 꼭 가야만 한다는 스트레스를 받으면서 하루하루를 지낸다. 특목고 혹은 일반고에 가서도 소위 명문대를 가기 위해 매일같이 경쟁에 시달리고, 대학에 들어가서도 직장에 들어가기 위한 준비를 신입생 시절부터 하게 된다. 직장에 들어가면 진급에 대한 걱정, 결혼에 대한 걱정, 자녀, 노후에 대한 걱정 등 언제나 근심과 경쟁 속에 살아간다.

이렇듯 과도하게 스트레스를 받다 보면 정신적으로 황폐해지기도 하고 육체적인 이상이 나타나기도 한다. 그래서 과도한 스트레스를 받은 이후 건선이 나타나거나 심하게 된 사람도 생겨난다.

그러므로 건선 환자들은 스트레스를 받으면 안된다고 한다. 그러나 이 세상 어느 누가 스트레스를 받고 싶은 사람이 있을까?

현대 사회를 살아가는 사람에게 스트레스는 어쩌면 피할 수 없는 것이기도 하다. 그런데 실제로 스트레스를 받으면 건선 증상이 악화되는 경우가 많다.

스트레스는 우리 몸속에 잠재되어 있던 '화(火)'를 드러나게 한다. 정상적인 피부를 지닌 사람이라면 큰 문제가 없으나 건선이 나타날 만한 원인을 지니고 있거나 현재 건선이 나타나 있는 사람은 스트레스를 받으면 실제로 건선이 심해진다.

그 이유는 스트레스를 받으면 몸속의 '화(火)'가 피부로 몰리면서 이미 붉은 피부에 열기가 더 빨갛게 올라오기 때문이다. 그러므로 스트레스는 건선을 악화시킨다고 할 수 있다.

흔히 스트레스를 받거나 화가 난 경우 얼굴이 붉어지는 사람이 많다. 심한 경우 온몸의 피부가 붉게 되는 사람도 있다. 이것은 화가 나면 몸속의 열이 피부로 몰린다는 것을 의미하며 화가 풀리면 피부색은 다시 정상으로 돌아간다.

장기적으로 스트레스를 받게 되면 일시적으로 피부가 붉어지던 현상이 도를 넘어서 더욱 심하게 악화되며 건선과 같은 고질적인 피부질환으로 발전할 수 있는 것이다.

그러므로 스트레스를 많이 받아서 건선이 생기거나 악화된 경우는 스트레스를 풀어주는 치료만 해도 좋아지는 경우가 많다. 즉 음식과 같이 직접적으로 몸속의 열기를 증가시키는 경우가 아니더라도 정신적인 문제 역시 피부 증상을 악화시킬 수 있으며 이때는 그 원인이 되는 정신적 문제만 해결되어도 피부 증상이 좋아진다는 것이다.

흔히 스트레스를 많이 받은 환자에게 건선을 치료할 때 "이 약은 스트레스를 많이 풀어줄겁니다"라고 이야기하면 대부분은 고개를 갸웃거리며 "한약을 먹어서 스트레스가 풀립니까?"라고 의아해하는 사람들이 대부분이다.

'화병(火病)'은 우리나라에만 존재하는 질병으로 국제적인 공식 명칭도 'hwabyung'으로 우리 발음 그대로 영어로 옮긴 것이다. 이를 다르게 보면 그만큼 우리나라 사람들에게 화병이 많다는 것을 의미한다.

한의학에서는 서양의학과는 다르게 예전부터 '칠정(七情)'이라고 하여 질병을 볼 때 정신적 · 심리적인 영역을 중요하게 생각해 왔다. 이 중에서 화병은 현대적인 용어로 볼 때 스트레스와 유사한 것으로 한의학에서는 실제로 누대에 걸쳐 수많은 환자들을 치료하면서 임상 경험을 쌓아왔다.

화병 환자에게 한약을 투여하면 마음이 편안해지며 어느덧 스트레스가 많이 줄어 평상시에는 쉽게 짜증내던 일들에도 가볍게 웃으면서 넘어갈 수 있다고 한다. 이것은 현대의 스트레스와 유사한 정신적 · 심리적 영역에 있어서 한의학만의 진단과 치료에 대한 관점이 명확히 정립되어 있기에 가능한 것이다.

화병은 대부분 화를 내지 못하고 참고 지내다가 더 이상 견디지 못하게 될 때 밖으로 드러나는 현상이다. 즉 화병은 자신이 받는 스트레스를 긍정적으로 해소하지 못하고 안으로만 감추기 때문에 생기는 것이다. 만약 화가 날 때마다 그 상황을 잘 해결한다면 화병이 생기지 않는다. 하지만 개인적 성격, 사회적 환경 등 여러 문제가 복잡하게 얽히면서 스트레스를 해소하지 못하면 그것이 쌓여 화병이 되는 것이다.

화병을 치료하기 위해서는 몸속에 쌓인 스트레스를 풀면 된다. 즉 안으로 감추고 쌓아서 생긴 병이 화병이므로 그것을 밖으로 날려버리는 치료를 하면 된다. 이러한 것이 어떻게 가능하냐고 반문할 수 있겠지만 한의학에는 이를 해결하는 치료법이 많이 있다. 약물의 성질을 이용해서 내부에 쌓인 스트레스를 배출하는 것이다. 이렇게 되면 화병은 잘 치료되고 심리적인 부분이 많이 안정된다.

그러나 스트레스가 적당히 해소되지 못하고 자꾸만 쌓이면 피부에도 문제를 일으켜 건선이 되기 쉽다. 그러므로 만약 스트레스가 원인이 되어 건선이 되었다면 스트레스를 풀어주는 치료만으로도 건선 치료는 가능하다.

라. 생선회는 괜찮다?

소고기나 돼지고기의 문제점이 부각되면서 상대적으로 생선회가 웰빙 식품으로 많은 사랑을 받고 있다. 피부 미용에도 좋고 콜레스테롤이 적어서 건강에 좋은 식품이라고 많이 알고 있다. 또한 고기를 구울 때와 같은 불편함이 없고 기름이 튀지도 않아서 먹기에도 편하고 깔끔한 식품이다. 하지만 건선 환자에게는 어떨까?

일반적으로 고기는 체중을 늘게 하고 기름진 성분이 많아서 많이 먹으면 좋지 않지만 생선회는 괜찮다고 알고 있다. 그래서 체중이 늘어날까봐 걱정하는 사람도 생선회는 즐겨 찾는다. 실제로 생선회는 많이 기름지지 않아 소고기나 돼지고기에 비해 먹기에 부담스럽지 않다.

그러나 생선회 역시 건선을 악화시킬 수 있다. 생선회로 쓰고 남은 부분으로 끓인 매운탕을 보면 알 수 있다. 야채와 나물류만 넣고 매운탕을 끓여도 국물에 기름이 동동 뜨는 것을 확인할 수 있다. 이것은 생선에 기름이 많이 들어 있다는 증거이다.

즉 생선도 동물성 기름으로 가득 차 있다는 얘기다. 이러한 동물성 기름은 우리 몸속에 들어가서 불에 기름을 붓는 것과 같은 역할을 한다. 건선 환자는 내부에 불이 활활 타오르고 있는 상태이다. 그러므로 여기에 기름이 들어가면 당연히 화력이 증가될 수밖에 없다. 화력이 증가된다는 것은 피부의 붉은 색감이 증가되고 증상이 악화되는 것을 의미한다. 그러므로 최대한 몸속에 있는 화력이 커지지 않도록 해야 한다. 따라서 생선회도 건선 환자에 있어서는 안전하지 않다.

특히 우리나라 사람들이 좋아하는 뱃살 부위나 참치회 등은 기름기가 많고 씹는 맛이 고소하지만 건선 환자들에게는 좋지 않은 영향을 끼칠 수 있다. 뱃살이나 참치류는 일반 생선이나 생선의 다른 부위에 비해서 훨씬 기름지기 때문에 생선회를 먹더라도 가급적 이러한 부위나 종류는 피하는 것이 좋다. 그리고 일반적인 생선회라도 지나치게 많은 양을 섭취하는 것은 바람직하지 않다.

마. 건선은 성인이 되면 회복된다?

건선은 최초 발병 이래로 꾸준히 악화되는 경우도 있지만 호전과 악화를 반복하는 경우도 있다. 그래서 어떤 사람들은 어릴 때 건선이 생기면 성인이 되어서 회복된다고 알고 있기도 하다. 그래서 아무런 치료를 하지 않고 그냥 놔두면 자연히 회복될 텐데 구태여 치료를 할 필요가 있느냐는 생각을 갖고 있는 사람도 있다.

그런가하면 어떤 사람은 건선을 너무 어릴 때에는 치료할 수 없기 때문에 성인이 될 때까지 기다렸다가 치료를 받아야 하는 것으로 알고 있는 경우도 있다. 그래서 실제로 성인이 된 이후에 의료기관을 방문하여 최초 치료를 받은 사람도 있다.

그러나 이와 같은 생각들은 완전히 잘못된 것이다. 건선 치료는 빠르면 빠를수록 예후가 좋다. 특히 아주 어린 시절부터 건선이 발병한 사람은 성인이 되었을 때는 이미 20년 정도의 유병 기간을 갖게 된다. 이러한 경우는 아무리 젊은 나이에 치료를 시작한다고 하더라도 치료 기간이 오래 걸릴 가능성이 많다. 임상에서는 보통 건선 유병 기간이 10년 이상이라면 치료율이 현저하게 떨어지거나 치료 기간이 많이 늘어나는 경향이 있다.

건선은 한번 발병되면 호전과 악화를 반복하는 경우가 많기 때문에 성인이 되면 자연스럽게 좋아질지도 모른다는 기대를 갖기도 한다. 그러나 질병이 호전과 악화를 반복한다는 것은 그 질병의 원인이 완전히 제거되지 않았고, 단지 겉으로 드러나는 증상의 변화만 있다는 것을 의미한다. 따라서 이러한 질병이 성인이 되었다고 해서 회복된다는 보장은 없다. 오히려 그러는 동안 질병을 키워서 치료를 더 어렵게 만든다. 그러므로 일단 건선이 발병하면 나이의 유무를 떠나서 최대한 빨리 치료를 시작하는 것이 좋다.

특히 건선은 피부에 드러나는 질환이므로 외모에 민감한 청소년기의 정서에 부정적인 영향을 끼치기도 한다. 한창 즐겁게 뛰어놀고 공부하면서 자랄 나이에 또래의 친구들로부터 놀림을 받기도 하고 단체생활을 할 경우에는 혹시나 자신의 피부가 다른 사람들에게 노출될까봐 어울리지 못하는 경우가 생기기도 한다. 이러한 상황이 반복되거나 또래 집단으로부터 피부 문제로 집단 따돌림을 받으면 정신적인 문제가 나타나거나 심지어 자살을 시도하는 경우에까지 이르게 된다.

건선은 충분히 치료될 수 있는 질환이며 특히 청소년기와 같이 어린 나이라면 성인에 비해서 훨씬 쉽게 치료될 수 있는데 잘못된 속설을 믿고 아무런 치료도 하지 않고 놔두는 것은 한 사람의 인생을 망치는 결과를 야기할 수 있다. 그러므로 건선은 성인이 되면 자연스럽게 회복된다는 근거 없는 낭설에 현혹되지 말고 발병 즉시 치료하는 것이 좋다.

건선이 어린 나이에 발병했다고 해서 너무 자책하거나 슬퍼할 필요는 없다. 또래의 친구들이 라면, 햄버거와 같은 인스턴트식품이나 패스트푸드를 즐길 때 환자는 치료를 위해서 어쩔 수 없이 자연에서 채취한 음식 위주로 섭취하게 되고 육류의 섭취도 어느 정도 제한을 받는다. 이렇게 절제된 생활을 한다는 것은 현재의 피부 치료에도 도움을 주고 나중에 성인 혹은 중년이 되었을 때 성인병이 발병할 확률을 낮춰주게 된다.

고혈압, 당뇨와 같은 성인병은 대부분 중년 이후에 나타나지만 최근에는 서구화된 식습관으로 인해 청소년에도 나타나는 경향을 보인다. 이렇게 청소년기에 성인병이 나타나는 경우는 일부 유전적인 경우를 제외하고는 대부분 잘못된 식습관이 원인이다. 만약 자신이 어린시절부터 건선이 나타나서 식습관을 조심하고 지내왔다면 오히려 중년이 되었을 때 성인병이 나타날 확률이 줄어든다.

즉 자신의 피부를 치료하기 위하여 어쩔 수 없이 절제했던 식생활 습관이 오히려 중년에 이르러 성인병 발병을 억제하는 긍정적 결과를 가져다 준 것이다. 그러므로 어린 나이에 건선이 발병했다면 이를 지나치게 부정적인 시각으로만 바라보지 말고 긍정적인 측면도 함께 생각한다면 그리 힘들지만은 않을 것이다.

바. 건선은 유전이다?

건선 환자 중에 가족력이 있는 경우가 있다. 부모 중 어느 한쪽에 건선이 있는 경우 간혹 자녀들 중에서 어느 한 명 혹은 모두에게 건선이 나타나기도 한다.

건선을 가지고 있는 환자의 가장 큰 걱정은 자식에게도 유전되는 것이 아닌가 하는 것이다. 자신의 건선은 어쩔 수 없다고 치더라도 자식에게 건선이 유전되는 것은 어떻게든 막아보려는 마음이 간절하다.

그래서 건선 환자는 우선 결혼에 대한 두려움이 앞선다. 자신이 이렇게 지긋지긋한 피부질환을 가지고 살아온 것도 서러운데 자식에게까지 물려주어야 한다고 생각하면 두려움이 앞서기 때문에 결혼을 하고 아이를 낳는 데 대해서 많은 부담감을 가지고 있다.

실제 건선 환자의 자식 중에는 건선을 가지고 있는 사람들이 많이 있다. 때문에 건선 환자들은 주위의 예를 보면서 자신의 건선도 자식에게 유전될 것이라는 두려움을 갖고 살아가는 것이다.

만약 건선이 DNA상으로 유전되는 질환이라면 건선이 유전되는 특정한 유전 법칙이 존재할 것이며 이에 따라 자식에게도 건선이 나타날 것이다. 그러나 실제로 건선이 자식에게 나타날지 아닐지는 아무도 모른다. 그리고 자식에게 건선이 나타난다고 하더라도 어떤 경우에 건선이 나타나는지에 관한 정확한 설명이 아직까지는 존재하지 않는다.

만약 유전이 된다면 어느 염색체의 문제라든가 하는 것이 밝혀졌어야 하는데 아직은 그러한 것이 밝혀지지 않았다. 그러므로 건선이 유전자적으로 유전이 된다고 하는 것은 최소한 현재까지는 사실이 아니다.

그런데 왜 건선이 유전이 되는 것으로 오해하고 있을까? 건선의 발병원인 중 대다수는 음식과 관련이 있다. 기름진 음식, 인스턴트식품, 기타 칼로리가 높은 음식물들을 과다하게 섭취하면 건선이 발병할 확률이 높아지는 것이다.

가족은 대부분 음식을 공유한다. 대부분의 가정에서는 음식을 집에서 만들고 함께 식사를 하면서 가족간의 정을 나누게 된다.

만일 이때 기름진 음식이나 인스턴트식품, 칼로리가 높은 음식들을 주로 먹는 가족들은 같은 질환에 걸릴 위험성이 많다. 그래서 건선이 가족력이 있는 것처럼 보이는 것이다. 그러나 실제로 건선은 유전되는 병이 아니기 때문에 가족 중 누군가 건선이 있다고 해서 그렇게 걱정할 것은 아니다. 다만 가족 중에 건선 환자가 있다면 음식 섭취에 좀 더 신경을 쓸 필요가 있다. 혹시나 인스턴트식품, 고칼로리 음식, 패스트푸드 등을 너무 자주 섭취하는 것은 아닌지 살펴보고 만약 그렇다면 담백한 식물성 음식 위주로 식단을 바꾸는 것이 가족에게 건선이 나타날 확률을 줄이는 길이다.

또한 다른 사람에 비해서 건선이 쉽게 올 수 있는 체질들이 있는데 가족들은 체질이나 체형이 비슷한 경우가 많아서 마치 유전이 되는 것처럼 여러 가족 구성원에서 건선이 나타나게 된다. 그래서 건선이 가족력이 있고 유전이 된다고 생각하는 경우가 많다.

그러나 건선은 유전되는 것이 아니므로 다른 가족이 건선을 지니고 있다고 해서 현재 자신에게 나타나지도 않은 건선이 언젠가 반드시 나타날 것이라는 걱정은 하지 않아도 된다. 다만 자신을 건선이 있는 사람과 비교해 보고 위에서 언급한 건선에 좋지 않은 식습관이나 생활습관을 가지고 있다면 미리 주의해서 건선의 발생을 최소화하는 노력이 필요하다.

사. 건선은 전염이 된다?

건선 치료 도중에도 이 질환이 전염이 되는 것이 아닌지에 관하여 궁금해하는 사람들이 많다. 건선이 있는 것도 서러운데 이것이 만일 전염성이 있다면 주변 사람들에게 전염되지 않도록 주의해야 하고, 늘 조심스럽고 미안하기에 어떻게 하면 되는지에 관하여 궁금해 한다.

건선이 전염되는 것으로 알고 있는 사람은 대중목욕탕에 다니는 것을 꺼리며 다른 사람과의 신체 접촉을 가급적 피한다. 매일매일 만나는 사람들과 신체 접촉을 하지 않고 살기란 너무나도 어려운 것이 현실이다.

그러나 결론부터 말하면 건선은 전염이 되는 질환이 아니다. 건선은 단지 눈에 보이는 피부가 붉은 것일 뿐 실제로 타인에게 피해를 주는 질환이 아니다. 즉 건선이란 자기 혼자만 문제가 되는 것이지 타인에게 문제가 되어 나쁜 영향을 끼치는 질환은 아니라는 것이다.

그러므로 건선 환자의 경우 스스로 위축되지 말고 자신의 질병을 적극적으로 알릴 필요가 있다. 또한 결혼을 하지 않은 사람의 경우도 배우자가 될 사람에게 건선은 유전이 아니라는 것을 알릴 필요가 있다. 만약 배우자가 될 사람이 건선이 유전되는 것으로 오해하고 결혼을 포기하거나 주저할 수도 있기 때문이다.

또한 상대방이 건선을 치료가 되지 않는 질환으로 알고 있다면 한의학적인 방법으로 치료가 되는 질환이니 언제든지 회복해서 정상적인 생활을 할 수 있다는 것을 꼭 알려야 한다. 입장을 바꿔서 생각해 볼 때 배우자가 될 사람이 평생 피부질환을 가지고 살아야 한다면 그 사람과의 결혼에 대하여 다시 한번 생각해 볼 것이다. 만약 피부 증상이 그리 심하지 않고 감당할 수 있는 정도라면 모르겠지만 누가 봐도 피부 증상이 심해서 도저히 감당할 자신이 없다면 결혼을 포기할 마음도 생길 것이다. 엄청나게 악화되어 있는 피부를 보면서 평생 고통을 같이 나눌 사람을 찾기란 그리 쉽지 않기 때문이다.

만약 배우자가 될 사람이 건선은 완치가 되는 질환이며 단지 치료에 시간이 걸릴 뿐이라는 것을 알게 된다면 결혼에 관해서 심각하게 고민할 이유가 없을 것이다.

그러므로 건선이 있다고 해서 성급하게 결혼을 포기하거나 이성 친구를 사귀는 것에 대하여 소극적일 필요는 없다. 만약 자신의 피부 증상이 너무 심해서 이성을 사귀는 것에 두려움을 갖고 있다면 빨리 한의학적인 치료를 받아서 정상적인 피부를 회복하면 된다.

피부 증상이 심하고 성격이 소극적인 사람은 자신의 피부 증상에 대하여 비관적인 생각을 갖게 되고 심하면 자살까지 하는 경우도 있다. 또 어떤 이는 건선이 전염되는 줄 알고 처음부터 타인과의 접촉을 꺼려서 발병 직후부터 은둔 생활을 하는 경우도 있다. 그러나 건선은 절대로 전염되는 질환이 아니므로 은둔 생활을 하거나 타인에게 노출을 꺼릴 이유가 전혀 없다. 건선은 자신이 걸리고 싶어서 걸린 질환도 아니고 남에게 피해를 주는 질환이 아니기 때문에 당당하게 지내도 된다.

만약 건선이 타인에게 불쾌감을 주는 질환이라 생각하는 자격지심 때문에 대인관계를 꺼리고 혼자서 지낸다면 이로 인한 스트레스가 더 증가하여 건선이 더욱더 악화될 것이다. 또한 병은 적극적으로 알려야 치료될 기회가 많아진다고 했다. 혼자서 끙끙 앓고 있다면 누가 그 병을 알고 치료할 수 있는 정보를 제공하겠는가?

그러므로 건선 환자는 유전에 대한 고민, 자식에게 병을 물려준다는 죄책감을 전혀 가질 필요가 없으며 자신의 병을 적극 알려서 최대한 빨리 치료하도록 노력해야 한다.

아. 더운 나라에 가면 건선이 치료된다?

최근 신혼여행지로 동남아시아가 각광을 받고 있다. 4계절 따뜻한 날씨, 맑고 푸른 바다가 있는 동남아시아의 휴양지는 누구라도 한번쯤 꿈꿔 볼 만한 곳이다. 리조트에서 썬텐을 즐기고 수상 스포츠를 하면서 신혼여행이나 휴가를 보낸다면 정말 아름다운 추억으로 평생 간직할 수 있을 것이다. 그래서 동남아시아시아로 여행하는 관광객 수는 꾸준히 증가 추세에 있다고 한다.

그런데 관광이나 휴양이 아니라 치료를 위해 동남아시아에 가는 사람들이 있다. 바로 건선 환자들이다.

건선 환자 중에서는 열대 지방이나 더운 나라에 가면 건선이 좋아진다고 알고 있어서 일부러 동남아시아 등지로 여행을 떠나는 경우가 있다. 동남아시아와 같이 따뜻하고 즐거운 휴양지에 가서 휴식을 취하면 마음이 편안해지고 피부도 좋아지기 때문이다.

물론 대부분은 날씨가 따뜻하고 습도가 높은 나라로 가면 건선이 좋아진다. 운이 좋은 경우 몸에 전혀 건선이 없다고 생각될 정도까지 나아지기도 한다. 그래서 건선 없이 지낼 수 있는 동남아시아와 같은 따뜻하고 습도가 높은 나라에서 평생 살기를 원하거나 심지어 그곳으로 이민을 가는 경우도 있다.

이것은 우리나라에서 여름에 건선이 일시적으로 호전되는 것과 마찬가지이다. 건선 환자들 대부분 여름이면 피부 상태가 많이 호전된다. 그러나 겨울이 되면 다시 증상이 악화되는 등 호전과 악화를 반복하는 것이 일반적이다.

그러므로 동남아시아와 같이 따뜻하고 습도가 높은 곳에서 피부 상태가 일부 좋아졌다고 해서 건선이 완전히 치료된 것은 아니다. 잠시 피부가 치료된 것처럼 보일 뿐 원인은 여전히 남아 있기 때문에 언제라도 다시 나타날 가능성이 존재한다. 물론 그곳에서 평생 살면 건선이 나타나지 않고 자신의 몸이 치료가 되었다고 생각하며 지낼 수도 있다. 그러나 이런 사람은 우리나라에 와서 겨울을 나면 거의 100% 재발하게 된다. 동남아시아와 같은 곳에서는 건선이 나타나지 않다가 왜 우리나라에서는 이러한 현상이 나타나는 것일까?

더운 나라는 대부분 고온다습하다. 우리나라의 여름 기후도 고온다습하다. 고온다습한 기후에서 건선 환자의 피부는 대부분 호전된다. 그 이유는 높은 습도 때문이다. 건선은 건조하면 심해지는 질환이므로 습기가 많은 곳에 피부가 노출되면 일반적으로 호전된다.

그러나 건선은 몸속의 열과 이로 인한 건조로 인해서 생기는 질환이므로 몸속의 열과 건조감이 사라지지 않는 한 이것은 그저 일시적인 호전에 불과하다. 그러므로 여름에 혹은 덥고 습한 지역에서 건선 피부가 좋아지는 것은 실제로 치료가 되지 않았음에도 불구하고 치료가 된 것처럼 느낄 뿐이다.

만약 더운 여름에, 또는 더운 나라에서 실제로 치료가 되었다면 한국에 돌아온 이후에도 피부 상태가 변함이 없어야 하지만 실제로는 그렇지 않다. 여름에 호전되었던 경우는 가을, 겨울로 진행될수록 피부 증상이 심해지고 외국에서 호전되었던 경우는 귀국한 지 며칠 지나지 않아 한국을 떠나기 전과 비슷한 상태로 변하게 된다.

근본적으로 치료되지 않았다면 비록 피부 증상이 드러나지 않을 뿐 내부적으로 존재하는 건선의 절대치는 동일하다. 다만 주변 환경에 따라 피부에 나타나기도 하고 나타나지 않기도 하는 것이 다를 뿐이다. 즉 계절이나 환경이 바뀌면서 피부에 나타나는 증상이 사라졌다고 해서 건선이 나타나지 않을 것이라고 착각해서는 안된다.

그러므로 건선을 치료할 목적으로 해외로 나가는 것은 큰 의미가 없으며 오히려 돌아온 이후에 많은 실망감을 안겨줄 수 있다.

자. 건선은 완치가 되지 않는다?

대부분의 양방 피부과나 대학병원에서는 건선은 치료가 되지 않는 질환이고 평생 몸에 지니고 같이 가야 하는 질병이므로 연고나 바르면서 관리만 하라고 이야기한다. 이는 서양의학적인 관점에서 보면 맞는 말이다. 그 쪽에서는 아직까지 건선에 관한 치료법이 발견되지 않았기 때문이다.

그러나 한의학에는 이미 건선에 관한 치료법이 존재하므로 치료가 가능하다. 물론 완치도 된다. 환자에 따라 소요되는 시간의 차이는 있지만 한의학적인 치료로 대부분 잘 회복되어 정상적인 생활을 누리는 사람들이 많다.

그런데 일부 환자들은 건선이 완치된 이후에 재발이 돼서 다시 찾아오는 경우도 있다. 특히 2009년에서 2010년으로 넘어가는 겨울에는 유난히 추워서 치료 도중에 있는 환자의 회복 속도도 떨어지고 일부 재발이 된 환자가 찾아온 경우도 있었다. 이럴 경우 과연 건선이 완치가 되지 않은 것으로 봐야 하는가?

감기는 우리가 가장 흔히 앓는 질환 중의 하나이다. 그런데 감기에 심하게 걸렸다가 다 나은 뒤 얼마 지나지 않아 다시 감기에 걸렸다고 해서 감기가 완치되지 않는 질환이라고 하지는 않는다. 감기는 쉽게 완치가 되나 재감염이 잘되는 질환일 따름이다. 감기가 완치된 이후 관리를 잘하면 평생 감기에 걸리지 않고 살아갈 수도 있지만 관리를 잘하지 못하면 계속해서 감기를 달고 살 수도 있다. 하지만 지속적으로 감기를 달고 산다고 해서 어느 누구도 감기는 완치가 되지 않는 질환이라고 생각하지는 않는다.

건선도 마찬가지이다. 건선은 단지 잠복되었다가 피부로 표출될 때까지의 기간이 길고 치료에 소요되는 기간이 길다는 점이 감기와 다를 뿐이다. 즉 감기가 나타날 만한 원인이 몸속에 생기면 곧 콧물, 재채기, 기침 등과 같은 현상이 나타나기 때문에 빨리 치료를 시작하게 되고 빨리 치료하기 때문에 완치될 때까지 시간이 오래 걸리지 않는다.

그러나 건선은 몸속에 건선이 나타날 만한 원인이 생긴다고 하더라도 감기만큼 단기간 내에 피부로 드러나지 않는다. 몸속에 서서히 건선의 원인이 될 만한 인자가 쌓이더라도 겉으로는 아무런 현상이 나타나지 않다가 일정 수준 이상이 되었을 때 건선이 드러난다.

내부적으로는 벌써 질병이 발생해서 진행 중에 있지만 겉으로는 전혀 드러나지 않고 있을 뿐이며 따라서 피부에 건선이 드러났을 때는 이미 병이 상당히 진행된 상태이다. 암 역시 환자가 자각증상을 느낄 즈음에는 이미 많이 진행된 상태일 경우가 많으므로 치료가 어렵고 시간이 오래 걸리며 재발이 잦거나 심한 경우 생명을 앗아가기도 한다.

암과 마찬가지로 건선도 서서히 진행되는 질환이며 그 증상이 피부로 드러났을 때, 혹은 병을 가진 지 오래 되었을 때는 이미 병이 많이 진행된 상태이다. 그러므로 치료가 감기처럼 빨리 되기는 어렵다.

이것은 다른 질병에서도 마찬가지이다. 모든 질병은 발병한 지 오래되어 많이 진행될수록 치료가 어렵다. 건선도 피부로 드러났을 때는 내부적으로 많이 진행된 상태이기 때문에 치료 기간이 길 수밖에 없다.

그러나 건선이 암과 다른 점은 생명에 지장을 주는 질환이 아니라는 것과 아주 특별한 경우가 아니면 거의 대부분 치료가 된다는 것이다. 다만 치료 기간이 길다는 것은 발병의 특성상 어쩔 수 없다.

즉 건선은 어떤 의미에서는 감기와 암의 중간 단계의 질병이라고 보면 된다. 감기만큼 빨리 나타나지 않지만 암처럼 너무 늦게 나타나지 않는 질환이고, 감기처럼 빨리 치료되지는 않지만 암처럼 치료가 어렵지는 않은 그런 질환이다.

또한 건선은 물론 완치가 된다. 그러나 건선 역시 감기와 마찬가지로 관리를 소홀히 하면 언제든지 재발할 수 있다. 치료가 완료된 뒤 6개월 이내에 재발할 수도 있고 30년이 지난 이후에 재발할 수도 있다. 건선이 재발할지 아닐지는 아무도 모른다. 그것은 자신의 관리에 달려 있기 때문이다.

다만 건선은 감기와 달리 치료에 소요되는 기간이 길고 재발되기까지 걸리는 기간도 길다. 그러므로 건선은 만성 재발성 질환이라 치료해봤자 소용없다고 말하는 것은 잘못된 상식이다. 이것은 감기에 걸리고 치료해봤자 얼마 있다가 또 감기에 걸리니 아예 치료를 하지 않아도 된다는 것과 같은 말이다. 오히려 건선은 발병이 되자마자 치료를 시작하면 굉장히 빠른 시간에 치료가 가능하다.

또한 완치된 이후 재발이 되었다면 빨리 한의원을 찾는 것이 중요하다. 어느 정도 이상으로 과도하게 건선이 퍼지는 느낌이 든다면 빨리 한의원을 찾아서 치료를 받아야 새로운 확산을 막고 치료도 빨리할 수 있기 때문이다.

감기가 언제 또 걸릴지 모르듯이 건선 또한 언제 또 나타날지 모른다. 감기와 마찬가지로 관리만 잘하면 평생 걸리지 않을 수도 있고 치료가 다 되었다고 해서 전혀 관리를 하지 않으면 얼마 지나지 않아 재발할 수도 있다.

그러므로 건선 환자는 건선이라는 질병이 완치가 되지 않는 질환이라는 생각을 버리고 완치는 되지만 언제든지 재발할 수 있다는 가능성을 유념하여 생활 관리에 신경을 쓰는 것이 필요하다. 건선은 관리만 잘하면 평생 재발하지 않는 질환이고 재발이 되지 않으면 건강한 피부를 지니고 살 수 있기 때문이다.

차. 사우나나 찜질방에 자주 가야 한다?

전에 없던 문화 중에서 단기간에 우리나라의 대표적인 문화로 자리

잡은 것 중의 하나가 찜질방이다. 양머리 수건을 머리에 쓰고 땀을 흘리면서 식혜와 맥반석에 구운 계란을 먹는 문화는 아마도 다른 나라에서는 보기 힘든 광경일 것이다.

찜질방에 가서 땀을 흘리면 뻐근한 몸이 풀리면서 무언가 상쾌한 느낌이 든다고 한다. 그래서 찜질방은 변신에 변신을 거듭하며 지금도 우리나라 사람들의 훌륭한 문화공간으로 자리 잡기 위하여 노력하고 있다.

건선 환자들은 찜질방이란 단어에 귀가 솔깃해진다. 왜냐하면 땀을 많이 흘리면 건선이 빨리 치료된다는 얘기를 들어왔기 때문이다. 그래서 당연히 찜질방에 관심을 갖게 되고 많은 건선 환자들이 땀을 내기 위하여 사우나나 찜질방을 찾는다.

사우나나 찜질방에 가면 따뜻하고 습한 환경 때문에 땀을 많이 흘리게 되어 상쾌한 느낌이 들고 자주 다니면 실제로도 피부가 좋아짐을 느끼는 경우도 많다.

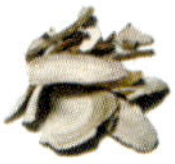

사우나를 자주 한다는 것은 피부를 한여름의 습한 더위에 노출시키는 것과 같다. 건선이 여름에 좋아지듯이 찜질방에 가면 일시적으로 건선이 호전되는 듯한 느낌을 갖는 경우도 종종 있다.

그러나 앞서 말했듯이 한여름에 건선이 좋아지는 것은 실제로 건선이 회복되는 것이 아니라 건선이 우리 몸속으로 잠시 들어가는 것이다. 그래서 한여름에 또는 동남아시아와 같은 곳에 가서 건선이 호전되는 것은 실제 건선이 치료되는 것이 아니고 단지 보이는 부분만 완화되는 것에 불과하다.

사우나나 찜질방에 가서 건선이 완화되는 것도 마찬가지이다. 사우나나 찜질방에 자주 가서 건선이 완화되는 경우는 건선이 실제로 호전되는 것이 아니라 일시적으로 몸속에 잠복되는 것이다.

그러므로 사우나나 찜질방에 다녀서 건선이 좋아지는 것은 실제로 치료되는 것이 아니다. 오히려 과도하게 땀을 배출하면 몸속의 체액이 손실되면서 피부의 건조도가 더 증가할 수 있다. 이렇게 되면 건선이 더 악화되어 사우나나 찜질방에 다니지 않는 것보다 못한 상황이 나타날 수 있다. 그러므로 사우나나 찜질방에 다니더라도 지나치게 많은 땀을 흘리기 보다는 적당량의 땀을 흘리는 것이 좋고, 단순히 보이는 부분의 피부만 약간 나아질 뿐 건선 자체가 많이 나아지거나 완치될 것이라는 기대는 하지 않는 것이 좋다.

정말 땀을 흘려서 좋아지려면 오히려 운동을 하는 것이 좋다. 운동을 통해 흘리는 땀은 일시적으로는 체온이 올라가면서 땀을 배출하는 것이지만 이때 땀을 흘리면서 몸속 깊은 곳에 있는 열을 피부로 끄집어내어 배출하는 것이다. 그러므로 사우나나 찜질방과는 달리 실제 과도하게 항진된 몸속의 열이 밖으로 빠져나가게 하여 장기적인 면에서는 건선의 완화에 도움이 될 수 있다.

다만 운동을 해서 땀을 흘려야 하는 경우는 한의학적인 진단 기준으로 볼 때 실증의 열을 지닌 사람이다. 즉 체력이 약해서 건선이 발병한 사람은 운동을 하면 오히려 피부 증상이 악화될 가능성이 있다. 그렇지 않아도 피부의 저항력이 떨어져 있고 과로해서 피부에 허열이 많이 생긴 탓에 건선이 나타났는데 여기에 운동까지 하게 되면 몸을 더 피곤하게 만들어 건선이 악화될 수 있다. 그러므로 체력이 약하고 면역력이 떨어져서 건선이 발병한 사람은 운동을 하더라도 아주 가볍게 하고 지나치게 많은 양의 땀을 흘리는 운동은 바람직하지 않다.

카. 인터넷 사이트의 장점과 단점

최근 건선 환자들은 인터넷을 통해서 많은 정보를 얻는다. 이렇게 각종 병의원 사이트, 카페, 블로그 등 인터넷을 활용해서 건선에 관한 정보를 많이 얻은 상태에서 한의원을 방문하기 때문에 처음 한의원에 방문한 환자라도 세세한 설명을 하지 않아도 되는 경우가 많다. 이것은 자신의 질병에 대하여 그만큼 관심이 있다는 것이고 적극적인 치료 의사를 지니고 있음을 뜻한다.

요즈음 한의원에는 스테로이드성 연고를 사용하다가 중단하고 오는 경우가 많아졌다. 각종 건선 환자 카페나 블로그, 혹은 병의원 사이트를 통해서 대부분 스테로이드가 좋지 않다는 정보를 알고 오기 때문이다. 이런 환자를 만날 때면 인터넷이 주는 장점에 대해 많이 생각해 보게 된다.

그러나 인터넷에 있는 지식이 꼭 유용한 것만은 아니다. 무조건 양방이나 한방을 비방하거나 모든 한의사와 의사를 불신하는 경우도 많이 있다. 때로는 완전히 잘못된 지식을 건선 치료에 도움이 되는 것으로 인터넷에서 알고 이를 따라 하다가 피부 증상이 더 악화된 상태로 한의원을 방문하는 사람들도 있다.

건선 치료는 한방이든 양방이든 쉽지 않다. 때문에 쉽게 치료가 되는 사람이 있는가 하면 어렵게 치료가 되거나 심지어 치료가 잘 안되는 사람도 있다.

그런데 인터넷 자료를 보면 아예 치료가 되지 않는다고 얘기하는 사람들이 많이 있다. 어쩌면 이것은 당연하다. 건선 치료율이 아무리 높다고 하더라도 치료가 되지 않는 사람은 분명히 존재할 것이고 이러한 사람들은 치료에 불신을 갖고 자신의 상황을 소개하며 여기저기에 글을 쓸 것이다. 때문에 인터넷에 올라 있는 부정적인 글들을 보면 건선이 대부분 치료가 되지 않는 것처럼 느껴질 수 있다. 아무리 치료율이 높은 곳이라 할지라도 100% 완치율이 아닌 이상 낫지 않는 몇 사람이 있기 마련인데, 이들이 인터넷에 자신의 실패담을 올려서 마치 모든 사람이 치료되지 않은 것으로 오해하는 경우가 있다.

만약 1,000명의 환자가 어떤 한의원에서 건선 치료를 받았는데 그 중 500명은 완치된 반면, 나머지 500명이 완치가 되지 않았거나 치료 효과가 없었다고 가정하자. 그렇다면 이 한의원은 건선 치료를 잘하지 못하는 것인가?

건선과 같은 난치병의 경우 완치율이 50%라면 의학적으로 대단한 치료율이라고 할 수 있다. 그런데 환자들이 생각하는 기대 치료율은 최소 70~80% 이상이다. 오히려 자신이 치료가 되지 않으면 이곳의 치료율은 0%라고 단정짓는 경우도 있다.

치료가 잘되면 인터넷에 글을 올려서 자신을 치료한 곳을 알리고 소개하는 사람도 있지만 그렇지 않은 경우가 더 많다. 완치된 사람들은 대부분 자신의 피부가 이제는 깨끗해졌기 때문에 굳이 인터넷에 자신이 치료받은 곳에 대한 언급을 하지 않는다. 하지만 치료가 되지 않은 사람들은 인터넷에 자신이 치료받은 곳에 대한 악평을 많이 하게 된다. 화장실 갈 때 마음과 올 때 마음이 다르다고 치료가 되기 전에는 어떠한 것도 다 할 수 있을 것 같은 마음이 막상 피부가 치료되면 자신이 그러한 질병을 앓았다는 사실조차 쉽게 잊어 버린다. 때문에 한 의료기관에서 건선 환자 1,000명 중 500명은 완치가 되고 나머지 500명은 완치되지 않았을 경우, 이 의료기관에 대한 평은 '좋지 않다'거나 '치료가 되지 않는다'는 내용이 훨씬 많을 수 있다.

결국 인터넷에는 치료가 잘 된 사람보다는 치료가 잘 되지 않은 사람들이 쓴 글이 더 많다. 아직 치료가 되지 않은 사람은 충분히 자신의 치료 과정에 대한 관심이 더 많으며 따라서 그에 대한 글을 쓸 확률이 높기 때문이다. 그러므로 인터넷에는 의료 기관에 관한 좋은 글보다는 나쁜 글이 더 많이 올라올 수밖에 없다.

어쩌면 이것은 긍정적인 효과를 불러일으킬 수도 있다. 의료인으로 하여금 치료율을 최대한 끌어올려 환자들로부터 신뢰를 쌓기 위한 노력을 하도록 만들기 때문이다. 그러나 다른 한편으로는 처음부터 다른 환자들이 의료 기관을 선택하는 데 있어서 망설이거나 적절한 판단을 할 수 없게 하거나 치료 자체를 포기하도록 만들 가능성도 있다. 분명히 치료율이 50% 이상이라고 하더라도 인터넷에 올라온 글을 보면 치료율이 0%에 가깝다고 느껴지기 때문에 믿음이 쉽게 가지 않는 경우가 많다.

의사가 신이 아니므로 의료현장에서 100% 치료율을 보인다는 것은 거의 불가능에 가깝다. 환자를 치료할 때 의사는 언제나 100%의 치료율에 도전하지만 항상 부족하다. 그러므로 환자 역시 이러한 상황을 충분히 고려하여 처음부터 100% 치료가 될 것이라는 기대를 갖기보다 누군가가 어떤 의료기관에서 치료가 되었다면 그곳을 믿고 치료를 시작해보는 편이 전혀 믿지 않고 처음부터 포기하는 것보다는 훨씬 좋은 결과를 가져올 것이다.

이와 같이 인터넷에 있는 정보를 잘 가려서 정확히 판단하는 한편 주변에 치료를 받은 사람들의 말을 직접 들어보고 의료기관을 선택한다면 후회할 확률은 줄어들 것이다.

타. 힘들게 치료하는 것만이 좋은 것인가?

드물기는 하지만 일부 환자의 경우 한약만 사용해서 건선을 치료한다고 하면 의아해하는 사람들이 있다. 건선은 피부질환인데 어쨌거나 피부에 약을 발라서 치료해야 하는 것이 아니냐고 반문하는 경우가 종종 있다. 또한 건선은 너무나 치료하기 힘든 질환이므로 이 방법 저 방법 다 동원해서 치료하는 것이 더 중요하지 않느냐고 물으며 피부에 바르는 약을 하나도 사용하지 않고 건선을 치료한다는 것에 관하여 반신반의하는 환자가 의외로 많다.

그러나 실제 건선은 한약만 복용해도 치료가 된다. 외용제, 즉 피부에 바르거나 뿌리는 약과 같은 것들은 전혀 사용하지 않아도 충분히 치료된다. 이것은 건선의 원인이 피부가 아니라 몸속에 있어서 생기는 병이라는 것을 간접적으로 보여주는 증거가 된다.

만약 건선의 원인이 피부 자체에 있다면 피부에 바르거나 뿌리는 약을 사용하지 않고서는 치료가 되지 않아야 한다. 그러나 분명히 건선은 외용제를 전혀 사용하지 않아도 치료가 된다.

물론 치료 기간 중 일시적으로 악화되는 기간이 길거나 심할 경우 외용제는 보이는 부분의 증상 완화에 도움을 줄 수 있다. 그러나 이는 일시적인 증상 완화를 목표로 하는 대증요법에 불과하며 그 효과도 매우 제한적이다. 이와 같이 외용제는 실제 건선 치료에 많은 도움을 주지 않기 때문에 내복약만 복용해도 건선은 치료가 된다.

그렇다고 해서 외용제의 효능을 간과하는 것은 아니다. 다만 외용제를 바르기 위해서는 많은 시간과 노력과 비용이 투자되는데 그에 비해 얻는 것이 상대적으로 적다는 것이다. 편하게 한약만 복용하면 건선이 치료가 되는데 굳이 힘들게 다른 치료를 해야 할 필요성이 적다는 것이다.

외용제를 보이는 부분의 일시적인 완화를 돕는 보조 수단으로 보지 않고 근본적인 치료를 가져다 줄 것으로 기대한다면 실망감만 안겨줄 수 있다.

그런데 의외로 많은 환자들이 어렵고 힘든 과정을 거쳐서 치료되어야만 자신이 심각한 질환에서 진정으로 빠져 나온 것과 같은 생각을 하게 된다. 대학병원에 가보면 환자들이 정말로 듣지도 보지도 못한 각종 특이한 수술을 받는 것을 볼 수 있다. 그래서 현대인들은 '수술'이라고 하면 무엇인가 다 나을 수 있을 것 같은 착각에 빠지고 수술로 불가능한 것은 불치병이라는 생각을 은연중에 하게 된다.

이렇게 된 원인은 우리나라의 교육이 서양의 학문을 기본으로 한 생물학을 초중고 시절에 가르치기 때문이다. 한의학에 관한 이야기나 한의학에서 본 인체의 관점은 전혀 배우지 않는다. 그래서 일반인들에게 있어서 한의학은 그저 서양의학의 보조적인 수단이고 서양의학에서 포기한 환자에게 약간의 정신적 위안을 주는 정도로밖에 생각하지 않는 경향이 많다.

우리에게 '수술'이라는 용어는 이제 너무나 익숙하다. 주변을 둘러보면 평생동안 수술 한번 받지 않은 사람이 없을 정도이다. 또한 환자들은 병원에서 수술을 권유받을 경우 이를 통해 병이 반드시 치료될 것이라고 믿는다. 물론 수술이라는 것이 많은 사람들을 질병의 고통에서 벗어나게 하고 건강한 삶을 되찾게 한 역할을 무시할 수는 없으나 의외로 많은 경우에 꼭 수술만이 능사인가 하는 생각도 하게 된다.

수술은 서양의학적인 관점에서의 접근이며 그 기준에서는 수술 외에는 대안이 없기 때문에 선택하는 경우가 대부분이다. 그러나 수술로 인해 오히려 몸이 망가지는 경우도 있다.

우리나라에는 한의학이 있다. 그래서 수술을 권유받는 많은 환자들 중 급하게 수술이 필요치 않은 경우라면 한의학적인 치료를 먼저 해볼 수 있다. 수술은 그 이후에 시도해도 늦지 않다. 수술은 몸에 많은 부담을 주고 회복하기까지 많은 시간이 걸리기 때문이다. 또한 몸에 칼을 댄다는 것은 보이지 않는 부분에서 많은 무리가 따른다. 따라서 수술은 다른 어떤 방법으로도 해결되지 않을 때 시도하는 최후의 수단으로 남겨두는 것이 좋다.

특정 질환으로 수술을 했다는 환자들 중 일부는 굳이 수술없이 한의학적인 치료만 했더라도 회복되었을 것으로 보이는 경우가 많다. 심지어 어떤 경우는 수술 이후에 더 악화되거나 생각지 못한 다른 부분에 문제가 생겨 새로운 병이 생기기도 하는 것을 보면 수술은 신중하게 선택하는 것이 좋겠다는 생각을 할 때가 많다.

수술을 받은 후 회복되기까지 오래 걸리는 경우도 많고 회복될 때 고통이 수반되는 경우도 있다. 그러나 환자들은 어렵게 수술을 받았으니 이렇게 고통을 받은 시간이 지나면 몸도 훨씬 건강해지고 잘 살아갈 수 있을 것이라 생각한다.

물론 이러한 과정이 틀린 것은 아니다. 하지만 한의학적인 치료를 받으면 굳이 수술을 하지 않고서 질병을 치료할 수 있는 경우가 많다. 질병에 따라 다르지만 어떤 경우는 수술을 하고 회복되는 시간보다 빨리 치료되는 경우도 있고, 어떤 경우는 비록 시간은 더 걸리더라도 수술 없이 정상으로 회복될 때도 있다. 최근에는 암과 같은 고도의 난치성 질환까지도 많은 한의사들이 연구를 거듭하여 다양한 치료법이 개발되고 있기도 하다.

한의학은 분명히 인간의 질병을 치료하는 치료의학일 뿐 아니라 현대의학에서는 불치나 난치로 판단하는 질병도 때로는 쉽고 편안하게 치료할 수 있다. 굳이 몸에 칼을 대서 피를 봐야만 어려운 질병이 치료될 수 있다는 것은 잘못된 선입관이다.

과연 어느 것이 환자를 위해서 더 효율적일까? 엄청난 비용과 각종 요법을 사용해야만 치료가 될 것이라고 믿는다면 아직까지도 편협한 사고를 가지고 있는 것이다. 아주 특수한 경우가 아니면 한약, 침, 뜸만 가지고도 많은 질병을 치료할 수 있다.

건선도 마찬가지이다. 건선 환자에 필요한 것은 하루 2회 정도의 한약 복용을 빠뜨리지 않고 꾸준히 하는 것, 건선에 나쁜 음식을 피하는 것, 치료 기간이 길어지더라도 희망을 잃지 않고 꾸준히 따라오는 것이면 충분하다.

일부 환자는 한약만 먹고 아무것도 하지 않으니 '내가 이래도 되는가?' 하는 의구심을 갖게 된다고 한다. 그도 그럴 것이 그 사람은 이미 자신의 질병이 난치병 혹은 불치병이고 그러한 질병을 치료하기 위해서 자신이 엄청난 노력을 해야만 병이 좋아진다고 믿고 있기 때문이다. 지금과 같은 의료 환경 속에서는 어쩌면 당연한 것인지도 모른다.

우리가 알고 있는 기준으로 난치병이나 암과 같은 질환은 치료하기가 무척 힘들며 치료를 받기 위해서 아주 많은 고통이 수반되는 것을 당연시하기 때문이다. 그렇게 해서라도 치료가 된다면 물론 더 바랄 나위가 없겠지만 우리나라에는 한의학이 있다. 한의학적인 치료 방법이 그리 고통스럽지 않고 편안하다면 우선 한의학적인 도움을 받아보는 것도 나쁘지 않을 것이다. 그런 이후에도 치료가 되지 않는다면 서양의학적인 시술을 받아도 좋다고 생각한다.

난치병 혹은 불치병을 치료하기 위해서 모든 환자가 많은 고통을 겪어야만 하는 것은 아니다. 물론 환자의 노력을 전혀 무시하는 것은 아니지만 그 과정이 지나치게 고통스러워 환자가 견디기 힘들 정도라면 다시 한번 생각해 볼 필요가 있다. 과연 어느 것이 환자를 위한 길이고 합리적인 치료법인가?

많은 경우 한의학을 통해 쉽게 질병을 치료할 수 있는 길이 있다는 것은 어쩌면 우리나라 사람들만의 행복일 수도 있다. 서양에는 한의학이라는 학문 자체가 없었으니 이렇게 치료할 수 있는 방법이 있다는 것조차 모른다. 이렇게 보다 순조롭고 덜 고통스러운 길이 있는데도 불구하고 이것을 버리고 굳이 무리가 되고 어려운 길을 가야 할 필요가 있을까?

임상 치험례

38세의 윤○○ 씨는 여자 환자로 건선을 앓은 지 10년이 지난 사람이었다. 스테로이드성 연고를 5년 정도 사용하는데 가려움이 심했으며 특히 얼굴 부위의 건선이 심했다. 물론 최초 내원 시는 스테로이드성 연고를 사용해서 많이 감추어져 있었지만 경험상 연고 사용을 중단하면 틀림없이 얼굴이 심하게 문제가 될 것이라 판단하였다.

양약 사용을 중단하고 바로 치료를 시작했는데 역시 얼굴이 문제가 되기 시작했다. 치료 시작 이후 2개월쯤 지나니 얼굴 증상이 너무 심해서 도저히 정상적인 생활이 불가능할 정도가 되었다. 가려움이 너무 심해져서 하루에 2~3시간 수면도 힘들 정도라고 했다. 환자에게 물어보니 안 그래도 너무 힘들어서 회사에 휴직계를 제출했다는 것이었다.

한편으로는 어차피 한번은 겪어야 하는 일이라 어쩔 수 없다고 생각되었지만, 또다른 한편으로 미안한 마음이 들기도 했다. 스테로이드를 중단한 당연한 결과였지만 얼굴에 민감한 여자 환자를 빨리 회복시켜주지 못해서 마음이 무거웠다.

그러나 그로부터 1개월 뒤에 갑자기 얼굴이 회복되기 시작하고 가려움도 서서히 사라지기 시작했다. 환자는 다시 복직을 했다고 했다. 마음 한편에서 무겁게 누르고 있던 부담감이 서서히 사라지기 시작하면서 환자의 치료에 더욱 자신감을 갖게 되었다.

그 후로 이 환자는 꾸준히 회복되기 시작하여 현재 정상적인 생활을 하고 있다. 이 환자를 치료하면서 가장 보람 있었던 것은 미소를 찾아볼 수 없던 환자가 서서히 바뀌기 시작하여 치료를 종료할 때는 활짝 웃는 얼굴로 진료실을 나갔다는 점이다. 아마도 이전에는 얼굴을 포함해서 피부에 자신이 없었는데 그러한 부분이 해결되니 자신감이 생겨서 안색이 훨씬 밝아졌고 자신감도 생긴 것 같았다.

한 사람의 피부를 치료해줌으로써 잃었던 자신감을 찾게 해주고 정상적인 사회 생활이 가능하도록 만들 수 있다는 것은 피부 질환을 치료해본 사람만이 느낄 수 있는 보람이라 생각됐다.

13 한약에 관한 잘못된 상식

가. 한약도 스테로이드다?

한약을 잘 모르는 일부 의사나 비전문가들이 한약에는 스테로이드가 들어 있기 때문에 보약을 먹으면 일시적으로 체력이 좋아지는 것처럼 느낀다고 말하는 사람들이 있다. 정말로 말도 안되는 주장에 대답할 가치조차 느끼지 못하겠다.

만약 보약 혹은 다른 한약에 스테로이드가 들어 있어서 체력이 좋아지는 것처럼 느낀다면 보약을 중지하자마자 체력이 떨어져야 할 것이다. 하지만 절대 그렇지 않다. 보약 복용을 중단한 이후에도 여전히 체력은 좋아진 상태로 일정 기간 유지된다. 개인적인 차이가 있지만 짧게는 6개월에서 길면 몇 년 동안 보약을 전혀 복용하지 않아도 좋은 체력을 유지하는 사람들이 많이 있다.

한약에는 스테로이드라는 개념이 애초부터 존재하지 않았다. 그리고 한의사는 한약의 성분을 가지고 약을 처방하는 사람이 아니다. 한의사들이 한약을 처방할 때 "이 약에는 스테로이드 성분이 들어 있으니 힘이 날 것이오"라거나, "이 약에는 소염제 성분이 들어 있으니 염증을 완화시켜 줄 것입니다"라는 등의 기준으로 말하지는 않는다. 이러한 기준은 서양의학적인 것일 뿐 한의사가 처방하는 데 아무런 도움이 되지 않기 때문이다.

한의사는 '기미(氣味)'라고 하는 전통적인 한의학 이론을 바탕으로 증상과 원인을 파악하여 약을 처방하고 조제하는 것이지 현대 과학에서 얘기하는 성분에 따라 처방을 하는 것이 아니다. 그러므로 한약 복용을 중단해도 양약과는 달리 그 효과가 지속적으로 나타나는 것이다.

만약 건선을 치료하는 한약에 스테로이드 성분이 들어 있다면 한약 치료를 시작한 이후 초기에 악화되는 과정을 설명하지 못한다. 한약에 스테로이드가 들어 있다면 건선 환자는 처음부터 피부 증상이 완만하게 좋아지거나 급격하게 좋아져서 빨리 회복됨을 느낄 것이다. 그러나 건선 환자에게 한약을 투여하면 대부분 처음 1~3개월 정도 악화되는 과정을 거친다.

또한 한약이 서양의학에서 얘기하는 스테로이드 성분으로 인해 일시적으로 치료된 것처럼 보인다면 건선 환자들이 한약 복용을 중지한 이후 원래 상태로 돌아가는 '반동현상'이 나타나야 할 것이다. 하지만 어느 누구도 그런 현상이 나타나지 않는다. 완전히 치료가 된 이후 본인이 적절한 관리만 잘 하면 평생 건선이 재발되지 않고 살아갈 수 있다.

이와 같이 한약은 서양의학에서 말하는 스테로이드를 통해서 일시적으로 증상을 완화시키는 방법이 아니라 실제 건선을 치료하는 것이다. 한의학적인 치료가 근본적인 신체 기능을 개선해서 치료한다는 것을 인지한다면 한약 복용을 망설였던 사람들에게 더 많은 위안이 되고 희망이 될 것이다.

나. 한약을 먹으면 간이 나빠진다?

최근 병의원에 가면 무조건 한약을 먹지 못하도록 교육시키는 경우가 많다. 일부 병원에서는 아예 포스터를 만들어서 환자들이 잘 볼 수 있도록 벽에 부착하는 경우도 있다. 그래서 어느 순간부터 국민들은 한약을 먹으면, 특히 장기간 한약을 복용하면 간이 나빠지는 것으로 오해하고 있다.

물론 임의로 오 · 남용을 할 경우 위험하거나 간독성을 일으킬 수 있는 약물들이 있는 것도 사실이다. 그래서 한약의 전문가인 한의사는 그러한 부분에 주의하면서 처방을 하고 그렇기 때문에 무조건적으로 한약이 간에 해롭다는 것은 한약에 대한 무지에서 나오는 근거 없는 모함일 따름이다.

미국의 현직 의사 레이 스트랜드가 쓴『약이 사람을 죽인다. 의사 · 약사 · 제약회사가 숨기는 약의 비밀』이라는 책에서 밝힌 바에 따르면 미국인의 사망원인 3위가 약물 부작용이다. 미국에서 먹는 약은 당연히 양약일 텐데 바로 그 양약을 복용해서 오히려 사망에 이른 수가 전 국민의 사망률 중에서 3위에 해당한다는 것이다. 만약 양약이 그렇게 안전하다면 왜 사망률 3위에 이르겠는가?

미국은 의약분업이 철저하게 되어 있는 나라이다. 우리나라보다 훨씬 이전부터 의약분업이 실시되어 의사의 진단과 처방에 따라 약물을 복용한다. 그런데도 왜 미국은 약물 부작용이 많을까? 이것은 양약이 그만큼 안전하지 않고 위험하다는 것을 의미한다.

실제로 건선 환자들이 많이 복용하는 메토트렉세이트(methotrexate)는 장기간 복용할 경우 간섬유화, 간경변 등 중증의 간 손상을 일으킬 수 있다. 그러므로 환자에게 메토트렉세이트를 처방할 때 주의사항의 하나로 정기적인 간검사를 권유하는데 이것은 그만큼 이 약이 간에 위험하다는 것을 반증하는 것이다.

양약이야말로 그렇게 위험한 약인데도 일부에서는 오히려 아무런 근거도 없이 한약이 마치 독약인 것처럼 몰아가고 있다. 실제 한약이 간에 무리를 준다고 얘기하는 사람들에게 구체적인 근거를 대라고 하면 아무도 그렇게 하지 못한다. 한약이 간에 어떠한 영향을 주는지에 관한 논문도 이미 발표되어 있으며 이러한 연구보고를 통해 한의사의 진단과 처방을 받아서 복용할 경우 대부분 안전하다는 것이 입증되었다. 그럼에도 불구하고 의료의 전문가라는 사람들이 그런 근거없는 비전문가적인 말로 일반인을 호도한다는 것은 매우 무책임한 행동이며 도덕적으로 비난받을 만한 일이다.

한약도 의약품이므로 당연히 부작용이 있을 수 있다. 양약이 의약품이기 때문에 당연히 부작용이 있을 수 있는 것과 같다. 특히 한의사가 아닌 비전문가가 임의로 처방하거나 조제한 약은 분명히 간독성을 일으킬 수 있다. 엄격히 말하면 한의사가 처방하지 않은 것은 한약이 아니기 때문에 그러한 약을 먹고 발생하는 문제에 대해서 한의사가 책임을 질 필요는 없다.

어디에 좋다는 주변 사람의 말만 듣고 약재를 임의로 사다가 달여 먹은 후 간독성이 생겼다면 과연 이것이 한약 때문인가? 이를 한의사가 책임을 져야 하는가? 자신이 하지도 않은 의료 행위에 대하여 책임을 지라는 것은 당연히 말이 안되는 일이다.

한의사들은 의약품인 한약재와 식품으로 유통되는 농산물을 구분하여 사용하고 있으나 대다수의 의사들과 일반 국민들은 한약의 정확한 의미에 대하여 모르고 있다. 한약은 식품의약품안전청의 검수를 거쳐 한방의료기관에만 공급되는 것으로 일반인들은 구할 수 없다. 그러므로 한방의료기관이 아닌 곳에서 지어먹은 것은 한약과 유사하다고 할 수는 있으나 절대로 한약이 아니다. 그러나 국민 대다수가 이를 한약으로 오해하고 있다.

한약의 엄격한 정의는 '의약품으로 유통되는 것으로 한의사의 진단에 따라 처방을 받은 후 조제한 것'을 뜻한다. 이 외에는 절대로 '한약'이라는 표현을 쓸 수가 없다. 그런데 한약이 몸에 나쁘다느니, 간독성이 있다느니 하고 함부로 말하는 사람들 대부분은 그때 말하는 한약이 어떠한 것인지조차 모르고 있는 것이다.

한약은 식품이 아니라 약이다. 때문에 한약도 분명히 부작용을 가져올 수 있고 간독성을 유발할 수 있으므로 국가가 철저하게 유통을 관리하여 아무나 임의로 조제하고 복용해서 부작용이 발생하지 않도록 해야 한다. 그렇지 않으면 한약도 분명히 위험할 수 있다. 그래서 한의사의 진단을 통한 복약 지도가 이루어져야 하는 것이다.

한약을 가장 많이 복용하는 사람들은 한의사와 그 가족들이다. 그러므로 만일 한약이 간에 나쁘다면 한의사와 그 가족들의 간이 다른 사람들보다 나빠야 할 것이다. 대부분의 한의사들은 1년 내내 한약을 달고 사는 경우가 많다. 몸이 좋을 때는 몸을 유지하기 위하여, 몸이 좋지 않을 때는 치료하기 위하여 수시로 한약을 복용한다.

그러나 한의사의 평균 수명이 짧다거나 한의사의 주된 사망 원인이 약물성 간독성 때문이라는 얘기는 어디에서도 들어보지 못했다. 이렇게 일부 병의원에서 한약이 간에 해롭다고 하는 얘기는 아무런 근거가 없다.

건선 환자들 중 원래 간수치가 높던 경우에 한약으로 건선 치료를 받으면서 오히려 간수치가 점차 떨어지는 경우가 대부분이다. 물론 치료 도중에 일부 간수치가 약간 올라가는 경우도 있지만 이는 일시적인 현상으로 심하지 않을 경우 그대로 치료를 지속하거나 심할 경우 약물 투약을 잠시 중단하면 대부분 자연스럽게 간수치가 좋아진다. 모든 약은 간에서 해독 작용을 거치는 동안 일시적으로 간수치를 상승시킬 수 있기 때문이다. 따라서 대부분은 곧 정상으로 회복되며 만일 기준치보다 지나치게 올랐을 경우에도 약 복용만 중단하고 쉬게 하면 다른 조치없이도 자연스럽게 정상으로 회복된다.

심지어 2년 이상 꾸준히 한약을 복용한 사람조차도 전혀 문제가 없는 경우가 대부분이다. 만약 한약이 그렇게 간에 나쁘고 무리를 주는 약이라면 2년 정도 복용 시 간독성으로 환자가 사망해야 맞을 것이다. 그러나 실제로 그런 일은 나타나지 않는다.

오히려 양약이 간에 무리를 주는 경우가 더 많다. 특히 양방 피부과 약을 처방할 경우 먼저 간수치를 검사하여 수치가 높게 나올 경우 복용을 중지시키는 경우가 대부분이다. 또한 복용을 시작한 이후에도 정기적으로 간수치 검사를 받도록 하며 검사 결과 간수치가 올라가면 복용을 중단하도록 권유받는다. 이는 피부과 양약이 간에 무리를 준다는 것을 반증한다.

실제 한의원에 방문하는 환자 중에서 피부과 의원에서 약을 복용한 이후 간이 나빠져서 더 이상의 양약 복용을 중단하게 되는 한편 합병증까지 얻은 사람들도 있다. 하지만 한약으로 건선 치료를 받은 환자 중에서 간이 나빠져서 한약 복용을 중단한 경우는 단 한 건도 없었다. 오히려 처음에 간수치가 높았던 사람이 건선을 치료하는 한약을 복용하면서 간수치가 정상으로 회복된 상태로 치료를 완료한 경우가 더 많았다.

물론 치료 도중에 간수치가 급격하게 올라가는 경우도 간혹 있었다. 그런데 이때 추적 조사를 해보면 한약을 복용하고 있는 중에 진통제, 종합 감기약 등과 같은 양약을 먹어서 올라가는 경우가 많았다. 즉 이러한 약은 간수치를 급격하게 올릴 가능성이 있는 약물들이므로 복용에 신중해야 하는데도 실상은 누구나 쉽게 약국에서 구입해 복용할 수 있다. 이러한 약이 안전하지 않다는 보고는 최근들어 많이 나오고 있다. 그러므로 간이 좋지 않은 사람은 한약이 아니라 양약 복용에 있어서 먼저 신중을 기해야 할 것이다.

어떤 환자가 친척의 소개로 한의원을 방문한 적이 있었다. 그 환자의 주소증은 배가 아프다는 것이었다. 약 2개월 전부터 배가 아프기 시작해서 동네 내과 의원에 방문하고 양약을 복용했다고 했다. 처음에는 양약이 잘 듣는 것 같았고 배도 그렇게 아프지 않았는데 최근에는 양약을 복용해도 전혀 효과가 없고 점점 자주 아프더니 최근에는 매일 배가 아프다는 것이었다.

여러 가지 진찰을 해보고 무언가 이상한 느낌이 들어 간검사를 의뢰했더니 AST, ALT수치가 정상에 비해 무려 30배 이상 높은 상태였다. 그래서 환자에게 "간수치가 너무 높습니다. 다른 문제가 있는 것 같습니다"라고 얘기했다. 그랬더니 환자는 "3개월 전에 간검사를 받았을 때 아무런 이상이 없었는데 무슨 소리냐?"라고 오히려 반문하는 것이었다. 그래서 다니던 내과에서 다시 진찰을 받으라고 했더니 이후에 연락이 왔다. 그 수치가 맞다는 것이었다. 환자는 깜짝 놀라면서도 자신이 진단 결과를 믿지 않은 것에 대해서 미안해 했다.

그 환자는 한약을 한 방울도 복용하지 않았다. 만약 그 환자를 단순한 소화기계 질환으로 보고 바로 한약을 투약했더라면 그 환자의 높은 간수치와 그로 인해 유발될 수 있는 간독성 문제에 대한 책임을 한약과 한의사가 모두 덮어썼을 가능성이 많다.

또 이런 예도 있다. 잘 아는 환자가 한의원에 방문했는데 골반염이 너무 심하다는 것이었다. 산부인과에서 진찰을 받은 후 3개월 동안 항생제 처방을 받아서 복용했다고 했다. 그러나 증상이 조금 호전되는가 싶더니 재발하고 다시 호전되는가 싶더니 또 재발해서 결국 항생제 복용을 포기하고 한약으로 치료받고 싶다는 것이었다.

환자에게 "항생제를 너무 오랜 기간 동안 복용해서 간에 무리가 왔을 수도 있습니다. 그래서 간수치를 검사해 보고 혹시 문제가 있다면 간수치가 정상화 될 때까지 모든 약물 복용을 중지하는 것이 좋겠습니다"라고 했다. 그랬더니 환자가 "5개월 전에 직장에서 건강 검진을 받았는데 정상이었습니다"라고 했다. 그러나 안심할 수 없어서 결국 간수치 검사를 의뢰했고 결과는 예상대로 정상 수치에 비해 5배 정도 높게 나왔다. 그래서 환자에게 당분간 항생제를 포함한 모든 양약 복용을 중단하고 약 1개월 정도 뒤에 다시 검사를 해 보고 정상 수치가 나오면 한약을 투약하자고 했다. 그로부터 1개월 뒤에 다시 간검사를 의뢰했더니 거의 정상 수치가 나왔다. 이후 골반염을 치료하기 위하여 한약을 약 2개월 정도 복용했는데 중간에 간수치를 검사해도 정상 범위에서 움직일 뿐 아무런 문제가 생기지 않았다.

2개월 동안 한약을 복용해서 간수치가 정상범위 이상으로 높아지거나 기준치에 비해 30배나 높은 수치가 나오는 것은 불가능하다. 하지만 양약은 충분히 그렇게 될 가능성이 있다. 그러므로 한약이 간에 무리를 주기 보다는 양약이 간에 무리를 줄 가능성이 더 많다.

최근에 성인들 특히 노인들을 보면 하루에도 몇 가지 이상의 약을 달고 사는 것이 보통이다. 만성 질환을 가진 경우 혈압약, 당뇨약, 전립선약, 고지혈증약, 혈액순환개선제 등 하루 5종류 이상의 약을 장기간 복용하는 경우가 많다. 과연 이러한 약들은 간에 안전할까?

이렇게 양약을 많이 복용하다가 한의원에 방문한 경우 간수치가 높은 경우가 많았다. 그래서 환자에게 간수치가 높다고 얘기하면 “한약도 먹지 않았는데 왜 간수치가 올라갔느냐?”고 반문하는 경우가 있다. 정말 어이없는 일이 아닐 수 없다. 양약은 얼마든지 먹어도 안전하고 한약은 조금만 먹어도 간에 나쁘다는 인식이 최근 들어 많이 생겨나고 있는데 이는 병의원에서 약물성 간독성에 관한 문제를 모두 한약 탓으로 돌리기 때문이다.

만약 한약이 절대적으로 위험한 약이라면 우리 선조들은 모두 한약으로 인한 간독성으로 빨리 사망했을 것이다. 그리고 한의사라는 직능 자체가 우리나라에 존재하지 않았을 것이다. 왜냐하면 대부분의 한의사가 한약을 평생 동안 먹고 있으니 양방 병의원의 주장대로라면 약물성 간독성으로 모두가 일찍 세상을 떠나고 없을 것이 아닌가.

옛날에는 보약을 먹으면 오래 살려고 보약을 먹는구나 하는 부러운 눈으로 쳐다봤는데 요즘은 보약을 먹는다고 하면 스테로이드 덩어리, 간에 나쁜 약을 먹는다고 의아해한다. 언제부터 한약이 그렇게 나쁜 약이었는가?

앞서 말했듯이 ‘한약=저질 중국산 약재’란 등식은 한의원에서 사용되는 공인된 한약재가 아닌, 식품으로 대량 유통되는 저가의 것들 중의 가능성이 있는 얘기일 뿐 한의원과 같은 한방의료기관과는 무관하다. 한의사는 의료인이다. 그리고 한의사가 한 곳에 머물면서 계속 의료기관을 운영하려면 치료에 대한 확신이 있고 치료율이 높아야 한다. 만약 치료율이 높지 못하면 환자들이 한약을 복용하지 않을 것이고 결국은 경쟁에서 도태되어 살아남지 못하기 때문이다.

결국 치료율을 높이기 위해선 누구나 좋은 약재를 사용할 수밖에 없다. 또한 무엇보다 전국에 유통되는 약재 중 가장 좋은 것들이 의료기관에 우선 공급되기 때문에 한의원에서 조제되는 한약이라면 일단 의약품이 갖추어야 할 기본적인 기준에 부합된다.

그러나 무자격자는 대부분 1회성에 그칠 뿐, 해당 환자의 치료에 대한 장기적인 계획이 없기 때문에 치료율을 높이고 환자에게 해를 끼치는 일이 없도록 좋은 약재를 사용해야 한다는 개념이 없다. 이것이 의료인과 무자격자의 차이점이다.

그동안 한약 때문에 간이 문제가 생겼다며 사회적으로 물의를 일으켰던 사례들은 대부분 무자격자가 임의로 조제한 약을 먹은 경우가 대부분이었다. 물론 한의사가 조제한 경우도 간에 무리를 주거나 부작용이 생길 수 있다. 당연한 얘기지만 한의사가 신과 같이 완벽한 존재가 아니며, 인체는 그 작동기전이 워낙 복잡하고 수많은 다양성이 존재하는 까닭에 누구에게라도 전혀 예측하지 못한 부작용이 나타날 수 있는 가능성은 언제나 있기 때문이다.

이것은 물론 양약도 마찬가지이다. 그렇기 때문에 모든 약을 투약하기 전에 약물의 부작용을 언급하는 것이다. 특히 양약은 항상 수많은 부작용을 나열하는데 그럼에도 불구하고 자신의 질병을 치료하기 위해서는 그냥 이를 감수하라는 식으로 얘기한다. 그래서 양약으로 치료받는 도중이나 치료 이후에 그 약물의 부작용으로 또 다른 문제가 야기되는 경우도 많이 있다.

스테로이드 사용에 있어서도 마찬가지이다. 스테로이드를 장기간 사용하면 피부가 얇아져서 혈관이 다 드러나고, 조그만 충격에도 출혈이 되어 멍이 잘 들며, 얼굴이 달덩이 같이 변하는 '문 페이스' 현상이 나타난다. 그런데도 자신들에게는 달리 치료방법이 없다는 이유로 스테로이드를 사용하라고 하는 것이다.

그러나 한약을 복용하여 건선을 치료할 경우 이전의 스테로이드 장기 사용으로 인한 부작용도 함께 치료되어 간다. 얇아졌던 피부가 원래 상태로 회복되면서 혈관 노창이 사라지고 멍이 잘 드는 현상도 사라진다. 이외에도 양약을 복용하면서 나타났던 부작용이 대부분 해소된다. 반면 한약 투약으로 인한 부작용은 거의 없다. 간혹 소화가 약간 안된다거나 미약한 속쓰림이 생긴다는 경우는 있다. 그러나 이러한 수준의 부작용은 어떠한 약을 복용해도 생길 수 있다. 이런 미약한 부작용도 한약 복용 도중이나 복용이 끝나면 증상이 사라진다. 그렇다면 과연 어느쪽이 더 위험한 약인가? 여기에 대해서는 굳이 답을 제시하지 않더라도 누구나 판단할 수 있을 것이다.

한의사를 통해 본인의 증상에 맞게 처방받으면 한약은 일반인들이 생각하는 것만큼 간에 무리를 주거나 위험한 약이 아니다. 오히려 안전하고 편안하게 치료할 수 있는 것이 한약이다.

한약은 현재 한의사만이 아니라 엄청나게 많은 무자격자들 역시 엄격한 규제 없이 마음대로 취급하고 있는 실정이다. 이는 의료기관에만 공급되는 규격한약재 외에도 식품이라는 명목으로 엄격한 검사나 관리 없이 시장에 유통되는 약재를 일반인들이 마음대로 구입할 수 있기 때문이다. 물론 엄격하게 말해서 일반인들이 시장에서 구입하는 것들은 약재가 아니라 식품이다. 겉으로 보기에는 비슷할지 몰라도 식품과 약재는 기준이 완전히 다르기 때문에 한약과 식품은 엄밀히 구분되어야 한다. 물론 의약품으로 유통되는 한약은 식품에 비해 검사 기준이 훨씬 까다롭기 때문에 안전하고 질이 좋은 제품만 검사를 통과할 수 있다.

그러나 일반인들은 이것이 한약으로 유통되는 것인지 의약품으로 유통되는 것인지 구분할 방법이 없다. 이러한 상황에서 한약을 복용하고 부작용이 생겼다고 말할 때는 식품으로 유통되는 것을 임의로 복용하고 문제가 생기는 경우가 대부분이다.

이와 같이 실제 어떤 사람이 한약을 먹었다고 할 때 그 중 많은 수는 한의사가 아닌 무자격자에게 처방을 받거나 본인이 임의로 조제한 경우가 많으며 그러고 나서 효과가 없으면 한약이 효과가 없다고 말하기도 한다.

실제 한의원에 방문한 환자가 어디어디에 좋다는 한약을 먹었는데 하나도 치료가 안되었다고 할 때 어느 한의원에서 처방을 받아서 먹었느냐고 물어보면 많은 수가 무자격자에게 처방을 받아서 복용했거나 본인이 몸에 좋다고 들은 것을 임의로 조제하여 복용했던 경우가 대부분이었다. 결국 지금까지 한약 부작용으로 알려진 사례들은 한의사에게 제대로 진단을 받지 않고 무자격자가 임의로 조제한 약을 먹어서 발생한 것이 된다.

그러므로 한약이 간에 나쁘다는 성급한 결론은 문제가 있다. 한의원에서 간수치를 조사해 보면 본인의 증상에 맞게 처방한 경우 간수치가 오르거나 부작용이 발생하는 경우는 거의 0%에 가까울 만큼 적다. 치료를 하면서 이렇게 부작용이 적고 안전한 한약이 마치 간을 망가뜨리는 주범인 양 오해를 받고 있는 요즈음의 상황이 안타까울 따름이다.

다. 한약을 먹으면 살이 찐다?

환자들이 한의원에 오면 약을 처방할 때 자주 하는 말이 있다.

“약 먹으면서 살이 안 찌게 해주세요.”

그렇다면 일단 “예”라고 얘기는 한다. 하지만 항상 대답 뒤에 남는 씁쓸함이 있다. ‘왜 한약을 먹으면 살이 찐다고 알고 있을까?’

어떤 사람은 한약을 복용하면 살이 찌기 때문에 절대로 한약을 먹지 않는다고 한다. 하긴 요즘처럼 비만을 적대시하고 몸짱 열풍이 부는 시기에 약을 복용하고 살이 찐다고 하면 한약을 복용하는 것이 선뜻 내키지는 않을 것이다.

현대인들은 병을 고치는 것도 중요하지만 자신의 몸매 관리도 무시할 수 없기 때문에 일단 살이 찐다고 하면 아무리 좋은 치료가 있다고 하더라도 마음을 정하기가 쉽지 않다. 특히 여자는 남자에 비해 상대적으로 외모에 신경을 쓰는 편이기 때문에 더욱 체중 변화에 민감하다.

그러나 한약을 복용해서 살이 찐다면 한약을 가장 많이 복용하는 한의사들은 모두 비만 환자여야 할 것이다. 매일 한약을 복용해서 살이 엄청나게 불어 있을 것이기 때문이다. 그러나 한의사들을 만나보면 일반인에 비하여 비만으로 판단되는 사람들이 오히려 많지 않다. 이를 통해 한약이 살을 찌게 한다는 낭설이 근거 없는 것임을 간접적으로 증명할 수 있다.

만약 한약이 체중을 늘리는 역할을 한다면 한의원에서 비만 치료를 하는 것은 어떻게 설명할 것인가? 최근 비만에 대한 사회적 관심과 인식의 변화로 한의원에서 비만 치료를 하는 곳이 상당히 많아졌다. 또한 많은 사람들이 한의원에서 비만 치료를 받는 것이 더 효율적이며 보편적인 것으로 인식하고 있다. 이는 한약이 체중을 늘게 하는 것과는 상관이 없다는 것을 의미한다. 오히려 체중을 줄이는 목표를 위하여 이용한다면 비만 치료에 많은 효과가 있음을 알 수 있다. 만약 한약을 통한 비만 치료가 효과가 없다면 비만을 전문적으로 진료하는 한의원이 모두 사라졌어야 할 것이다. 그러나 이제 한의원에서의 비만 치료는 보편적인 현상이 되고 있다.

간혹 전반적으로 체력이 저하되어 있고 소화기의 기능이 떨어져 있던 사람이 한약을 복용하면서 기력이 회복되어 식욕이 돋는 경우가 있다. 이때 식욕을 자제하지 못하고 음식을 많이 섭취하면 살이 찔 수 있다. 많이 먹으면 많이 찌는 것은 당연한 이치이다. 칼로리도 높지 않고 식물로만 이루어진 약이 어떻게 살을 찌울 수 있단 말인가?

실제로 건선 환자를 치료하다 보면 오히려 체중이 감량됨을 알 수 있었다. 이렇게 되는 이유는 대부분 음식을 적당히 조절하고 체중을 늘릴 수 있는 음식을 자제하기 때문이다. 남자들의 경우 술이 체중을 늘리는데 많은 역할을 한다. 그런데 건선 환자들은 치료 기간 동안 술을 거의 마시지 않는다. 그래서 이전에 술을 많이 마셔서 체중이 많이 나갔던 사람의 경우 1개월에 3~5kg 정도 자연스럽게 체중이 빠지는 경우도 많이 있다.

또한 실증 환자의 경우는 몸속에 든 것이 많이 있어서 몸속의 노폐물을 빼는 치료를 하는데 이때도 대부분 체중이 빠지게 된다. 그래서 어떤 사람들은 피부가 좋아지는 것보다도 체중이 줄어드는 것에 더 만족하는 경우도 있다.

결국 한약을 복용해서 체중이 늘어나는 것이 아니라 자신의 식습관 때문에 체중이 늘기도 하고 줄기도 하는 것이 일반적이다. 간혹 한약을 복용하면서 식욕이 증가될 때 자제하지 못하고 많이 먹어서 체중이 늘 가능성도 있지만, 그것은 매우 드문 예이다. 그러므로 한약이 체중을 불린다는 근거 없는 낭설에 휘둘리는 것은 잘못된 생각이며 이로 인해서 중요한 치료 기회를 놓친다면 더욱 억울할 것이다.

특히 건선 환자의 경우 거의 90% 이상이 치료 종료 시 최초 방문 시에 비해 체중이 줄었다. 체중이 줄지 않는 나머지 10%도 체중이 동일한 경우가 대부분이다. 치료를 받으면서 어느 정도의 음식을 통제하기 때문에 현실적으로 체중이 늘어난다는 것은 거의 불가능하기 때문이다.

결국 한약과 체중 증가는 아무런 상관이 없다. 오히려 건선 환자 중에서 체중이 많이 나가는 사람은 건선 치료를 하면서 체중도 감소하기 때문에 일석이조의 효과를 얻을 수 있다. 만약 자신이 건선 환자인데 체중이 많이 나간다면 빨리 한의학적인 치료를 받아보기를 권유한다. 피부도 좋아지고 체중도 줄어든다면 이보다 더 좋은 치료법이 있을까?

라. 한약은 농약 덩어리이다?

잊을 만하면 가끔씩 터져 나오는 뉴스가 있다. 한약에서 잔류 농약이 기준치 이상 검출되었다는 것이다. 그러면 다음날 바로 한의원에 문의 전화가 오거나 방문한 환자들이 질문을 한다.

"한약은 농약 덩어리 아닌가요?"

그러나 이러한 보도는 명백히 잘못된 것이다. 그렇게 문제가 된 것은 한약이 아니라 식품으로 유통되는 것들이다. 한약과 식품은 유통 경로가 다르며 검사 기준도 한약이 훨씬 까다롭다. 의약품에는 식품보다 훨씬 엄격한 기준이 적용되기 때문이다.

한의원은 식약청의 검사 기준을 통과한 의약품만 사용할 수 있다. 반면 시중에 일반인들이 살 수 있도록 유통되는 것들은 식약청이 정한 의약품 기준에 한참 미치지 못하는 식품으로 분류된 것들이다.

문제는 일반인들이 이것이 식품인지 의약품인지 구분할 수 없다는 점인데 사실 이를 구분하는 아주 쉽고 간단한 방법이 있다. 한의원에 공급되는 것은 의약품이고 일반인이 구입할 수 있는 것은 모두가 식품이다. 그러므로 일반인들이 한약재를 구입했다고 하면 이것은 100% 식품인 것이다.

이러한 사정을 잘 모르는 일부 기자들이 식품을 한약으로 오해하여 한약에서 기준치 이상으로 중금속이 검출되었다고 보도하는 경우가 생긴다. 따라서 이것은 엄밀히 말하여 잘못된 보도이다.

만약 기준이 더 엄격한 한약이 농약덩어리라고 한다면 우리는 어떠한 채소나 야채도 먹을 수가 없다. 시장에서 팔리고 있는 채소나 야채 등에 적용되는 중금속 및 유해물질에 대한 기준은 우리가 한약으로 복용하는 약재보다 훨씬 더 낮기 때문이다.

아이러니한 것은 약재도 아닌 식품으로 유통되는 것을 가지고 한약이 문제가 있다고 말하는 것이다. 예를 들어 유기농 상추와 일반 상추가 나란히 식료품점에 진열되어 있다고 가정해 보자. 사람들은 당연히 유기농 상추가 일반 상추에 비해 가격이 비싸지만 품질은 우수할 것이라고 생각한다. 실제로 일부 유기농 제품은 그렇지 않은 것에 비해 몇 배 비싼 것도 많다. 이는 질 좋은 식품을 구입하는 대신 비용의 부담은 감수하겠다는 소비자가 많아지고 있기 때문에 가능한 것이다. 그런데 어느 기자가 일반 상추를 수거해서 검사를 의뢰했더니 농약이나 중금속이 과다하게 검출되었다는 기사를 썼다고 하자. 이때 모든 상추가 안전하지 않다고 말하는 것이 맞을까? 만일 이렇게 무분별하게 말할 경우 어떤 문제가 생길까? 유기농 상추는 검사도 하지 않고 일반 상추를 검사한 이후에 상추가 안전하지 않다는 보도를 내보낸다면 유기농 상추까지 불신하게 될 수 있다. 그러므로 꼼꼼하게 파악하고 있는 기자라면 유기농 상추의 잔류 중금속 기준과 일반 상추의 잔류 중금속 기준을 정확하게 파악해서 기준치에 비해 정상인지 비정상인지를 구분해서 보도해야만 소비자가 안심하고 원하는 식품을 사먹을 수 있을 것이다.

한약도 마찬가지이다. 시중에서 일반인에 유통되는 식품을 수거해서 약재로 유통되는 한약에 대한 엄격한 기준을 적용한 이후에 중금속이 기준치보다 높게 나타났다고 보도하는 것은 일반 상추를 구입한 이후에 유기농 상추에 적용되는 높은 기준을 비교한 이후에 기준치보다 높으니 모든 상추가 믿을 것이 못된다고 얘기하는 것과 다르지 않다. 이와 같이 정확하지 않은 보도가 나가는 것은 기자들도 식품과 한약재에 관한 차이를 모르는 경우가 많기 때문이다.

그러므로 일반인들은 절대로 식품을 구입해서 임의로 조제하여 복용해서는 안된다. 이러한 것을 다량 복용할 경우 중금속에 노출될 수 있으며 본인의 건강을 해치는 결과를 가져올 수 있기 때문이다. 그러므로 한약은 반드시 한의원이나 한방병원에서 정확한 진단을 받은 후 복용해야만 한다.

한약재로 유통되는 것은 그대로 먹더라도 중금속이나 농약의 폐해가 거의 없다. 그런데 여기에 더하여 대부분의 한의원에서는 한약을 탕전해서 물약의 형태로 조제해 준다. 이렇게 전탕을 할 경우 그나마 기준치 아래로 남아있을 수 있던 중금속까지도 거의 '0'에 가깝게 제거된다. 그러므로 탕전된 한약은 더욱 더 안전하다. 이는 많은 조사에서 검증된 것이다. 상지대학교 이선동 교수 외 3명은 「한약재에 포함된 금속의 전탕 전과 후의 농도변화 연구」란 논문에서 전탕 전과 전탕 후의 중금속 농도 비교를 했을 때 중금속이 74.8~100% 감소하는 것으로 나타났다고 했다. 이는 중금속 기준치를 통과한 한약을 전탕해서 복용할 경우는 거의 100% 중금속에 무해하다는 결론이 된다.

혹자는 중국산 한약에 농약이 더 많지 않느냐고 묻는다. 그러나 중국산이든 국산이든 한약은 검사 기준치를 통과한 약재만 한의원에 공급이 된다. 한의원에는 구조적으로 검사 기준치를 통과하지 않은 약재가 들어올 수 없다. 그러므로 한의원에서 진단을 받고 처방받은 한약은 잔류농약이나 중금속 문제에 관해서는 안전하다고 믿어도 된다. 위험한 것은 한약이 아니라 식품으로 유통되는 것들이기 때문이다.

마. 한약을 먹으면 죽을 때 고생한다?

한약을 먹으면 죽을 때 고생한다고 해서 한약 먹기를 꺼리는 사람들이 있다. 한약을 먹으면 숨이 빨리 끊어지지 않고 질질 끌다가 서서히 죽는다고 한다. 정말 웃음이 나오는 이야기이다. 한약이 얼마나 대단한 약이기에 죽어가는 사람까지 고생을 시키는 것일까? 이런 이야기를 들으면 '도대체 한약은 무슨 약이기에 그렇게 효과가 좋다는 것일까?'라는 쓴웃음을 짓게 된다.

만약 한약을 먹어서 죽을 때 고생한다면 한약의 효과가 죽을 때까지 지속된다는 것이다. 정말 그렇다면 한약은 대단한 약임에 틀림없다. 예를 들어 30세에 먹은 한약 때문에 죽을 때 고생한다면 이야말로 세계적인 히트상품이 될 것이다. 만약 30세에 한약을 복용한 사람이 80세에 사망할 경우 50년 전에 복용한 한약 때문에 빨리 숨이 끊어지지 않고 고생을 한다면 한약의 약효가 50년간 지속되었다는 것을 의미한다. 얼마나 대단한 약이기에 50년간 약효가 지속된다는 것인가?

필자가 추측하기로는 이렇다. 옛날 살기 어렵던 시절에 한약, 특히 보약을 복용하던 사람은 아마도 경제적으로 여유가 있던 사람이었을 것이다. 부유한 사람들은 수시로 보약을 복용하며 건강을 유지하고 있는데 가난한 사람들은 경제적 여유가 없어서 보약을 복용할 수 없기 때문에 상대적인 박탈감을 느꼈을 것이다. 이 경우 "보약을 많이 먹으면 죽을 때 고생한다"는 말을 만들어 퍼뜨렸을 것이다. 그렇게 해서 상대적인 박탈감을 덜 느끼고 위안을 받으려 했을 것이다. '어두일미'라고 해서 물고기는 머리 부위가 가장 맛있다고 하는 말과 같은 맥락으로 이해하면 좋을 듯하다.

그러므로 한약을 복용하면 죽을 때 고생한다는 이야기는 전혀 근거 없는 말이므로 여기에 현혹되어 병이 있으면서도 한약 복용을 꺼리거나, 체력이 떨어져 있음에도 보약을 복용하지 않는 것은 근거 없는 이야기에 휘둘려서 자신의 몸이 회복될 수 있는 기회를 놓치는 것이다.

임상 치험례

56세의 김○○ 씨는 여자 환자로 32년간 건선을 앓은 사람이었다. 스테로이드성 연고를 10년간 사용하다가 최근 3개월 전에 사용을 중지하면서 몸에 심한 반동현상을 겪고 현재의 상태에 이르렀다고 했다.

한의원에 찾아오는 건선 환자 중에서 이보다 더 반가운 사람은 없을 것이다. 보통은 한의원에 방문하는 날까지도 양약을 사용하는데 이 환자는 스테로이드가 커다란 의미가 없다는 것을 알고 힘들어도 사용을 중지했다는 것이다. 물론 3개월 동안 자신이 겪을 수 있는 고통은 다 겪었다고 한다.

하지만 이 환자도 얼굴에는 스테로이드 사용을 중단하지 못했다. 직장 생활을 하기 때문에 얼굴이 악화되는 것은 도저히 견딜 수 없다고 했다. 그래서 치료를 시작하되 얼굴은 스테로이드를 바르면 안되냐고 했다. 그렇게 치료하는 것은 치료기간을 더 늘일 수 있으며 어차피 스테로이드 사용을 중단하면 잠깐의 힘든 기간이 있다고 했지만 환자의 완강한 요청에 그렇게 하기로 했다.

치료를 시작해서 약 3개월이 지난 뒤 얼굴을 제외한 거의 모든 부분이 정상에 가깝게 회복되었다. 그래서 환자가 얼굴에 스테로이드 사용을 중단했더니 심하게 악화되어 결국 3개월간 치료를 더한 후에 종료하였다.

이 환자는 스테로이드가 어떠한 역할을 하는지, 한의학적인 치료와 스테로이드와의 상관성을 아주 잘 보여주는 환자였다고 할 수 있다.

결국 스테로이드 사용을 가급적 빨리 중단하는 것이 치료 기간을 단축하는 것임을 알려 준 케이스였다.

14 앞으로의 과제

가. 난치병에 대한 정부의 지원이 필요하다

우리가 사는 이 세상에는 일반인들이 상상할 수 없을 정도로 특이하고 희귀한 질병을 가진 사람들이 의외로 많다. 그리고 흔한 질병임에도 불구하고 치료가 어려운 질환이 있다. 건선도 그 중의 하나로 볼 수 있다.

일반적으로 희귀, 난치병으로 등록될 경우 정부가 치료비를 전액 부담하거나 많은 비용의 감면을 해준다. 그러나 이는 서양의학에만 해당되며 대부분의 한의학적인 치료에는 정부의 지원이 없다. 이것은 국가가 한의학을 아직 치료의학으로 인정하지 않고 있다는 뜻으로도 해석할 수 있다.

그러나 건선은 아직까지 서양의학에서는 그 치료 방법이 없다. 하지만 한의학을 통하면 건선은 충분히 치료될 수 있다. 그런데 건선 환자들이 한의원에 와서 가장 부담스러워 하는 것은 비용에 대한 부분이다. 물론 이러한 질병의 치료가 1~2개월 내에 완료된다면 크게 문제

될 만한 부분이 없겠지만 심한 경우 2년 정도 지나야 완치가 되는 질환이 건선이기 때문에 비용에 관한 부분을 고민하지 않을 수 없다.

어느 정도 경제적 안정을 이룬 사람에게야 덜 부담스럽겠지만 아직 경제적 생활 능력이 없거나 부족한 사람에게는 1년 이상 걸릴 수도 있는 치료 기간 동안의 비용이 부담스러울 수 있다. 이 경우 한의학을 통한 건선 치료비를 국가가 부담하거나 일부 보장해주는 방법을 제안한다.

한약에 대한 일반인들의 인식은 경제적인 문제 때문에 장기복용하기에는 부담스럽다는 것이 보편적이다. 정부의 예산 문제상 모든 한의학적 치료에 대하여 지원을 할 수는 없겠지만 건선으로 심하게 고통받고 있는 사람만이라도 지원을 해준다면 건선 환자들이 경제적 어려움을 의식하지 않고 좀더 편안하게 치료받을 수 있을 것이다.

앞서 언급했듯이 현재까지 건선 치료 방법은 서양의학에 없다. 그러므로 건선 환자에게는 한의학만이 희망이다. 건선을 치료하고 싶고 또 그 치료 방법도 분명히 존재하는데 비용이 부담되어 치료받을 수 없다면 이것만큼 안타까운 일도 없을 것이다. 특히 생활보호대상자 같은 경우는 아예 한약 복용을 생각조차 못하는 경우가 대부분이며 심지어는 증상이 심한데도 불구하고 비용 문제 때문에 치료를 받을 수 없는 경우도 있다. 이러한 환자들을 보면 너무나 안타깝다. 생활보호대상자와 같이 하루하루 살기에도 힘든 사람들이 건선까지 앓고 있다면 한의원에서 치료받을 생각조차 할 수 없을 것이다. 사정이 너무 딱한 경우에는 전적으로 무료로 치료를 해주기도 한다. 이것도 같이 사는 사회를 만들기 위해 한의사가 할 수 있는 작은 역할이라 생각하기 때문이다.

그러나 모든 사람들에게 그러한 혜택을 줄 수는 없다. 한의사도 가장 기본적인 경제적인 문제가 해결되어야 하기 때문이다. 이때 정부가 나서서 건선을 난치병으로 인정하고 한의학에 지원을 해준다면 많은 건선 환자들이 새로운 삶을 얻을 수 있을 것이다.

만약 정부가 모든 건선 환자들에게 지원을 해주는 것이 어렵다면 일부 저소득 계층부터라도 단계적으로 실시하면 좋겠다. 그러면 건선을 치료하는 한의사의 한사람으로서 더 보람을 느낄 수 있을 것 같다.

나. 한의학에 대한 신뢰가 필요하다

한의원 하면 다리나 허리를 삐었을 때 가거나 단순히 보약을 먹기 위하여 가는 곳이라고 생각하는 사람들이 많이 있다. 물론 이러한 질환으로 한의원에 오는 환자들이 많은 부분을 차지하고 있지만 실제 한의학은 이보다 더 어렵고 다양한 분야의 치료에도 탁월한 효과가 있다.

그러나 아직은 이러한 부분이 많은 사람들에게 홍보가 되지 않아서 건선 또한 한의학으로 치료가 될 것인지에 의구심을 갖는 이들이 많다. 이 땅의 주류로 취급받는 의학이 서양의학이다 보니 그 쪽에서 건선이 치료가 되지 않는다고 하면 이 세상에서는 건선을 치료할 방법이 없다고 생각한다. 그러나 한의학은 분명히 건선을 치료할 수 있다.

물론 아직까지 100%를 보장할 수 있을 정도의 치료율은 아니나 통계적으로 볼 때 70% 이상의 효율을 나타낼 수 있음이 증명되었다. 다만 문제는 치료가 되지 않는 나머지 30% 사람들이다. 한의학에 대한 사람들의 만족도는 본인이 치료가 되면 100%이고 아니면 0%라는 것이다. 다른 사람들이 치료된 사진을 보여주고 치료율을 얘기하더라도 본인이 100% 치료되지 않으면 한의학으로는 건선을 치료할 수 없다고까지 단정해 버리는 사람들이 있다.

그러나 한의학을 통해 수많은 건선 환자들이 치료되어 정상적인 생활을 하고 있다. 어느 의사가 일부러 치료를 안 해주겠는가? 다만 치료율이 100%에 도달하지 못한다면 당연히 치료가 안되어 실망하는 사람이 생길 수밖에 없다. 그렇다고 해서 한의학이 건선을 치료하지 못한다고 얘기할 수는 없다.

모든 난치병에 있어서 치료율이 40%만 넘으면 대단한 성공이라고 한다. 따라서 건선처럼 치료하기 어려운 질환의 치료율이 70%가 넘는다면 대단한 성과가 아닌가? 그런데도 한의학이 주류의학이 아니라는 이유로 어디에서도 정당한 치료의학으로 취급받지 못하는 현실이 안타까울 따름이다.

서양의학에서는 미리 치료율을 얘기해주고 확률적으로 완치될 가능성을 이야기 하면 치료가 되지 않더라도 불만이 그리 많지 않다. 그러나 한의원에서 환자의 치료율을 이야기하고 치료 도중 치료에 실패하거나 치료 효과가 더디면 한의학 전체에 대한 불신으로 이어지는 경우가 많다.

하지만 한의학은 우수한 치료의학이며 효과도 뛰어나다. 이러한 우수한 의학이 사라진다면 이는 국가적으로도 개인적으로도 아주 불행한 일이 될 것이다.

다. 무자격자의 근절

한약을 먹는다는 것의 정확한 정의는 무엇인가? 한약을 먹는다는 것은 한의사의 처방에 따라 약재로 유통되는 것들을 조합하여 조제한 것을 복용한다는 뜻이다. 이 외에는 모두가 식품으로 취급된다.

우리 사회는 무자격자에 대하여 너무나 관대하고 심지어 신비스럽게까지 보는 경우가 많다. 의료법상 한의사나 침구사 외에는 침과 뜸 시술을 할 수 없다. 그런데 주변을 둘러보면 전혀 의료인이 아닌 사람으로부터 침이나 뜸 시술을 받았다는 사람들이 많이 있다.

심지어 일부에서는 스님이나 목사한테 침 시술을 받았다는 사람들이 있다. 종교인은 종교인일 따름이다. 그들이 한의과대학을 졸업하고 국가고시를 통과하여 한의사 면허증을 받은 의료인이 아니라면 당연히 의료에 있어서는 무자격자일 따름이다. 신학대학에 침구학 · 본초학이 있는가? 승가대학에 경혈학 · 방제학이 있는가? 이것은 한의과대학에서만 배우는 과목이다. 성경과 불경 어디에도 한의학적인 치료에 관한 부분은 나오지 않는다. 즉 종교인은 종교의 전문가이지만 한의학의 전문가는 아니라는 것이다.

그럼에도 불구하고 일부 종교인들은 버젓이 침 시술을 하고 환자들은 그저 소문만으로 검증도 되지 않은 사람들에게 치료를 받으려 한다. 그러다보니 오히려 한의원보다 비싼 대가를 지불하고 효과도 없는 치료를 받는 경우가 많다.

물론 일부 부도덕한 종교인뿐만 아니라 의료 유사업자, 기타 봉사를 가장한 의료 행위 등 우리 주변에는 아직도 많은 사람들이 돌팔이 행세를 하며 한의학적인 치료 행위를 하는 경우가 많다.

그러나 한의학은 일부에서 생각하는 것처럼 그리 단순하지 않다. 한의학은 겉으로 보기에는 단순하게 보일지 모르지만 고도의 생리, 병리, 진단, 처방이 결합된 종합 의료이다. 인체를 모르고 침만 놓는다고 해서 치료를 할 수 있는 것은 아니다. 물론 소 뒷걸음치다가 쥐 잡는 경우처럼 우연히 치료가 될 수도 있겠지만 실제 그런 경우는 흔하지 않으며 오히려 부작용이나 다른 문제가 생길 가능성이 더 많다.

그러므로 한의학적인 치료는 반드시 한방 의료기관에서 시술을 받아야 하며, 임의로 처방을 하거나 무자격자에게 치료를 받는 것은 아주 위험한 행동이다.

또한 한약에 있어서도 한의사가 처방한 한약을 복용하기 보다는 임의로 조제하거나 무자격자가 조제해준 것을 먹는 경우도 많이 있다. 이 경우 들어가는 재료는 물론 의약품이 아닌 식품으로 유통되는 질이 낮은 것들이다.

한의원에 가면 정당한 대우를 받으며 저렴한 비용으로 치료를 받을 수 있고 만에 하나 생길 수 있는 문제에 관하여 합리적으로 대처할 수 있다. 그러나 무자격자에게 시술을 받을 경우는 몸은 몸대로 망가지고 돈은 돈대로 더 들어가고 나중에 문제가 생겼을 경우에도 하소연할 곳이 없다.

그러므로 한의학적 의료 행위는 반드시 면허를 받은 의료인에게만 받아야 하며 나머지 사람들에게 시술받는 행위는 본인의 건강에 치명적인 문제를 가져올 수 있다는 것을 주지할 필요가 있다.

나가면서

우연한 기회에 건선 환자를 처음 치료한 이후 건선이라는 질병이 얼마나 사람을 힘들게 하고 고통스럽게 하는지 알았다. 이후 많은 건선 환자를 본격적으로 보기 시작하면서 건선이란 어떤 질환이고 어떻게 치료하는지에 관하여 많은 공부를 하게 되었다. 아울러 한의학적인 치료가 건선에 얼마나 우수한지, 스테로이드가 얼마나 위험한지도 알게 되었다.

임상을 하면서 느낀 점은 의외로 많은 건선 환자들이 한의학적인 치료 방법이 있다는 것조차 모르는 경우가 많았다는 것이다. 또한 한의학적인 방법으로는 건선을 치료할 수 없다는 불신을 갖는 사람들도 의외로 많았다.

하지만 치료가 종료된 환자들은 모두 한의학적인 치료에 만족했으며 단지 피부만 좋아진 것이 아니라 신체 전반적인 상태가 좋아짐을 눈으로 확인하면서 다른 한의학적인 치료에도 신뢰를 갖는 경우가 많았다.

한의학은 서양의학에 비해 훨씬 안전하고 치료 효과가 우수한 부분이 많다. 물론 서양의학이 우수한 부분이 많다는 것을 부인하는 것은 아니지만 가장 중요한 것은 환자의 몸을 손상시키지 않고 치료하고자 하는 질병에 얼마나 효율적인가를 따져서 접근해야 한다는 것이다. 그러므로 잠깐 동안 효과를 나타내는 대증치료가 아닌 근원적인 문제를 해결해서 치료해야 하는 영역이라면 한의학이 상대적으로 비교 우위에 있다고 본다.

지금 한의학은 잘못된 정보로 인해 뛰어난 효과에도 불구하고 상대적으로 가치가 평가 절하되어 있다. 비록 작은 몸이지만 건선을 통해 한의학의 우수한 효과를 보여준다면 다른 부분에 있어서도 한의학의 우수성이 널리 알려져서 치료 의학으로 가치가 있다는 것을 증명할 날이 올 것으로 믿는다.

아무쪼록 이 땅의 건선 환자들이 빨리 회복되어 건강한 삶을 누릴 수 있기를 희망한다.

참고문헌

1. 이선동 · 이정석. 건선의 올바른 치료와 관리. 서울 : 푸른솔. 2005.

2. 윤재일. 건선 클리닉. 서울 : 디자인메카. 2004.

3. Dr. Andrew Warin 著. 방동식 譯. 건선. 서울 : 아카데미아. 2005.

찾아보기

저자소개

이기훈(李起熏)
동국대학교 한의과대학 한의학과
경희대학교 한의과대학 대학원 박사
現 강남동약한의원 원장

논문 : 방풍통성산으로 치료한 소아 건선 3례
황금으로 인한 간손상으로 판단되는 건선환자 1례 보고
건선으로 3개월 이상 한약을 복용한 환자 82명의 간수치 변화

양지은(梁智銀)
동국대학교 한의과대학 한의학과
경희대학교 한의과대학 대학원 박사과정
現 강남동약한의원 원장

논문 : 황금으로 인한 간손상으로 판단되는 건선환자 1례 보고
건선으로 3개월 이상 한약을 복용한 환자 82명의 간수치 변화

김정연(金靜延)
상지대학교 한의과대학 한의학과
경희대학교 한의과대학 대학원 박사
現 명가삼성한의원 중구점 원장

논문 : 芒草가 인간기관지상피세포 cytokine 분비에 미치는 영향
Study of Alismatis Rhizoma induced ligand-gated ion channel regulation

이승열(李承烈)
상지대학교 한의과대학 한의학과
경희대학교 한의과대학 대학원 박사과정
現 명가삼성한의원 남구점 원장

논문 : 간담의 생리기능과 巽震卦의 상관성에 관한 연구

생활 속의 한방치료 01 건선, 스테로이드부터 끊어라 값 20,000원

2011년 2월 1일 1판 1쇄
2013년 1월 25일 1판 2쇄

저 자 이기훈 · 양지은 · 김정연 · 이승열
발 행 인 임 동 규
발 행 처 **집 문 당**
주 소 110-360 서울시 종로구 돈화문로 82
등 록 1971. 3. 23. 제406-2003-000039호
영 업 부 (02)743-3192~3 팩스(02)742-4657
전자우편 sale@jipmoon.co.kr
편 집 부 (02)743-3096~7 팩스(02)743-0227
전자우편 edit@jipmoon.co.kr

홈페이지 www.jipmoon.co.kr

ISBN 978-89-303-1505-0
978-89-303-1504-3(세트)

이 도서의 국립중앙도서관 출판시도서목록(CIP)은 e-CIP홈페이지(http://www.nl.go.kr/ecip)와 국가자료공동목록시스템(http://www.nl.go.kr/kolisnet)에서 이용하실 수 있습니다.(CIP제어번호: CIP2011000114)